E. J. MAREY

DU MOUVEMENT DANS LES FONCTIONS DE LA VIE

Elibron Classics
www.elibron.com

Elibron Classics series.

ISBN 1-4212-0490-8 (paperback)
ISBN 1-4212-0489-4 (hardcover)

This Elibron Classics Replica Edition is an unabridged facsimile of the edition published in 1868 by Germer Baillière, Paris.

DU MOUVEMENT

DANS LES

FONCTIONS DE LA VIE

Paris. — Imprimerie de E. Martinet, rue Mignon, 2.

DU MOUVEMENT

DANS LES

FONCTIONS DE LA VIE

LEÇONS FAITES AU COLLÉGE DE FRANCE

PAR

E. J. MAREY
Professeur suppléant au Collége de France

AVEC 144 FIGURES INTERCALÉES DANS LE TEXTE

PARIS
GERMER BAILLIÈRE, LIBRAIRE-ÉDITEUR
Rue de l'École-de-Médecine, 17.

Londres
Hipp. Baillière, 319, Regent street.

New-York
Baillière brothers, 440, Broadway.

MADRID, C. BAILLY-BAILLIÈRE, PLAZA DEL PRINCIPE ALFONSO, 16.

1868

AU LECTEUR

Lorsque je publiais, en 1863, la *Physiologie médicale de la circulation du sang*, et que j'introduisais en France la méthode graphique appliquée à la biologie, j'émettais l'espérance de pouvoir appliquer cette méthode à l'étude d'autres fonctions. Aujourd'hui, je suis plus affirmatif et je présente la méthode graphique comme la meilleure que l'on puisse employer dans la plupart des recherches biologiques. La création de nouveaux appareils, la correction des défauts que présentaient les instruments que l'on possédait déjà, telles ont été mes principales préoccupations dans ces dernières années. Les appareils enregistreurs permettent maintenant d'aborder des recherches qui autrefois eussent été impossibles, et de reprendre les expériences anciennes dans des conditions de simplicité et de précision toutes nouvelles.

Par l'emploi de la méthode graphique disparaissent les illusions de l'observateur, la lenteur des descriptions, la confusion des faits. Ces deux qualités dominantes, clarté et concision, devenaient chaque jour plus désirables en présence du développement énorme que prennent les publications biologiques. Aussi aurais-je voulu offrir au public un livre plus court, mais j'ai dû exposer avec quelques détails les principes de la méthode et la disposition des appareils dont je me suis servi. Débarrassé à l'avenir de cette description qui était indispensable, j'espère atteindre la concision que je me propose et que je crois si utile.

L'objet de ces leçons peut sembler fort restreint ; en effet, dans la plupart des traités classiques de physiologie, l'étude du mouvement proprement dit se réduit à peu près au chapitre qui traite de la locomotion. J'ai fait une plus grande part au *mouvement dans les fonctions de la vie*, et je pense, avec Cl. Bernard, que le mouvement est l'acte le plus important, en ce que toutes les fonctions empruntent son concours pour s'accomplir. Bien plus, il faut aujourd'hui envisager le mouvement dans un sens plus large, et lui rattacher un grand nombre de changements d'état dont l'étude appartient également à la méthode graphique.

L'origine du mouvement, c'est-à-dire l'acte musculaire et la fonction nerveuse, était naguère encore la partie la plus mystérieuse de la biologie ; ce sera bientôt la mieux connue. L'école allemande a la plus grande part dans ce progrès; c'est elle qui a montré, la première, que la biologie pouvait, dans ses recherches, atteindre à cette précision admirable qui semblait n'appartenir qu'aux sciences physiques.

Paris, 20 novembre 1867.

DU

MOUVEMENT

DANS LES FONCTIONS DE LA VIE

PREMIÈRE LEÇON

Évolution historique des sciences.

Évolution des sciences naturelles. — Nomenclature et classifications. — Méthodes. — Ressemblance des différentes sciences au point de vue de leur développement. — Solidarité des sciences. — Recherche des lois dans les sciences naturelles.

Messieurs,

Les cours du Collége de France ne sont assujettis à aucun programme, ils n'ont pas mission de vous exposer le tableau si changeant qu'on appelle à chaque époque l'état de la science. Le Collége de France est comme une école de découvertes, son enseignement doit refléter sans cesse les tendances de l'esprit humain dans le présent; il doit signaler les horizons nouveaux qui s'ouvrent à la science et lui présagent de nouvelles conquêtes.

Pour bien juger de la direction qu'on doit suivre, il faut de temps en temps regarder en arrière, considérer l'espace que l'on a parcouru, se rappeler les détours, les dangers, les difficultés de la route. Ce retour sur le passé est la préparation la plus utile à une étape nouvelle; il nous permettra d'arriver à notre but plus vite et plus sûrement que nos prédécesseurs. C'est ainsi que l'expérience du passé profite à l'avenir; c'est pour cela que la marche vers le progrès s'accélère sans cesse, et qu'on voit de nos jours plus de découvertes se produire en dix ans qu'il n'en apparaissait autrefois dans un siècle.

L'histoire des sciences naturelles a été retracée ici même par le professeur que j'ai l'honneur de suppléer. M. Flourens a passé en revue la vie et les travaux des savants naturalistes des XVIe, XVIIe, XVIIIe et XIXe siècles; il a consacré à ce sujet plusieurs années de son enseignement.

Je n'entreprendrai pas de dérouler de nouveau sous vos yeux ce tableau historique, bien qu'il soit plein d'utiles leçons; permettez-moi seulement de retracer dans un rapide coup d'œil les phases principales de l'évolution de la science. La direction que nous devrons suivre vous apparaîtra dès lors plus nettement.

L'histoire naturelle des êtres organisés comprend la zoologie et la botanique. Si l'on ouvre les plus anciens traités sur ces sujets, on reconnaît que la préoccupation dominante fut d'abord de dénombrer les êtres de la nature. La science prenait possession de son domaine, elle faisait pour ainsi dire l'inventaire de ses richesses. Chaque être recevait un nom qui le distinguât en rappelant autant que possible ses caractères extérieurs.

Bientôt l'embarras des richesses fit naître le besoin d'une classification méthodique. On sépara d'abord les animaux des plantes, ce qui forma les deux grands *règnes* animal et végétal. Ensuite, dans chaque règne, on créa de nouvelles divisions, ce furent les *embranchements*; dans chacun de ceux-ci on distingua des *classes*; puis, par divisions successives, on forma des *ordres*, des *familles*, des *tribus*, des *genres* et des *espèces*. Ces classifications devaient, pour être utiles, rassembler dans un même groupe des êtres analogues entre eux, de façon que l'on pût, en sachant à quelle famille appartient un animal ou une plante, se faire une idée préalable de ses principaux caractères. C'est pour atteindre ce but que les classifications se sont modifiées si souvent, tendant sans cesse à devenir plus *naturelles*, c'est-à-dire à fonder le rapprochement ou la séparation des êtres sur des caractères plus importants.

L'anatomie était intervenue, elle avait révélé la disposition intérieure des animaux et des plantes; elle avait montré que certains organes qui se retrouvent plus constamment dans la série des êtres semblent par cela même avoir l'importance principale, tandis que d'autres qui se modifient souvent, quelquefois manquent tout à fait, paraissent être des accessoires, et semblent n'avoir qu'une utilité secondaire. C'est ainsi que la présence d'un canal vertébral contenant la moelle épinière a fourni le caractère distinctif de tout un embranchement du règne animal, celui des *Vertébrés*. Dans cette seconde phase de l'évolution des sciences naturelles, l'homme ne se bornait déjà plus au rôle de contemplateur de la nature; il scrutait et comparait; il essayait de se former une idée du plan général de l'organisation des êtres : la nomenclature aride avait fait place à la classification méthodique.

Lorsque Cuvier parut, l'anatomie comparée était fondée sans doute : l'antiquité elle-même l'avait connue par Aristote, les temps modernes l'avaient vu perfectionner par Cl. Perrault et Vicq d'Azyr; mais il restait beaucoup à faire pour achever le classement des animaux d'après leur constitution anatomique. L'embranchement des *Invertébrés* englobait une foule d'ordres disparates, parmi lesquels de nouvelles séparations devenaient nécessaires. Les Invertébrés furent divisés par Cuvier en trois embranchements nouveaux, qui furent les *Mollusques*, les *Articulés* et les *Zoophytes*. Cette classification naturelle basée sur l'anatomie comparée empruntait les caractères distinctifs à la disposition des organes les plus importants chez les animaux : à celle du système nerveux.

C'est alors que rassemblant dans une puissante synthèse les faits particuliers pour en tirer des notions générales, Cuvier put mettre en lumière quelques-unes des lois qui régissent le monde organisé. Telle est, par exemple, la loi de *subordination des organes* qui nous montre que tel organe, lorsqu'il est présent dans un animal, implique la présence d'autres organes qui lui sont liés d'une manière nécessaire.

L'histoire naturelle était devenue une véritable science suivant cette définition de Bacon : « Les sciences ne sont que des faits généralisés. » Or, la généralisation avait conduit Cuvier à formuler des lois; celles-ci à leur tour l'amenèrent à une conséquence admirable qui fut la création de la paléontologie. C'est d'après sa loi de corrélation des formes que Cuvier reconstruisait le squelette tout entier d'un animal fossile lorsqu'il en possédait quelques ossements, et qu'il ressuscitait pour la science des générations d'êtres depuis longtemps disparus de la surface du globe.

A côté de Cuvier se dresse une autre grande figure historique, Geoffroy Saint-Hilaire, son contemporain, son ami, plus tard son adversaire scientifique. Dominé par son œuvre de classification naturelle des êtres, Cuvier s'attachait surtout à saisir les différences qui les séparent. Geoffroy avait l'esprit tourné à la comparaison ; les ressemblances le touchaient davantage, de sorte que, dans la série zoologique, il saisissait l'unité du plan derrière la diversité des détails. L'histoire conservera le souvenir des luttes mémorables de ces illustres adversaires ; luttes fécondes qui développèrent puissamment deux grandes conceptions qui n'ont rien d'inconciliable. De cette époque date l'apparition de la *philosophie anatomique.*

Pendant que la zoologie se fondait sur des bases réellement scientifiques, la botanique suivait de son côté une marche parallèle. Au XVIIe siècle déjà, Pierre Magnol avait essayé de substituer aux anciennes nomenclatures une classification naturelle. Magnol, en 1689, cherchait à distinguer les plantes d'après leurs principaux organes : les racines, les tiges, les fleurs, les graines. Mais l'anatomie végétale était trop peu avancée pour permettre une classification basée sur la constitution des organes les plus importants des plantes. La botanique devait passer encore par les classifications artificielles de Tournefort et de Linné avant d'arriver à la forme plus parfaite qu'elle reçut des Jussieu.

Antoine-Laurent de Jussieu saisit et formula le premier

le principe de *subordination des caractères;* il basa sa classification des plantes sur l'anatomie de l'appareil le plus important dans le règne végétal : l'appareil de la reproduction. Ainsi, le nombre des lobes de l'embryon végétal, c'est-à-dire des *cotylédons*, l'insertion des *étamines* dans la fleur, tels sont les caractères sur lesquels est basée aujourd'hui encore la classification des plantes.

Depuis Cuvier et les Jussieu, les classifications zoologique et botanique ont continué à se perfectionner. Mais les naturalistes ont respecté le plan qu'ils avaient reçu. Des remaniements ont été faits, et certains êtres ont été transportés d'une famille dans une autre à laquelle ils se rattachaient par des caractères plus importants; d'autres fois les cadres zoologiques et botaniques ont dû s'agrandir pour recevoir de nouveaux individus qu'on avait découverts; mais toutes ces modifications partielles doivent être considérées comme le développement de l'idée fondamentale qui est restée inaltérée : à savoir, qu'il faut tendre sans cesse à classer les êtres d'après les caractères les plus importants de leur organisation.

L'anatomie, qui venait de produire toutes ces réformes, prit à son tour un essor nouveau. Jusqu'à notre siècle, elle était restée purement descriptive, c'est-à-dire qu'elle se bornait à indiquer la forme des organes considérés chacun dans son ensemble. Ainsi, elle déterminait la forme des os, des muscles, des vaisseaux, des nerfs, etc., soit dans l'homme, soit dans une espèce animale, ou bien encore elle comparait la disposition de ces organes dans une suite d'individus de la série zoologique.

Bichat imprima à l'anatomie un caractère nouveau. Il

créa l'*anatomie générale*, c'est-à-dire qu'il étudia les *tissus* qui entrent dans la composition de l'organisme. L'extension de l'emploi du microscope donna une vive impulsion à ces études. Cet instrument permit de discerner des éléments distincts et bien définis dans ces tissus qui semblaient homogènes. Les globules du sang, les animalcules du sperme, les cellules des épithéliums, les tubes des nerfs, les acini des glandes, tout cela nous est révélé par le microscope, et constitue l'*histologie* désormais inséparable de l'anatomie générale.

Transportée dans le domaine de l'anatomie comparée, l'histologie acquiert un intérêt nouveau ; elle nous montre que certains éléments des tissus subissent, comme les organes eux-mêmes, des modifications très-prononcées lorsqu'on les suit dans les animaux ou dans les plantes de différentes familles.

Le microscope permit encore une découverte d'une extrême importance : celle du développement des germes dans les animaux et dans les plantes. L'embryogénie animale constitue une branche nouvelle de la science ; à elle se rattachent des noms illustres presque tous contemporains : Baer, Graaf, Purkinje, Coste. L'embryogénie végétale n'est pas moins curieuse, les phénomènes intimes de la reproduction se ressemblent dans les deux règnes d'une manière frappante. L'observateur surpris hésite à prononcer s'il n'a pas sous les yeux un organisme animal, quand il voit l'anthérozoïde de certains végétaux s'agiter d'une façon spontanée, chercher avec obstination l'orifice qui doit lui livrer passage, ou se dégager avec effort des entraves qui le retiennent. Les deux règnes semblent donc se confondre dans leurs éléments d'origine, tandis qu'ils s'éloignent tant l'un de l'autre lorsque l'on ne considère que les êtres complets.

Tout cet ensemble déjà important de la nature organisée ne nous la montre encore que sous l'une de ses faces. Nous connaissons les êtres au point de vue de leur forme et de leur structure, abstraction faite de ce qu'il y a de plus essentiel en eux : je veux parler de la vie. Nous venons de parcourir une immense galerie de machines de dispositions très-variées, les unes en apparence très-simples, les autres d'une complication extrême; celles-ci d'une masse énorme, celles-là d'une délicatesse infinie. Mais toutes ces choses étaient mystérieuses dans leur immobilité; l'imagination se perdait en conjectures sur la fonction propre à chacune d'elles. Il faut maintenant les voir en action, chacune exécutant l'œuvre à laquelle elle est appropriée.

Le catalogue est dressé avec une exactitude suffisante pour les besoins présents. Aujourd'hui le courant n'est plus aux classifications; il s'est reporté vers l'étude des fonctions de la vie, c'est-à-dire du jeu des organes que l'anatomie nous a fait connaître.

On appelle ordinairement *physiologie*, ou plus correctement *biologie*, l'étude des phénomènes qui se passent dans les êtres vivants.

Tous les êtres organisés vivent; animaux ou plantes, tous accomplissent une série d'actes de leur naissance à leur mort; mais la vie se traduit en eux par des manifestations diverses comme leur organisation elle-même.

On peut dire que la biologie est fille de l'anatomie, car c'est d'abord de la forme des organes que l'homme s'est inspiré pour comprendre la fonction de chacun d'eux. Cette influence de l'anatomie a donné tout d'abord à la biologie un caractère déductif dont elle a de nos jours grand'peine à se dégager. Assurément, lorsqu'on voit la disposition des surfaces articulaires qui réunissent les différentes pièces du squelette, on comprend assez bien le rôle de ces organes ; on voit comment chaque os se meut sur l'os voisin, et cela explique déjà les attitudes variées que peuvent prendre certaines parties du corps.

L'action des muscles est beaucoup plus difficile à comprendre. Aristote ne la connaissait pas. Le représentant de la science antique, le fondateur de l'anatomie comparée, constatait chaque jour l'extrême variété du développement musculaire dans les différentes espèces animales, et cette notion anatomique n'éveillait en lui aucune idée de la fonction du muscle.

Il appartenait à Érasistrate, au petit-fils d'Aristote, de découvrir le premier ce fait élémentaire, qu'un muscle se raccourcit pour produire un mouvement. Le rôle des autres organes était bien plus obscur encore ; mais pour ceux-ci on ne se contentait pas d'ignorer, on accumulait, au nom de la science, les plus folles suppositions. Les viscères en particulier étaient doués d'attributions singulières ; chacun d'eux logeait une des propriétés de l'âme. Dans la tête siégeait la raison ; dans le cœur, le courage et la colère ; dans le foie, la concupiscence, et ainsi des différents organes. On ne comprendrait pas que de pareilles idées aient pu être inspirées par l'anatomie, et en effet elles avaient une autre source. Les philosophes ont subi avant tout l'attrait du mystérieux, de l'insaisissable; la psychologie est plus ancienne que les sciences, et Aristote avait reçu de Platon un système tout établi. Il fallait, avant tout, loger trois âmes dans le corps de l'homme, et chacune d'elles avait plusieurs propriétés qu'on ne pouvait laisser dehors.

C'est ainsi que la tradition mystique s'imposait même à ceux qui cherchaient à se mettre en rapport direct avec la nature.

J'aurais volontiers passé sous silence ces tendances singulières de l'esprit humain à sortir du domaine des faits réels pour céder aux caprices de l'imagination, mais il ne s'agit pas d'une erreur passagère dont le temps ait fait justice. Les idées de Platon ont cent fois changé de forme, mais elles se sont transmises d'âge en âge, elles règnent encore aujourd'hui sous la forme du *vitalisme*, c'est-à-dire de cette doctrine qui croit avoir expliqué chaque phénomène de la vie lorsqu'elle a dit que ce phénomène est l'effet d'une *propriété* particulière de l'être vivant.

Je ne m'arrêterai pas à combattre cette doctrine; assez d'autres ont vainement essayé de convaincre des gens qui ne veulent pas être convaincus. On peut constater toutefois que l'école vitaliste semble aujourd'hui condamnée pour sa stérilité; elle perd chaque jour du terrain, tandis que se multiplie le nombre de ceux qui demandent à l'observation rigoureuse des faits et à l'expérimentation la solution des problèmes de la biologie.

Il serait plus intéressant de suivre à travers tous les âges le développement de l'école des expérimentateurs. Pour en retrouver l'origine, il faudrait remonter très-loin. Chose surprenante, c'est de la même source que nous viennent à la fois les deux tendances opposées qui luttent depuis si longtemps. Aristote, qui encombra la science d'*entités* inutilement imaginées, nous a légué certaines notions exactes sur la nature, tantôt volontaire, tantôt involontaire, des mouvements sur le développement du fœtus, etc. Érasistrate, qui faisait circuler des esprits vitaux dans les artères, a reconnu la véritable nature de l'action des muscles. Galien, si préoccupé de l'humorisme, des quatre éléments, des forces qui président aux fonctions, n'en fut pas moins un grand expérimentateur. Il fit à lui seul plus de découvertes que tous ses devanciers : il montra que c'est bien du sang qui remplit les vaisseaux et le cœur ; il signala l'influence des nerfs sur le mouvement des muscles ; reconnut la paralysie que produit une lésion de la moelle épinière. Il réalisa enfin une des expériences les plus saisissantes de la physiologie, en montrant que la section des nerfs récurrents paralyse le larynx et éteint la voix.

Bientôt, devant l'invasion des barbares, tout progrès s'arrête, la science s'endort pour quatorze siècles.

Lorsqu'elle reparaît, les deux partis renaissent plus opposés que jamais; cette fois, ils sont plus nettement tranchés, chacun a ses représentants. Lorsque Stahl ressuscitera les *principes immatériels* de Platon, Hoffmann viendra revendiquer les droits des lois physiques dans les phénomènes de la vie. Appuyés sur la grande découverte d'Harvey, les organiciens purent bientôt montrer la puissance de la méthode expérimentale

Enfin Haller parut, qui rassembla les matériaux de la physiologie, en fit une science bien définie, et la poussa dans la voie de l'expérimentation.

Depuis cette époque, les découvertes se sont rapidement succédé ; à chacune se rattache le nom d'un expérimentateur : J. Hunter, Bichat, Magendie, Ch. Bell, J. Müller, tous ces savants dont l'œuvre est si bien continuée par nos contemporains. La physiologie animale est arrivée à un degré assez avancé de perfectionnement pour présenter dès aujourd'hui un grand intérêt. Elle a traversé depuis quelque temps cette phase ingrate dans laquelle les sciences qui se forment accumulent des faits isolés, et trop souvent cherchent à les relier par des théories prématurées.

J'aurai, dans la suite de ces leçons, l'occasion d'exposer devant vous les progrès accomplis dans la connaissance des fonctions de la vie ; vous verrez que non-seulement nous saisissons les principales conditions dans lesquelles certaines fonctions s'accomplissent, mais que nous entrevoyons déjà leurs liens et leurs influences réciproques.

On trouve, en effet, dans l'ensemble des fonctions de l'organisme, cette subordination que Cuvier a signalée dans les organes eux-mêmes. Le système nerveux, l'appareil le plus constant dans les animaux, préside à la sensibilité et au mouvement, les deux fonctions dominantes dans l'animalité. Mais il régit aussi les fonctions de la vie organique : la respiration et la circulation, qui, de leur côté, réagissent sur le système nerveux, de telle sorte que la connaissance d'une fonction ne saurait être complète si l'on ne connaît en même temps son influence sur chacune des autres.

La physiologie végétale est malheureusement beaucoup moins avancée ; elle se réduit presque aujourd'hui à quelques notions assez vagues. Non-seulement nous ne saisissons pas l'harmonie générale des fonctions des plantes, mais nous n'avons qu'une connaissance fort incomplète de chacune d'elles. Les *phytologistes* ont essayé de prendre modèle sur les zoologistes, sans tirer beaucoup de fruits de cette imitation.

Les fonctions végétales sont classées à peu près sur le modèle des fonctions animales, mais cette assimilation même pourrait bien avoir été une entrave au progrès de la science.

Tout ce qu'on a dit de la circulation dans les plantes était inspiré visiblement par les idées empruntées à la circulation des animaux. Le double courant de liquide qui monterait par les conduits du ligneux et redescendrait par ceux du latex ne serait, d'après les auteurs modernes, qu'une fausse analogie établie entre la physiologie des animaux et celle des plantes. La respiration végétale est cependant mieux connue. Les expériences de Bonnet, Priestley, Senebier et Th. de Saussure ont établi ce fait important, que les parties vertes des végétaux exhalent de l'oxygène sous l'influence de la radiation solaire, tandis que, dans l'obscurité, ces mêmes parties dégagent de l'acide carbonique.

Quant aux autres phénomènes de la physiologie végétale, ils restent à peu près inexpliqués. On se borne à constater des faits dont l'interprétation n'a pas encore été fournie. Telle est, par exemple, la propriété que la racine et la tigelle des végétaux possèdent, l'une de se diriger suivant l'attraction terrestre, et l'autre de s'élever en sens inverse de cette attraction. Toutefois d'ingénieuses expériences ont été instituées pour arriver à la solution de ce problème par J. Hunter et par Knight; mais les résultats obtenus par ces expérimentateurs sont encore insuffisants pour expliquer les faits.

L'attraction que la lumière exerce sur les végétaux dont elle courbe les branches, la tendance que certaines plantes ont à s'enrouler toujours dans un même sens, à droite pour certains végétaux, à gauche pour certains autres, tout cela, ce sont des faits constatés, mais non pas expliqués.

En somme, la physiologie végétale est une science qui se fonde, mais qui est bien loin d'avoir atteint le degré de développement que présente aujourd'hui la physiologie animale.

J'ai essayé, dans cette revue rapide, de signaler les principales phases de l'évolution des sciences naturelles. Leur succession devait se faire dans un ordre pour ainsi dire nécessaire; chaque phase en préparant une autre et rendant possibles et fructueuses les recherches qui auparavant eussent été prématurées.

Assurément ce serait fausser l'histoire que de vouloir montrer des époques successives bien tranchées et consacrées exclusivement à parfaire chacun des anneaux de cette longue chaîne. Il n'en est pas moins vrai que l'esprit humain, dans l'évolution des sciences naturelles, a suivi la marche que fatalement il devait suivre, marche que nous retrouvons dans le perfectionnement de toutes les autres sciences : je parle de celles qui sont du ressort de l'observation et de l'expérience.

Auguste Comte, ce philosophe, ce savant dont les doctrines ont soulevé tant de passions dans ces dernières années, a établi un fait sur lequel presque tous les partis sont d'accord. C'est que les sciences les plus avancées, celles que l'on peut considérer comme les plus parfaites, ont traversé trois phases successives: l'une *théologique*, l'autre *métaphysique*, la dernière enfin *positive*. Cela veut dire que l'homme, en présence des phénomènes dont il était témoin, a supposé d'abord l'influence de quelque divinité qui en était la cause permanente; que plus tard il s'imagina que certaines forces cachées, certaines propriétés dominant la matière, imprimaient à celle-ci une activité de laquelle dérivaient tous les phénomènes qu'il voyait se produire. Plus tard enfin, devenu assez sage pour résister aux entraînements de l'imagination, à l'autorité des anciens et à la routine, l'homme a pris le parti de n'accepter comme vrai dans les sciences que ce qui lui paraît susceptible d'être démontré; de renoncer à la recherche des causes premières, de borner enfin son ambition à constater des faits et à en déduire des lois que l'expérience contrôle.

Je n'ai pas la prétention de modifier cette formule si juste posée par Auguste Comte, encore moins oserai-je lui en substituer une autre. Mais en me plaçant au point de vue plus restreint des sciences qui ont pour objet les faits de la nature, je crois qu'on peut subdiviser et spécifier davantage les phases de leur évolution, et dire que dans toutes les sciences, on peut signaler un certain nombre de périodes correspondant chacune à un certain progrès dans leur développement. On aurait ainsi la période de la nomenclature, plus tard celle de la classification naturelle des êtres; plus tard encore on verrait se développer l'étude analytique des caractères matériels, ensuite l'étude des phénomènes, ce qui conduirait enfin à l'établissement de lois générales.

Pour montrer que c'est bien ainsi que l'esprit de l'homme procède toujours, je ne multiplierai pas les exemples, mais je prendrai le plus général de tous. Je l'emprunte à la science qui domine et contient toutes les autres, à celle de l'univers, du cosmos, du grand *tout.*

Nous y voyons l'immensité peuplée d'êtres dont chacun est un astre, et que la première préoccupation de l'homme fut de vouloir dénombrer. Des groupes artificiels furent d'abord établis, les constellations, véritable nomenclature des étoiles. Plus tard on essaya un classement, et l'on distingua les astres qui semblent fixes de ceux qui ont un mouvement; dans ces derniers, les planètes, les comètes et les astéroïdes se distinguèrent à leur tour, bien avant qu'on eût découvert les lois immuables des mouvements planétaires.

Dans cette classification, le globe terrestre devenait un individu appartenant au genre planète, et dépendant de cette classe qu'on appelle le *système solaire.* Vous allez voir que la terre, considérée comme individu, fut soumise à la même analyse que les individus qui appartiennent au monde organisé.

La terre a son *anatomie descriptive :* c'est la géographie physique qui nous apprend la disposition générale de la planète, son double aplatissement polaire, la configuration générale des terres et des mers, l'altitude du sol ou la profondeur des mers dans les différents lieux, le cours des rivières qui rampent à la surface terrestre comme les veines dans nos organes.

La terre a son *anatomie de structure :* c'est la géologie proprement dite, qui, d'après la composition ou la disposition des terrains, les rattache à différents types, ainsi qu'on fait pour les tissus vivants. Le géologue, comme l'anatomiste, ne se borne pas à l'apparence extérieure, mais il soumet chaque partie à l'analyse chimique, explore les densités et les cohésions, observe au microscope les détails de structure, etc.

L'*embryogénie* elle-même trouve son analogue dans la science qui s'occupe de l'évolution de notre globe et de la genèse des différentes couches terrestres. De part et d'autre, même méthode, même induction de ce qui se passe sous nos yeux à ce qui a dû se passer à une époque inaccessible à notre observation.

Voilà donc, au point de vue de l'étude matérielle de notre planète, une similitude parfaite entre les méthodes employées et celles auxquelles recourent les naturalistes pour l'étude des êtres organisés. On peut, sans forcer la comparaison, la pousser plus loin encore.

La terre a des fonctions ; il se passe en elle des phénomènes qui représentent une véritable vie. Aussi, de même qu'on a appelé la lune un *cadavre de planète*, on peut dire que la terre est une planète vivante. A ce point de vue, nous allons voir qu'elle a aussi sa *physiologie*.

C'est la météorologie qui nous révèle les fonctions de notre planète. Ouvrez le traité remarquable qui vient d'être publié sur ce sujet par M. Marié-Davy, vous y verrez comment l'auteur, qui est à la fois médecin et météorologiste, a compris et exposé cette perpétuelle circulation des eaux qui abandonnent les mers sous forme de vapeurs, s'en vont au loin se condenser en nuages, retombent sur la terre, et sont ramenées par les rivières et les fleuves aux mers d'où elles étaient parties. L'atmosphère est le siége d'une circulation aérienne très-analogue : la zone équatoriale est l'aboutissant commun des vents alizés inférieurs, et le point de départ des vents d'une direction opposée, les alizés supérieurs, qui s'en retournent aux régions polaires d'où ils reviendront encore.

La répartition de la chaleur terrestre présente avec celle de la chaleur animale une parfaite ressemblance : même tendance de part et d'autre au refroidissement des points qui s'éloignent des régions centrales; même transport du calorique par la circulation des liquides échauffés. Vous verrez plus tard, quand nous aborderons l'étude de la répartition de la température animale, que les analogies sont plus profondes encore que je ne puis vous le dire cette fois.

Si je me suis longuement étendu sur le tableau rétrospectif de la marche des sciences, c'est que j'ai cru y voir un grand enseignement pour nous tous qui cherchons à les faire progresser; et si j'ai réussi à vous montrer que les méthodes suivies sont toujours à peu près les mêmes, l'histoire des progrès accomplis pourra nous renseigner sur la valeur de chacune d'elles.

C'est ainsi, comme je vous le disais en commençant, que l'expérience acquise par nos prédécesseurs servira à nous conduire dans la route nouvelle que nous aurons à parcourir.

Cette route, du reste, est visiblement tracée; il est facile de voir que la tendance n'est plus aux classifications, qui se perfectionneront d'elles-mêmes sous l'influence de découvertes ultérieures sur les fonctions des animaux et des plantes. L'actualité n'est pas non plus, ce me semble, aux études descriptives. Au point où en est venue l'anatomie, il faut redouter de se perdre dans les détails minutieux. Notre science est déjà encombrée de descriptions que la vie d'un homme ne suffirait pas à feuilleter.

A cela on peut répondre que c'est précisément pour remédier à cet encombrement qu'on a recouru à la division du travail; que grâce à cette mesure, on verra s'accroître indéfiniment la science humaine, dont chaque branche, chaque rameau, se développera par les soins d'hommes spéciaux qui s'y consacreront exclusivement.

Est-il nécessaire de montrer combien un pareil résultat serait déplorable? Plus on approfondit un point de la science, plus on lui trouve de connexions avec tous les autres. Faut-il rappeler les services que la zoologie et la botanique ont rendus à la géologie, l'utilité de la chimie et de la physique pour ceux qui cultivent l'anatomie ou la physiologie? Voilà pour la solidarité des sciences au point de vue des moyens d'étude et du perfectionnement de l'une par l'autre; on trouve une solidarité semblable au point de vue des lois qui les dominent.

Chaque loi, une fois connue, éclaire un vaste champ, car elle régit un grand nombre de phénomènes. La loi de *proportionnalité aux carrés* régit la gravitation des astres, la lumière, l'électricité, l'attraction magnétique, le mouvement accéléré, etc. Les lois chimiques permettent de prévoir un grand nombre de phénomènes que personne encore n'a essayé de produire.

Si toutes les sciences permettaient dès aujourd'hui de dégager des lois bien précises, il serait facile de réunir dans un magnifique ensemble tous les faits dispersés; un seul homme pourrait embrasser dans leurs généralités toutes les connaissances humaines : ce que les sages de l'antiquité pouvaient réaliser à cause de la faible étendue des connaissances d'alors, se ferait aujourd'hui sur un champ bien plus vaste, grâce à l'excellence et à la simplicité de la méthode.

Cet idéal, que nous n'atteindrons pas, doit être au moins l'étoile qui nous servira de guide : c'est à la recherche des lois de la vie que nous devons marcher.

DEUXIÈME LEÇON.

Rôle de l'analyse dans les sciences.

De l'analyse. — Son importance dans les différentes sciences. — Puissance qu'elle emprunte aux instruments. — Introduction des mesures rigoureuses dans l'appréciation des phénomènes de la vie.

Messieurs,

J'ai essayé de vous montrer que l'esprit humain procède dans toutes les sciences à peu près de la même manière, de sorte que, pour chacune d'elles, le progrès se traduit par une évolution presque semblable.

J'espère vous prouver aussi que les sciences, en se développant, se rapprochent les unes des autres, de façon à se perfectionner mutuellement, chacune d'elles éclairant certaines autres. Vous savez comment la zoologie et la botanique ont fourni à la géologie un précieux élément de progrès en lui révélant un des caractères les plus précieux pour reconnaître l'âge relatif des différents terrains. Ce caractère est emprunté à la détermination des espèces fossiles dont quelques-unes caractérisent, pour ainsi dire, certaines époques géologiques.

La physique et la chimie ont tant de points de contact, qu'il est presque inutile de les faire ressortir; on peut prévoir le moment où ces deux sciences ne pourront plus être séparées l'une de l'autre, la chimie ne constituant pour ainsi dire que la physique moléculaire. Mais la physique et la chimie exercent d'autre part une influence chaque jour croissante sur les sciences naturelles. La physiologie animale ou végétale ne peut se passer de leur secours; on peut même dire que tout ce que nous connaissons bien dans ces deux sciences, c'est ce qui s'explique au moyen des lois de la physique et de la chimie. Les exemples viendraient en foule, s'il en fallait fournir. Ainsi les phénomènes mécaniques de la respiration étaient inintelligibles avant que la pression atmosphérique ait été découverte. Les anatomistes et les physiologistes s'étonnaient de voir l'air se précipiter dans la plèvre lorsqu'on perce le diaphragme ou la paroi de la poitrine sur un animal mort ou vivant; il n'y a plus aujourd'hui rien d'obscur dans la nature de cet effet. La même cause explique aussi beaucoup de phénomènes relatifs à l'échange qui se produit sans cesse entre les gaz du sang et l'air atmosphérique, à l'action de la respiration sur le cours du sang, etc. — La mécanique éclaire les phénomènes musculaires, et en général tous les mouvements produits par les animaux. — La circulation du sang emprunte à l'hydrodynamique l'explication de tout ce qui est relatif au mouvement du liquide sanguin. — Sans la chimie, quelles notions posséderions-nous sur les fonctions digestives, sur le rôle de la respiration, sur la fonction des glandes? — L'optique et l'acoustique, dans les livres de physiologie comme dans ceux de physique, sont traitées de la même manière. — Enfin, les lois de l'électricité prennent chaque jour plus d'importance dans l'interprétation des phénomènes nerveux.

Tout cela prouve la solidarité des sciences; tout cela montre qu'il faut les séparer le moins possible, et que par conséquent il faut tendre à les simplifier, à les formuler en lois générales pour les rendre facilement accessibles à chacun.

Un point très-important, car il décide du succès ou de l'insuccès dans les recherches scientifiques, c'est le choix d'une bonne méthode. A ce sujet, je dois vous mettre en garde contre une erreur trop commune. On est généralement habitué par les procédés de démonstration usuels à passer du simple au composé, à partir d'un principe bien établi pour arriver, de déductions en déductions, à la démonstration de propositions plus complexes. C'est ainsi que l'on démontre successivement tous les théorèmes de la géométrie; mais est-ce par la même méthode qu'une science s'établit? Vous savez tous qu'il n'en est pas ainsi, car vous voyez comment procèdent tous ceux qui font des découvertes dans les sciences naturelles. Ils observent un grand nombre de faits, les comparent, les rapprochent, recherchent les conditions qui modifient chaque phénomène, et ne parviennent qu'en dernier lieu à trouver un principe ou une loi qui guide l'intelligence au milieu de toute cette complexité.

Une science qui nous touche de près, puisqu'elle étudie les troubles qui surviennent dans les fonctions de la vie, la médecine a été pendant bien longtemps égarée par cette fausse méthode qui a produit les *systèmes*. On partait d'un principe que l'on supposait vrai, et puis, avec la plus irréprochable logique, on entassait déductions sur déductions, jusqu'au moment où l'erreur devenait si visible, que tout s'écroulait à la fois. On recommençait alors. Une pure métaphore avait fait tout ce mal. « On prétendait *construire* la science, et l'on cherchait la pierre angulaire qui devait soutenir tout l'édifice. » Mais d'abord, de quel droit prend-on pour cet usage telle pierre plutôt que telle autre parmi tant de matériaux? Qui prouve que celle-ci soit vraiment la base de l'édifice? Rien, assurément.

S'il fallait absolumeut une métaphore, j'aimerais mieux comparer l'étude des sciences naturelles au travail des archéologues qui déchiffrent des inscriptions écrites dans une langue inconnue; qui essayent tour à tour plusieurs sens à chaque signe, s'aidant à la fois des conditions dans lesquelles chaque inscription a été trouvée, et de l'analogie qu'elle présente avec des inscriptions déjà connues, et n'arrivent enfin qu'en dernier lieu à la connaissance des principes à l'aide desquels ils enseigneront à d'autres à déchiffrer cette langue.

En toute science, le progrès ne s'obtient que par l'emploi de certains procédés qui sont comme de puissants leviers au service de l'esprit humain : l'*analyse*, qui sert à la recherche, et la *synthèse*, qui s'emploie pour vérifier les résultats de l'analyse ou pour exposer avec plus de simplicité une vérité qu'on a découverte. Mais tout est perfectible, jusqu'aux moyens dont nous disposons pour réaliser de nouveaux progrès; permettez-moi donc d'exposer sommairement les ressources actuelles de l'analyse et de la synthèse, dont nous aurons si souvent occasion de faire usage.

L'*analyse* consiste à réduire à ses éléments les plus simples un phénomène trop complexe pour être saisissable. Si la multiplicité des actes simultanés offusque notre esprit, nous nous efforçons d'abstraire l'un de ces actes, nous l'observons de notre mieux; puis, passant à un autre, nous l'étudions de la même manière. Ainsi, vaincre successivement les obstacles qui se présentent, et dont l'ensemble résistait à nos efforts, tel est le rôle de l'analyse, telle est la source de sa puissance.

Mais, dans cette lutte de détails, des difficultés d'un autre ordre se présentent encore; elles tiennent à l'insuffisance de nos sens, auxquels échappent les objets trop petits ou trop grands, trop rapprochés ou trop éloignés, les mouvements trop lents ou trop rapides. L'homme a su se créer des sens plus puissants pour atteindre la vérité qui le fuit; il a rendu sa vue plus perçante à l'aide du télescope, qui sonde l'immensité de l'espace, et du microscope, qui explore l'infiniment petit. La balance et le compas en main, il estime avec précision le poids et le volume des corps, ce que son toucher ne lui indiquait que d'une manière grossière. Plus une science a progressé, plus il lui a fallu d'instruments, car elle a dépassé les horizons qu'embrassaient les regards de nos devanciers. Elle a franchi les limites du cercle dans lequel s'est agité longtemps l'esprit humain, s'épuisant à contempler la superficie des mêmes objets, usant dans une dialectique stérile la puissance qu'il emploie aujourd'hui à des observations rigoureuses.

Les instruments sont les intermédiaires indispensables entre l'esprit et la matière; le physicien, le chimiste, l'astronome, ne peuvent rien sans leur secours. L'anatomiste, le physiologiste, le médecin, ont aujourd'hui recours à l'emploi d'instruments, au grand profit des sciences qu'ils cultivent. L'invention des injections cadavériques et celle du microscope ont inauguré une ère nouvelle pour l'anatomie, qui doit à leur emploi la perfection qu'elle a atteinte de nos jours. La physiologie procède de même : les manomètres, les thermomètres, des machines électriques variées, les appareils enregistreurs, etc., permettent au physiologiste de substituer l'expérimentation proprement dite à l'observation, toujours plus lente et souvent impuissante à découvrir les lois qui régissent la vie.

Pour faire ressortir les progrès réalisés déjà dans la méthode d'analyse, et pour montrer la multiplicité des ressources dont elle dispose, prenons quelques exemples.

En chimie, lorsqu'il s'agit de reconnaître la nature de certains corps engagés dans une combinaison ou dans un mélange, on arrive par l'analyse *qualitative* à dégager chacun de ces corps et à les isoler successivement. Ensuite, par l'analyse *quantitative*, on détermine en quelle quantité chaque substance existait dans le mélange. Dans ce dosage, la balance intervient; c'est déjà un appareil emprunté à la physique, qui vient aider le chimiste dans ses déterminations. Mais l'intervention de la physique ne s'arrête pas là. En vertu de cette solidarité des sciences dont je vous parlais tout à l'heure, le chimiste emprunte au physicien d'autres instruments encore.

Supposons que nous ayons une solution d'un sel connu dont nous ignorons le degré de concentration. Nous n'aurons pas besoin de détruire le mélange et d'en extraire le sel pour le peser ensuite; nous chercherons au moyen de l'*aréomètre* la densité de ce mélange, et connaissant la densité propre au sel qui y est en dissolution, nous calculerons facilement la quantité de ce sel qui y est renfermée. — Si dans une autre solution se trouvent à la fois des matières cristallisables, et d'autres qui ne le sont pas, l'emploi du *dialyseur* permet d'effectuer leur séparation. C'est encore un appareil de physique mis au service de la chimie. — Le *polarimètre* est encore d'une grande utilité, puisqu'il permet d'apprécier en un instant l'existence de certaines substances contenues dans une solution, et d'en déterminer la proportion avec une rigueur extrême. — Enfin, le *spectroscope* vient d'ajouter une puissance nouvelle à la chimie : il a étendu le domaine de l'analyse chimique au delà du monde que nous habitons, en nous permettant, d'après les caractères optiques de la lumière des astres, d'apprécier leur composition chimique et d'affirmer, par exemple, que dans le soleil il doit y avoir du fer, de l'azote, du cobalt, etc. ; que dans l'étoile Aldébaran il existe du sodium, du magnésium, du calcium, du fer, du mercure, de l'hydrogène, etc. Ainsi la science a réalisé au moyen de l'analyse des merveilles que l'imagination la plus hardie n'eût jamais osé concevoir.

En physique, le rôle de l'analyse n'est pas moins étendu. En effet, c'est en employant des appareils dont chacun décèle certaines propriétés de l'électricité, de la lumière, de la chaleur, etc., que nous sommes arrivés à nous former une idée de la façon dont ces agents se comportent dans la nature. Le physicien renonce à connaître leur essence comme nous renonçons à connaître l'essence de la vie, mais il définit chaque agent d'après ses manifestations.

L'électricité, qui se révèle à nous dans les grands effets météorologiques, dans la production de la foudre et des aurores boréales, par exemple, échappe partout ailleurs à nos sens, et pourtant on peut montrer que partout dans la nature l'électricité existe. L'*électroscope* la décèle dans l'atmosphère qui nous entoure. Le *galvanomètre* nous montre que des courants électriques se forment, pour ainsi dire, partout où un acte s'accomplit : de l'eau qui s'évapore, une plante qui végète, un animal qui vit, donnent lieu à des phénomènes électriques que nos sens ne peuvent directement apprécier, mais que nous rendons saisissables au moyen d'instruments d'analyse. Les expressions de *courants électriques*, de *forces électromotrices*, celles d'*intensité* et de *tension* de l'électricité, sont des artifices de langage qui servent à faire concevoir plus facilement les conditions dans lesquelles se produisent et se modifient tous les phénomènes dits électriques. Mais plus les faits connus se multiplient par les recherches analytiques, plus on voit la science se dégager des entraves du langage et sacrifier les expressions qui ne lui sont plus utiles. C'est ainsi que l'hypothèse des deux fluides électriques, l'un *positif*, l'autre *négatif*, tend aujourd'hui à disparaître.

Ce que nous connaissons sur la *lumière* a été acquis

par la même méthode : nous savons la décomposer par le *prisme* en divers éléments, les uns colorés de différentes manières, les autres invisibles, mais doués de chaleur ou de propriétés chimiques. La théorie de la lumière nous fournit même un bel exemple de la disparition d'une hypothèse en présence des faits contradictoires. Vous savez que l'hypothèse du rayonnement a disparu en présence du phénomène des interférences, et qu'elle a fait place à la théorie des ondulations, qui seule explique tous les phénomènes actuellement connus.

Ainsi les agents physiques se caractérisent chaque jour d'une manière plus complète, et se définissent de mieux en mieux par les caractères que révèle leur analyse. Je ne suivrai pas les progrès réalisés par la méthode analytique dans la connaissance du magnétisme, de la chaleur, du travail mécanique, etc. Je me borne à répéter à ce sujet que la solidarité des sciences augmente toujours en raison des progrès réalisés. Pour les différentes branches de la physique, la fusion s'accomplit de nos jours. Elle se traduit par la grande conception de l'*équivalence des forces* et de la transformation des actions chimiques en travail mécanique, en chaleur ou en électricité.

Le naturaliste qui ne se contente pas d'observer les formes si variées de l'organisation dans les animaux et dans les plantes, doit procéder comme le physicien et le chimiste, s'il veut saisir les conditions de la vie. Son premier moyen d'analyse des phénomènes, c'est la *vivisection*. C'est par elle qu'il assiste à l'accomplissement des fonctions ; tout ce qui est visible et palpable dans le jeu des organes lui est révélé par cette *anatomia ani-*

mata, comme l'appelait Haller. Sur ce point je n'ai rien à vous apprendre qui ne soit beaucoup mieux exposé que je ne saurais le faire, dans l'excellent ouvrage de M. Cl. Bernard (*Introduction à la médecine expérimentale*). Vous trouverez dans ce livre tout ce qui est relatif à l'expérimentation physiologique; vous y rencontrerez aussi d'excellents conseils relativement aux dispositions d'esprit qu'il faut apporter dans l'étude de la biologie.

Mais la vivisection est insuffisante à elle seule pour l'étude de la biologie; elle ne fait pour ainsi dire que mettre à nu le phénomène en même temps que l'organe qui en est le siége; mais elle ne révèle à nos sens que ce qui leur est directement perceptible. Or, vous avez vu qu'en physique nos sens nous apprennent bien peu de chose, et qu'il faut à chaque instant recourir à des appareils pour analyser les phénomènes. En biologie il en est de même.

Les phénomènes électriques qui se passent chez les animaux nous sont, dans certains cas, directement perceptibles. Les commotions que donnent la Torpille et le Gymnote sont connues depuis l'antiquité; mais il a fallu les galvanomètres les plus sensibles pour déceler ces modifications électriques si faibles et cependant si importantes, qui accompagnent les actions nerveuses et musculaires. Du Bois-Reymond et ses continuateurs nous ont révélé tout un nouveau côté de la physiologie et l'un des plus intéressants. Les appareils d'optique sont indispensables pour l'exploration de l'intérieur de l'œil comme pour la mesure délicate des courbures de chacun des milieux réfringents qui le composent. Ainsi, tandis que la dissection nous apprend certains détails de l'organisation, elle nous tromperait, au contraire, en détruisant la disposition normale des parties, si nous n'avions des moyens d'étudier *in situ* les appareils vivants.

L'anatomie nous montre les organes avec une forme et un volume définis; la physiologie nous apprend, au contraire, que la plupart des organes présentent, dans les actes de la vie, des changements de forme et de volume dont quelques-uns seulement nous sont facilement perceptibles. C'est aux appareils qu'il faut demander la démonstration des changements trop délicats pour frapper notre vue.

On connaît la précision que la *micrométrie* a atteinte dans la détermination des diamètres pour les objets infiniment petits : c'est une des principales ressources dont l'histologie dispose ; elle lui permet en effet d'assigner à chaque élément son diamètre normal, ce qui est une de ses caractéristiques importantes.

Il existe aussi, pour ainsi dire, une micrométrie par laquelle nous pouvons mesurer les changements les plus faibles, dans le volume des organes, chez les animaux vivants.

Je crois d'autant plus important de signaler les appareils destinés à cet usage, qu'ils sont encore peu employés, bien qu'ils aient, dans certains cas, une utilité très-grande. On se rappelle les discussions qui se sont élevées autrefois à propos de la dilatation des artères sous l'afflux du sang projeté par le ventricule, à chacune de ses systoles. Certains auteurs prétendirent que le système artériel loge chaque ondée sanguine au moyen de l'allongement que subissent les vaisseaux, tandis que d'autres pensaient que les artères se dilatent et s'allongent tout à la fois.

Pour résoudre cette question, M. Flourens imagina d'entourer les artères d'un animal vivant au moyen d'un anneau brisé formé d'un ressort élastique qui céderait à la dilatation des artères et la révélerait par un écartement de ses deux extrémités. C'est là, en effet, ce qui arrivait à chaque fois que le système artériel recevait du cœur une ondée nouvelle. Mais cette méthode n'était pas à l'abri d'objections. En effet, admettons que la pression de l'anneau élastique produise un léger rétrécissement du vaisseau, celui-ci pouvait reprendre simplement ses dimensions normales, et par cela même, sans se dilater, écarter les bords de l'anneau qui le rétrécissait. M. Poiseuille employa une méthode plus rigoureuse, qui consiste à placer le vaisseau qu'on explore dans une petite caisse à parois rigides qu'il traverse par deux trous dont elle est percée de part en part. Le vaisseau est tendu suffisamment dans cette caisse pour qu'on n'ait pas à craindre qu'il s'allonge par l'effet de la pression du sang. Enfin, la caisse est pleine de liquide, et porte en un point de ses parois un tube capillaire dans lequel ce liquide s'élève à un niveau déterminé. Si le vaisseau ainsi renfermé subit la moindre augmentation de diamètre, il déplace nécessairement le liquide de la caisse, et l'on voit le niveau dans le tube capillaire s'élever ou s'abaisser, selon que le vaisseau augmente ou diminue de diamètre. Cette méthode est susceptible d'un grand nombre d'applications; elle permet de montrer que tous les organes vasculaires subissent, à chaque ondée sanguine envoyée par le cœur, un gonflement suivi de retrait, semblable à celui que présentent, à un plus haut degré, les organes érectiles. Du reste, cette méthode est déjà ancienne; j'ai vu dans les œuvres de Swammerdam la description d'un appareil très-analogue à celui que je viens de décrire, et destiné à rechercher si un muscle qui se contracte éprouve un changement de volume.

De tous les phénomènes qui caractérisent la vie, les mouvements sont les plus importants; on peut même dire qu'en général, c'est par des mouvements que se caractérisent toutes les fonctions; que c'est sous cette forme que les phénomènes qui se passent chez les animaux peuvent être analysés aujourd'hui avec une précision admirable dans leurs trois éléments, la *durée*, l'*étendue* et la *force*. Nous sommes bien peu capables d'apprécier avec exactitude les durées, surtout celles qui sont très-courtes, et nous considérons en général comme instantanés des phénomènes qui n'occupent qu'un temps plus court qu'une demi-seconde ou qu'un quart de seconde. Pour la même raison, nous croyons au synchronisme de deux actes qui se suivent à court intervalle. Mais la *chronométrie* a fait de tels progrès dans ces dernières années, que nous pouvons aujourd'hui mesurer les durées les plus courtes, grâce aux appareils que les physiciens emploient. On sait apprécier exactement la vitesse des projectiles de guerre, on a mesuré la vitesse de la lumière et celle de l'électricité; rien n'empêchait d'appliquer les mêmes méthodes à l'évaluation des durées, généralement beaucoup moins courtes, des actes physiologiques. Vous verrez, en effet, quel progrès immense a été réalisé par l'introduction des méthodes de la physique pour la mesure du temps.

L'*étendue* d'un mouvement est susceptible d'une appréciation très-exacte, pourvu que ce mouvement fournisse une trace que l'on soumet ensuite aux estimations de la micrométrie. Enfin, la notion de *force* a subi une modification importante de nos jours; elle a été réduite à celle de *travail* accompli, et se rapporte désormais à un étalon bien déterminé, le *kilogrammètre* et ses divisions. Depuis ce moment, nous sommes en possession de termes de comparaison, et nous devons éliminer toute expression vague relative au mouvement. Nous devons caractériser chacun d'après sa durée rapportée à la seconde, d'après son étendue en mètres ou fractions de mètre, d'après sa force exprimée en fractions de kilogrammètre.

Une conception plus complète encore est celle qui caractérise en outre un mouvement par sa *forme*, c'est-à-dire qui tient compte des différentes phases de ce mouvement, et non plus seulement de son commencement et de sa fin, de son maximum et de son minimum, mais qui détermine tous les états intermédiaires. Tel est le résultat obtenu par la *méthode graphique*, dont j'aurai l'occasion de vous entretenir longuement, car elle fournit seule la solution d'un grand nombre de problèmes de la plus haute importance.

Le mouvement, avant de s'effectuer, est, pour ainsi dire, contenu en puissance dans certaines causes qui le produisent : la *pesanteur*, l'*élasticité*, la *pression* d'un liquide, la *tension* d'un gaz. Nous savons, aujourd'hui, apprécier ces forces qu'on pourrait appeler virtuelles. La *statique* les mesure, et introduit dans leur mensuration la rigueur qui tend aujourd'hui à se généraliser. L'application du *manomètre* à l'évaluation de la pression du sang, de l'aspiration thoracique, de la force avec laquelle se contractent les réservoirs glandulaires, est encore un des progrès de notre époque.

Je n'ai fait qu'une énumération rapide et incomplète de tous ces procédés exacts, de tous ces appareils, parce que j'aurai plus tard l'occasion de vous les présenter, de les décrire complétement et d'en discuter avec vous la valeur. J'ai voulu vous montrer tout d'abord les ressources dont nous disposons, et vous prouver surtout que c'est en se rapprochant des autres sciences, que la biologie progresse et progressera sans cesse. Maintenant que nous sommes pourvus de moyens nouveaux pour attaquer les problèmes de la vie, nous pouvons reprendre des recherches dans lesquelles ont échoué nos devanciers; nous ajouterons des notions nouvelles à celles qu'ils avaient acquises. Un sujet qu'on pouvait croire épuisé redevient ainsi un champ fécond pour l'étude, si on l'explore avec des procédés nouveaux. C'est surtout lorsqu'on reprend, de nos jours, d'anciennes expériences, qu'on s'aperçoit des progrès réalisés : on condamnerait presque l'étroitesse de vue des anciens expérimentateurs, si l'on ne se reportait, par la pensée, à l'époque où ils vivaient et à l'exiguïté des moyens d'analyse dont ils pouvaient disposer.

Une autre raison encore rend nécessaire l'emploi des appareils en physiologie. C'est que, dans les cas mêmes où elles nous révèlent des faits importants, les vivisections amènent, dans les fonctions de la vie, des perturbations tellement grandes, qu'elles peuvent les modifier, et nous donner une idée fausse, si nous croyons trouver, dans le phénomène qu'elles nous montrent, l'expression de la fonction normale.

Pour prendre quelques exemples, je citerai les cas où l'on fait sur un animal la section de la moelle épinière, et où l'on pratique la respiration artificielle, afin d'entretenir la vie organique le plus longtemps possible. Dans ces conditions, les phénomènes de la circulation subissent une modification tellement profonde, qu'il faut se tenir en garde contre les déductions que l'on pourrait tirer de l'expérience. Non-seulement on obtient chez l'aninal la suppression complète de tous les mouvements volontaires, ce qui est très-commode pour réaliser certaines expériences; mais en même temps la rapidité du cours du sang devient extrême, les battements du cœur s'accélèrent, la température centrale s'abaisse énormément, tandis que la température extérieure s'élève. Le physiologiste doit donc s'efforcer de produire, sur l'animal qu'il explore, le moins de mutilation possible, s'il veut se faire une idée exacte des conditions normales de la circulation du sang et de la température animale.

Nous savons, en outre, que la sécrétion des glandes, dans les conditions normales, diffère beaucoup de celle qu'on recueille par les moyens artificiels. Ainsi, le suc pancréatique pris sur un animal auquel on a pratiqué une fistule diffère chimiquement de celui que la glande verse normalement dans le duodénum. On pourrait multiplier beaucoup les exemples qui prouvent que, dans l'étude des fonctions de la vie, il faut, autant que possible, laisser l'animal dans ses conditions normales, si l'on veut que la fonction ne soit pas influencée. Or, on n'arrive à ce respect des conditions physiologiques qu'au moyen d'appareils délicats dont j'ai déjà nommé un certain nombre, mais dont j'aurai plus tard à vous décrire les plus importants.

Une autre cause nous oblige bien souvent à renoncer aux vivisections et à leur substituer l'emploi des appareils : c'est la nécessité d'étudier directement la physiologie humaine.

De tous les êtres dont la science ait tenté de connaître l'organisation et les fonctions, l'homme est celui qui a le plus souvent été l'objet d'études. C'est la physiologie humaine qui sert, pour ainsi dire, de type pour celle de tout le règne animal.

Toutefois, s'il est vrai que notre organisme et nos fonctions semblent être le plus complet modèle de l'organisation animale, il n'en est pas moins vrai que certains organes comme certaines fonctions sont, chez nous, moins nettement caractérisés. Aussi est-il de la plus grande importance de suivre par l'analyse chacun des phénomènes de la vie, dans toute la série des êtres vivants, ou tout au moins dans les principaux types, afin de saisir quels sont les différents procédés que la nature emploie pour arriver à entretenir la vie de l'individu et celle de l'espèce. Tel est l'objet de la *physiologie comparée*.

De nos jours, c'est à la connaissance de l'homme, de ses organes et de ses fonctions, que se rapportent le plus grand nombre de travaux. Je serai donc forcé, dans beaucoup de cas, d'insister sur certains phénomènes de la physiologie humaine qui n'ont pas encore été recherchés dans les autres animaux. Comme il faut profiter de toutes les ressources pour arriver à notre but, nous aurons aussi quelquefois à emprunter à la médecine, qui trouve, dans l'étude des maladies, un certain nombre de conditions que l'expérimentation ne saurait toujours produire. Il y a là, pour ainsi dire, des expériences toutes faites que nous aurons à discuter. Mais, ne l'oublions pas, la médecine n'est pas la base de la biologie; au point de vue utilitaire, elle en pourrait être le but. Pour nous, qui ne cherchons ici qu'à trouver la vérité, elle ne sera qu'un moyen de plus pour analyser les conditions qui modifient les fonctions de la vie et pour arriver à mieux déterminer les lois qui règlent ces fonctions. Pour vous donner une idée de l'influence que la médecine a eue sur la connaissance des fonctions de l'organisme, je vous rappellerai que c'est sur un malade atteint de perforation des parois thoraciques que Harvey a observé les battements du cœur; que c'est sur un sujet qui présentait une fistule gastrique que Beaumont fit ses mémorables études sur la digestion. Les vices de conformation congénitaux nous fournissent de nombreux enseignements, non-seulement au sujet de l'*embryogénie*, mais aussi relativement à certaines fonctions, comme celles du système nerveux, comme la respiration, la circulation, les mouvements du liquide céphalo-rachidien, etc.

Tel est l'exposé bien sommaire des moyens d'analyse dont nous disposons aujourd'hui. Vous le voyez, nos ressources sont grandes ; c'est une garantie de succès dans les recherches que nous allons entreprendre. Je répète en terminant ce que je disais tout à l'heure : que le progrès s'effectue visiblement par la fusion des sciences, et se traduit pour nous, naturalistes et biologistes, par les emprunts chaque jour plus nombreux que nous faisons à la physique et à la chimie. Un jour sans doute nous pourrons, à notre tour, fournir à ces sciences de nouveaux éléments de progrès. Mais, pour le moment, nous sommes leurs tributaires, pour cette raison que les sciences physiques et chimiques, plus simples que la nôtre et depuis plus longtemps dégagées des mauvaises méthodes qui nous ont si longtemps égarés, sont aujourd'hui plus avancées que la biologie, en ce sens qu'elles arrivent plus facilement à des notions exactes des phénomènes qu'elles étudient.

Nous sommes forcés, au nom de la logique, d'appliquer les méthodes de la physique et de la chimie à l'étude des phénomènes de la vie ; et ce n'est qu'après avoir employé infructueusement tous ces procédés, que nous serions en droit d'invoquer l'existence de causes extra-physiques pour l'explication des phénomènes vitaux. Nous verrons, par la suite, combien nous sommes encore loin d'avoir épuisé toutes les ressources dont l'analyse physique et chimique dispose aujourd'hui.

TROISIÈME LEÇON.

La synthèse expérimentale dans les sciences naturelles.

De la synthèse dans les sciences. — Synthèse en chimie. — Synthèse en physique. — Synthèse en biologie. — Les *schémas*. — Schéma de la respiration, de l'action des muscles intercostaux, de la circulation du sang. — Démonstration schématique du rôle de l'élasticité des vaisseaux; des conditions hydrostatiques de la natation des poissons, etc.

Messieurs,

Lorsque je vous ai parlé des procédés que l'esprit humain emploie dans les recherches scientifiques, j'ai nommé l'analyse et la synthèse. Nous avons déjà vu ce que c'est que l'analyse; nous l'avons suivie dans ses perfectionnements successifs, et nous connaissons, d'une manière générale, les immenses ressources dont elle dispose.

J'ai donc à vous faire connaître aujourd'hui ce que c'est que la synthèse et quels sont les services qu'elle devra nous rendre. Vous savez déjà que ce n'est pas une méthode de recherche. Vous avez vu qu'une science qui tendrait à se fonder sur la synthèse, en partant de principes établis à priori, s'exposerait beaucoup à s'égarer.

Mais il n'en est plus de même lorsque l'analyse a fini son œuvre et nous a mis en possession d'un grand nombre de faits bien établis. C'est alors que le rôle de la synthèse commence. La *synthèse* est tout le contraire de l'analyse; elle reconstruit ce qui avait été décomposé. Telle est la définition la plus générale de cette méthode. Pour en donner une idée plus complète, il est bon de la suivre dans ses différentes applications. Nous examinerons d'abord la synthèse expérimentale, celle qui sert pour ainsi dire à contrôler les résultats de l'analyse en reproduisant un phénomène par le rassemblement de ses conditions d'existence. Ensuite nous passerons à la synthèse proprement dite, telle que la scolastique l'avait définie, qui rassemble les faits particuliers en lois générales.

La synthèse expérimentale reforme ce qui était décomposé en ses éléments divers. Le *chimiste*, par exemple, lorsqu'il a décomposé l'eau par l'analyse et qu'il en a séparé l'oxygène et l'hydrogène, peut recombiner ces deux gaz. Il a fait la synthèse de l'eau. Or, dans cette seconde expérience, on trouve la plus satisfaisante démonstration de l'exactitude de la première. La synthèse a servi de contrôle à l'analyse.

En chimie organique, l'introduction de la synthèse est toute récente, mais elle a déjà accompli, dans cette branche de la science, une véritable révolution. Au siècle dernier, les chimistes croyaient que les matières organiques se formaient dans les animaux et les plantes en vertu de forces différentes de celles qui régissent la matière non organisée. Buffon admettait même une matière organique animée, destinée à fournir incessamment les matériaux des êtres doués d'organisation.

De nos jours (1849), Berzelius admettait encore des lois chimiques spéciales dans la nature organisée. Il appartenait à Berthelot de renverser ces opinions erronées, et de montrer que les mêmes lois se retrouvent dans la chimie organique et dans la chimie minérale; de prouver qu'en partant des éléments inorganiques décelés par l'analyse dans les substances organisées, on peut reproduire par la synthèse un très-grand nombre de substances qui se trouvent dans les végétaux.

C'est ainsi qu'en partant du carbone et de l'hydrogène notre savant chimiste forma l'acétylène, C^4H^2; ce corps, traité par l'hydrogène naissant, lui donna le gaz oléifiant, C^4H^4.

En partant de l'eau et de l'acide carbonique, Berthelot forma l'oxyde de carbone, C^2O^2. Celui-ci, par la fixation des éléments de l'eau, donna l'acide formique, $C^2H^2O^4$, d'où fut obtenu le gaz des marais, C^2H^4.

Du gaz des marais dérivent, par condensations successives des éléments, l'acétylène, le propylène, la benzine et la naphtaline.

Les corps ternaires dérivent des précédents par l'addition d'oxygène. Ainsi se produisent les alcools :

L'alcool méthylique, $C^2H^4O^2$, par l'oxydation du gaz des marais.

L'alcool ordinaire, $C^4H^6O^2$, par l'hydratation du gaz oléifiant.

En enlevant de l'hydrogène aux alcools, on obtient des aldéhydes; en oxydant des alcools, on forme des acides organiques. Par la fixation de l'azote dans ces nouveaux produits, soit au moyen de l'ammoniaque, soit par l'action de l'acide azotique, on obtient des composés quaternaires. De telle sorte qu'on peut prévoir le jour où l'emploi de la synthèse permettra de reproduire artificiellement ces substances si précieuses qu'on appelle les alcaloïdes végétaux.

Le physicien use aussi largement de la synthèse. Ainsi, lorsqu'il veut produire avec une grande intensité un phénomène dont l'analyse lui a révélé les conditions d'existence, il construit un appareil dans lequel il réunit ces conditions, et provoque le phénomène avec une évidence qui ne laisse plus de doute. Étant connus, par exemple, les phénomènes électriques qui se passent entre deux métaux différents soumis à une action chimique, les physiciens ont construit les piles qui produisent des courants d'électricité dynamique d'une intensité surprenante. En général, ce qu'on appelle instrument de démonstration est construit en vertu d'une idée synthétique.

En biologie, la synthèse est généralement trop peu employée, et cependant elle me semble, dans certains cas, très-utile, soit pour contrôler les résultats obtenus par l'analyse, soit pour fournir une démonstration claire et saisissante des phénomènes. Il ne faut pas négliger ce moyen de contrôle et de démonstration. Bien souvent des expériences doivent être instituées en vue de reproduire un phénomène et de démontrer qu'il se produit dans certaines conditions déterminées. Dans ces cas, l'expérimentation est synthétique. Une des principales applications de cette méthode consiste à reproduire, en dehors de l'être vivant, certains phénomènes qui se passent au sein de l'organisme.

Ainsi, pour démontrer l'action que l'air exerce sur le sang à travers les parois des cellules pulmonaires, on fait voir que du sang veineux peut être artérialisé par l'action de l'air s'exerçant à travers une membrane organique.

Pour prouver l'action des acides de l'estomac et celle de la chaleur dans la digestion, on montre que, dans un matras, l'addition d'un acide à un mélange de suc gastrique et de viande provoque une digestion artificielle qui ne s'opérait que très-incomplétement sans la présence de l'acide. On peut faire voir, en outre, l'action de la chaleur dans la digestion, car la température doit être un peu élevée pour que ce phénomène se produise avec rapidité.

Les phénomènes physiques qui se passent chez les êtres vivants sont tout particulièrement susceptibles d'une démonstration synthétique. Les appareils de démonstration, ou *schémas*, sont excellents pour donner une idée du mécanisme de ces fonctions. Je ne connais, pour ma part, rien de plus instructif que l'emploi de schémas, qui font assister à tous les détails de la production des phénomènes.

La plupart d'entre vous doivent se rappeler les difficultés qu'on éprouve, au début des études physiologiques, à bien comprendre le mécanisme de la respiration : cette solidarité des mouvements du poumon avec ceux du diaphragme, quoiqu'il n'y ait entre ces deux organes aucune adhérence ; ce vide *virtuel*, comme on l'appelle, qui existe dans la cavité des plèvres, et dans lequel l'air tend à se précipiter aussitôt qu'on pratique une ouverture en un point de la cage thoracique. On peut simuler cette disposition d'une manière très-simple. Voici un appareil schématique qui reproduit tout cela (fig. 1).

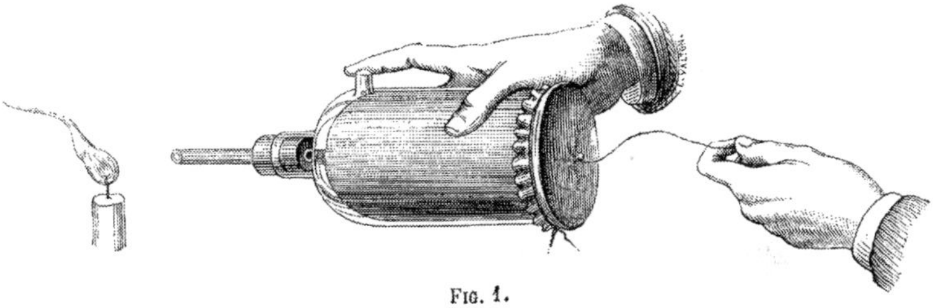

FIG. 1.

Ce flacon, dont la partie inférieure a été enlevée et remplacée par une membrane de caoutchouc tendue, représentera la cage thoracique. La membrane correspond au diaphragme. A l'intérieur de cette bouteille est une vessie de caoutchouc qui représente le poumon. Le col de la vessie est adapté à un tube qui traverse le bouchon de la bouteille, de façon qu'il n'y a plus qu'un seul orifice, celui qui fait communiquer l'air extérieur avec l'intérieur de la vessie de caoutchouc. Enfin un trou est pratiqué aux parois de la bouteille, et une corde est placée au centre de la membrane qui représente le diaphragme, afin d'imprimer à cette membrane des mouvements qui simulent l'action diaphragmatique dans la respiration.

Ceci posé, je vais placer cet appareil dans les conditions où se trouve la cavité thoracique. J'insuffle la vessie de manière à la distendre jusqu'à ce qu'elle remplisse la cavité de la bouteille et qu'elle chasse l'air qui y était contenu. Nous avons reproduit la disposition par laquelle le poumon déployé remplit le thorax. Si je cesse de souffler en laissant l'orifice libre, l'air rentre aussitôt avec un sifflement par le trou qui existe aux parois du flacon, absolument comme cela arrive sur un animal auquel on vient de percer la poitrine. Mais si je ferme cet orifice après avoir fini l'insufflation, vous voyez que la vessie reste adhérente aux parois de la bouteille, bien que le goulot soit ouvert.

J'imite les mouvements du diaphragme en exerçant une traction sur cette membrane; la vessie suit tous ces mouvements, absolument comme le fait le poumon, et un va-et-vient s'établit entre l'air extérieur et l'air intérieur, à travers le goulot du flacon ; je puis, comme vous voyez, souffler une bougie avec ce courant d'air.

Veut-on se représenter l'énergie avec laquelle la vessie-poumon tend à revenir sur elle-même, on adapte un manomètre à l'orifice fait à la paroi ; on voit alors que le mercure est appelé du côté de l'appareil avec une force qui se traduit par l'aspiration d'une colonne d'un certain nombre de centimètres de hauteur.

Un phénomène assez étrange se présente dans certains cas chirurgicaux, c'est la hernie du poumon à travers une blessure de la poitrine. Cette hernie semble inexplicable lorsqu'on a vu la tendance du poumon à revenir sur lui-même en pareil cas. Ce phénomène peut se reproduire ci, de façon à ne laisser aucun doute sur l'interprétation qu'il doit recevoir. Fermons le goulot de la bouteille, ce qui correspond à l'occlusion de la glotte chez un animal et empêche l'air de sortir de la poitrine ; la vessie n'aura déjà plus, comme tout à l'heure, la tendance énergique à revenir sur elle-même, car pour cela il faut qu'elle puisse ce vider. A ce moment, comprimons le diaphragme, ce qui équivaut à un violent effort d'expiration. Vous voyez que la vessie fait hernie à travers l'ouverture des parois de la bouteille. L'explication de ce fait est toute naturelle : l'air, comprimé dans la poche élastique avec une certaine force, tend à s'échapper au dehors en refoulant la membrane mince qui l'enferme ; il le fait dans le seul point où les parois n'offrent pas de résistance. Supposons, pour un instant, qu'au lieu de la membrane mince qui fait hernie en ce moment, ce soit un tissu spongieux, mais plus consistant, comme celui du poumon ; la hernie pourra s'étrangler à travers les bords de l'ouverture, et ne rentrera plus d'une manière spontanée, même lorsque l'effort aura cessé. On pourrait faire beaucoup d'autres démonstrations au moyen de ce petit appareil. Peut-être quelque jour aurons-nous encore à nous en servir.

Sans sortir du sujet qui nous occupe, voici un autre fait qui a longtemps semblé obscur, et qui peut recevoir une démonstration synthétique très-simple et très-convaincante.

Les muscles intercostaux ont-ils une action sur le mouvement des côtes, et en ce cas quelle est cette action ? Tel fut le sujet de longs débats entre les physiologistes du siècle dernier.

La solution de cette question fut demandée à l'expérience, et l'on vit, sur les animaux vivants, que les muscles intercostaux externes se contractent à chaque inspiration. Mais ce fait d'observation avait quelque chose de paradoxal et d'inexplicable. Les intercostaux externes sont tendus entre deux côtes ; il semble donc qu'ils doivent, en se contractant, rapprocher les deux côtes l'une de l'autre. Et pourtant, au moment de l'inspiration, les côtes s'écartent et les espaces intercostaux s'élargissent.

Dans ses cours de physiologie à la Faculté de médecine, P. Bérard aimait à rappeler ces discussions ; à la fin, il levait les hésitations de son auditoire en traçant sur le tableau une figure schématique qui rend très-bien compte du phénomène.

Bérard racontait aussi qu'il avait reçu du docteur Hutchinson un petit appareil formé de tiges de bois imitant la disposition des côtes par rapport à la colonne vertébrale, et de bandelettes élastiques qui simulaient l'action des muscles intercostaux externes. Cet appareil tendait à prendre la position des côtes en inspiration, lorsqu'on avait abaissé celles-ci de façon à tirailler les bandelettes élastiques. Voici un appareil que j'ai construit d'après ces indications. Vous voyez qu'il reproduit très-bien le phénomène dont je vous ai parlé tout à l'heure (fig. 2).

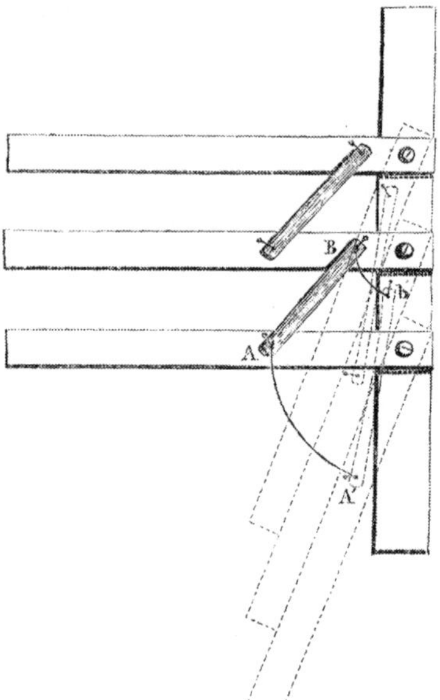

FIG. 2. — Appareil schématique pour démontrer l'écartement des côtes par la contraction des muscles intercostaux.

La colonne vertébrale est représentée par une pièce de bois verticale sur laquelle trois pièces transversales sont articulées ; elles représentent des côtes. La direction des muscles intercostaux est figurée par celle des brides de caoutchouc fixées par des épingles sur les traverses de bois. Lorsque les côtes sont horizontales, comme dans la figure, elles laissent entre elles un grand intervalle, mais les insertions A,B, de la bride de caoutchouc sont moins éloignées l'une de l'autre que dans le cas où les côtes abaissées se rapprochent et se touchent entre elles. Dans ce cas, en effet, la bride de caoutchouc correspond à la diagonale d'un parallélogramme très-oblique. Or, la position de la bride élastique est celle que les intercostaux externes présentent par rapport aux côtes. La contraction de ces muscles agit donc pour relever les côtes comme agit dans notre schéma l'élasticité du caoutchouc.

Parmi les phénomènes mécaniques de la circulation du sang, il en est un certain nombre que l'on peut imiter d'une manière parfaite. Un schéma bien connu en Allemagne est celui de Weber : il montre comment s'accomplit le mouvement circulaire du sang dans ce vaste système clos que représentent le cœur et les vaisseaux (fig. 3).

Voici un tube élastique recourbé sur lui-même de manière à former un circuit complet, qu'on peut remplir de liquide au moyen de l'entonnoir *e*. En un point de ce tube, une partie C est limitée par deux soupapes qui toutes deux s'ouvrent dans le même sens. Cette portion du circuit correspondra au cœur. Dans le point diamétralement opposé à cette portion C, en *c*, est placé un tube de verre dans lequel une éponge est enfoncée avec force. C'est un obstacle opposé au trajet du liquide, devant lequel il exerce une résistance comme celle que les vaisseaux capillaires opposent au cours du sang.

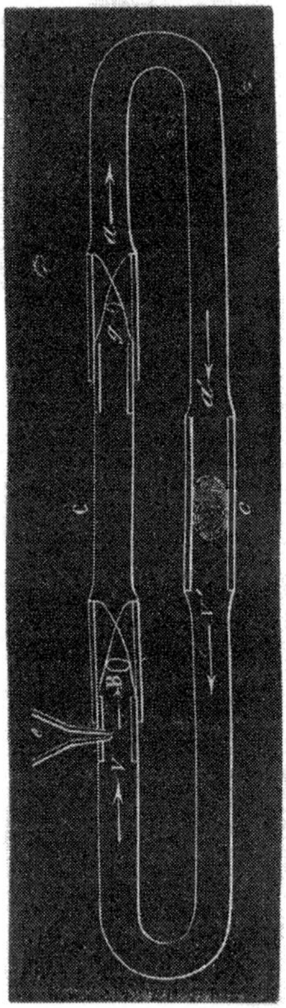

FIG. 3. — Schéma de Wéber.

Remplissons l'appareil de liquide ; le voici prêt à fonctionner. Si l'on exerce des pressions intermittentes sur la partie C qui représente le cœur, on chasse le liquide qui y était renfermé, et on le fait passer dans la portion du tube où le jeu des soupapes lui permet de s'introduire, c'est-à-dire en *a*, *a*. Sous l'influence d'impulsions fréquemment répétées, la portion où afflue le liquide se distend. C'est dans ces conditions que se trouve le système artériel chez les animaux, puisque le sang y est poussé sans cesse par les systoles du cœur gauche. On voit que le liquide acquiert dans cette partie du tube une pression considérable qui imite assez bien la pression du sang dans les artères.

L'éponge *c* laisse passer peu à peu le liquide de la partie artérielle du tube dans la partie veineuse, c'est-à-dire dans la portion *v'v* de l'appareil. Ce passage du liquide se fait d'une manière continue, malgré l'intermittence des impulsions que je donne au liquide. On trouve donc ici une imitation de ce phénomène qui se produit dans l'appareil circulatoire : je veux parler de la régularité du cours du sang dans les plus petits vaisseaux. Dans les deux cas, ce résultat est obtenu par l'effet de l'élasticité des conduits dans lesquels le liquide a circulé. C'ést encore la même cause qui produit dans les pompes à incendie la régularité du jet, malgré les saccades du jeu de la pompe. Dans ces appareils, on emploie une cloche pleine d'air sous laquelle le liquide arrive en sortant de la pompe, et l'on détruit ainsi les irrégularités de la force motrice.

Remarquez aussi que, sous l'influence des impulsions successives que je donne au liquide en pressant sur la partie C, la portion artérielle et la portion veineuse du circuit se trouvent dans des conditions de réplétion opposées : la partie artérielle se distendant toujours aux dépens de la partie veineuse qui se désemplit. C'est ainsi que les choses se passent aussi sur l'animal vivant, la réplétion du système artériel se faisant aux dépens du contenu des veines.

Enfin, on peut voir que chaque impulsion donnée au liquide, par la compression du tube en C, communique à toute la colonne artérielle une pulsation analogue à celle que présentent les artères d'un animal vivant, et que cette impulsion s'éteint à l'extrémité de la partie artérielle, de sorte qu'elle manque entièrement dans la portion veineuse.

En résumé, le schéma de Weber reproduit d'une façon très-simple quelques-uns des principaux phénomènes de la circulation du sang.

1° Le circuit et le courant continu à travers tout le

système des tubes. (Notons que dans cet appareil on a réduit la circulation à l'un des deux circuits qui la constituent chez les animaux supérieurs : il faut ici supposer qu'on n'a représenté que la grande circulation.).

2° La formation de deux pressions inégales, l'une assez élevée, celle du sang dans les artères; l'autre plus basse, la pression veineuse.

3° La continuité du cours du sang dans les vaisseaux capillaires sous l'influence de l'élasticité des artères.

4° Enfin la pulsation qui se produit dans toutes les artères à chaque systole du cœur.

On peut imiter bien plus complétement les phénomènes hydrodynamiques de la circulation du sang. Voici (fig. 4) un schéma que j'ai construit dans ce but et qui reproduit l'action du cœur avec le jeu de ses valvules et les bruits qui l'accompagnent. Un système de tubes élastiques représente la disposition générale des grosses artères. Lorsque cet appareil fonctionne on peut observer sur ces vaisseaux le phénomène du pouls et les bruits artériels avec les différents types qu'ils peuvent présenter sur l'homme ou sur l'animal vivant.

Voici la disposition générale de cet appareil (1).

Ce schéma correspond à un cœur simple, le cœur gauche, par exemple; l'oreillette O formée par une poche de caoutchouc reçoit le sang par un tube *vc*, qui représente les veines pulmonaires. Le liquide se déverse inférieurement dans une autre poche de caoutchouc V, qui représente le ventricule et communique avec l'oreillette

(1) Voyez pour les détails, *Physiol. méd. de la circulation du sang*, p. 39 et 164.

par un large tube de verre dans lequel une soupape VM produit la fonction de la valvule mitrale par rapport à l'orifice auriculo-ventriculaire gauche. Un autre tube permet au liquide de passer du ventricule dans l'aorte AA

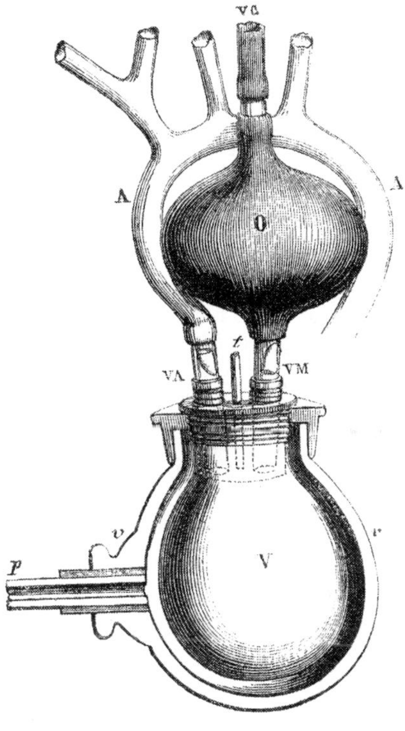

FIG. 4. — Schéma de la circulation cardiaque.

et dans les branches qui en émanent. A la sortie du ventricule, le liquide soulève une valvule VA, qui empêche le reflux et joue le rôle des sigmoïdes de l'aorte. Pour faire fonctionner cet appareil et pour imiter les systoles ventriculaires, j'ai placé l'ampoule V dans une sorte de ballon de verre *vv* muni d'une tubulure latérale par laquelle on foule de l'air à intervalles successifs.

L'air comprime en tous sens la poche ventriculaire, et faisant fermer la valvule mitrale VM, envoie une ondée dans les artères ; puis, la pression de l'air cessant, la valvule sigmoïde VA s'abaisse, tandis que la mitrale s'ouvre et que le ventricule se remplit de nouveau. En appliquant l'oreille sur ce schéma on entend des bruits identiques avec ceux du cœur humain, ce qui ne laisse pas de doute sur la réalité de la théorie qui assigne pour cause à ces bruits les clôtures alternatives des valvules du cœur.

Cette reproduction synthétique des phénomènes de la circulation cardiaque m'a été très-utile pour rechercher les conditions qui modifient cette fonction, soit à l'état sain, soit dans les maladies.

Le schéma que vous venez de voir ne reproduit que partiellement les phénomènes qui accompagnent la fonction du cœur. Le battement de cet organe contre les parois de la poitrine ne saurait être imité dans cet appareil, car la contraction du ventricule est simulée par un artifice tout différent du procédé de la nature.

J'ai voulu démontrer par un schéma comment se produit la pulsation qui accompagne la systole du cœur. Voici la théorie de ce battement qui a lieu sans que le cœur cesse d'être en contact avec les parois de la poitrine. Le cœur, à l'état de relâchement, est de consistance molle, et bien qu'il se remplisse du sang qui lui vient de l'oreillette, il peut être facilement déprimé et déformé par les pressions extérieures. Les parois de la poitrine, en contact avec le ventricule, exercent une pression sur sa surface qui s'aplatit au point de contact. Au moment de la systole, les parois ventriculaires se resserrant sur la masse sanguine que renferme le ventricule produisent un durcissement subit de ces organes qui prennent une forme globuleuse, repoussant avec énergie tout ce qui les déprimait facilement pendant qu'ils étaient relâchés. C'est ainsi que la paroi thoracique est repoussée par les ventricules qu'elle tendait à aplatir, c'est pour cela que dans les vivisections on sent que le doigt déprime facilement le ventricule relâché, mais qu'il est fortement repoussé à chaque systole.

Pour imiter ces conditions il fallait donner aux parois de la poche ventriculaire une sorte de force contractile. Pour obtenir ce résultat, j'ai recouru à l'artifice représenté figure 5.

La disposition générale de l'appareil est la même que dans le précédent, seulement le ventricule V est placé dans un filet de soie dont les mailles sont assez serrées. A ces mailles sont fixés des cordonnets qui contournent l'ampoule ventriculaire et se réunissent en faisceau derrière la planche qui supporte l'appareil, en passant à travers deux fentes verticales dont les bords sont polis et glissants. Ces cordonnets s'attachent tous à un ressort R qui les tient légèrement tendus. Derrière la planche oscille un pendule très-lourd qu'une corde lâche relie au faisceau des cordonnets ; à chaque oscillation, le pendule tendra la corde, et exerçant une traction sur les mailles du filet, comprimera ainsi le ventricule V. Ce sera l'analogue d'une systole ventriculaire, une ondée sera envoyée dans le système de tubes qui représente les artères; puis dans l'oscillation inverse du pendule, le ventricule se relâchera et se remplira de nouveau.

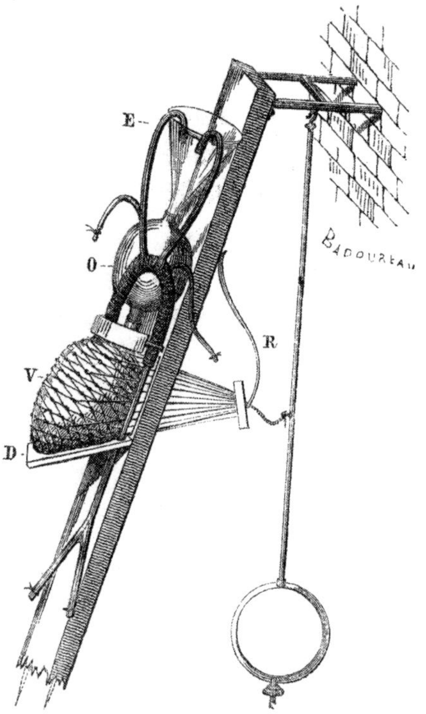

FIG. 5. — Schéma du choc du cœur.

Or si l'on applique la main sur ce ventricule, on éprouve la même sensation que si l'on avait sous la main le cœur d'un animal. La main est repoussée au moment où les mailles du filet sont serrées, ce qui trompe entièrement certains observateurs non prévenus de l'illusion possible. Ils croient que le ventricule s'emplit au moment où la pulsation se fait sentir, et sont forcés, pour se rendre un compte exact du phénomène, de tenir d'une main le pendule pendant qu'ils palpent le cœur de l'autre main.

Vous savez, messieurs, que cette illusion existe quand on examine les battements sur le cœur mis à nu d'un grand animal ; c'est par suite de cette apparence trompeuse que certains auteurs ont cru que la pulsation du cœur était due à la diastole des ventricules, tandis qu'elle est un effet de la systole de ces organes.

Nous allons voir qu'on peut démontrer encore au moyen de schémas d'autres phénomènes qui se passent dans l'économie. Dans mes recherches sur la circulation du sang, j'étais arrivé, par des considérations théoriques, à conclure que l'élasticité des artères produit sur le cours du sang d'autres effets encore que ceux qui viennent d'être démontrés avec le schéma de Weber, et que cette élasticité favorise le cours du sang en diminuant l'obstacle que le cœur rencontre à chacune de ses systoles. — En d'autres termes, je pensais que le cœur éprouve moins de peine à se vider dans des vaisseaux bien élastiques, qu'il n'en rencontrerait si le système artériel était formé de conduits rigides. Or, cet effet de l'élasticité artérielle était contesté par tous les physiologistes.

Les uns disaient, avec Bichat, que la circulation se ferait dans des conduits inertes aussi bien que dans des tubes élastiques, avec cette seule différence que les vaisseaux inertes ne laisseraient sentir aucune pulsation. Les autres disaient, en s'appuyant sur l'expérimentation, que deux tubes, l'un élastique, l'autre inerte, laissent couler la même quantité de liquide, s'ils ont le même calibre.

(Cela est parfaitement vrai, si l'écoulement du liquide se fait sous une charge constante; mais cela cesse d'être vrai, si l'afflux du liquide se fait d'une manière intermittente, comme c'est le cas pour la circulation du sang.)

Enfin, certains physiologistes, frappés de la régularité du cours du sang dans les petits vaisseaux, avaient considéré l'élasticité des artères comme une force additionnelle qui pousse le sang dans les artères pendant le repos du cœur. Mais ceux-là encore avaient tort, et l'on pouvait avec Bérard réfuter leur opinion, en disant que la force élastique des artères n'est en réalité qu'une *force d'emprunt*, et que le cœur est le seul agent impulsif qui ait un rôle actif dans la circulation.

Et cependant je maintiens ma proposition : l'élasticité des artères est favorable au cours du sang, mais elle n'agit pas comme force impulsive. *Elle diminue les résistances que le cœur éprouve lorsqu'il pousse le sang dans les vaisseaux.*

Voici l'appareil schématique qui me permettra de démontrer cette proposition.

Un vase de Mariotte V (fig. 6) est élevé sur un support. De ce vase se détache un large conduit muni d'un robinet R. Ce tube se bifurque au point T, et chacune de ses branches se continue par un long conduit. L'un est élastique *b b'* ; il est fait de caoutchouc mince ; l'autre est de verre, *a a'*, et par conséquent rigide. Une soupape placée à l'origine du tube élastique permet au liquide de pénétrer à son intérieur librement, mais s'oppose à tout reflux en sens inverse.

Les deux tubes ont bien le même débit; on peut s'en convaincre en ouvrant le robinet R, et en laissant s'établir un écoulement continu. Mais si l'on ouvre et ferme alternativement le robinet, on voit d'abord que l'écoulement par le tube inerte est intermittent pendant qu'il est continu par le tube élastique; puis on reconnaît aussi que le débit devient très-inégal, et que le tube inerte verse beaucoup moins de liquide que le tube élastique.

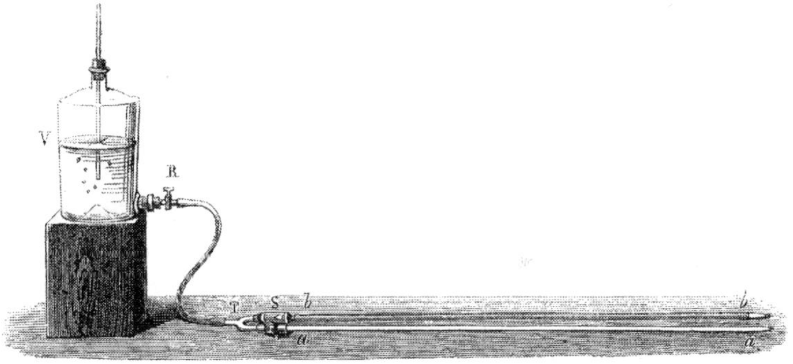

FIG. 6. — Schéma du rôle de l'élasticité artérielle.

On peut donc considérer déjà la proposition comme démontrée, car il est évident que si le tube élastique a versé plus de liquide que l'autre, c'est qu'il en a reçu davantage; et comme la pénétration du liquide dans ces tubes a lieu sous une charge constante et ne peut se faire qu'au moment où le robinet est ouvert, cela prouve bien que dans ces instants le tube de verre était plus perméable que le tube élastique.

Mais on peut se rendre un compte plus exact de ce qui

se passe dans ces conditions, en examinant non plus ce qui sort des tubes, mais ce qui y pénètre.

Le vase de Mariotte employé comme source d'afflux nous fournit justement le moyen de connaître ce qui pénètre dans chacun des tubes à un moment donné, car il ne peut sortir du vase la moindre quantité de liquide sans que la rentrée d'une quantité d'air plus ou moins considérable indique ce qu'il est sorti de liquide. Or, si l'on fait couler le liquide par le tube élastique seul, ou par le tube de verre, on voit que dans ces deux cas le vase de Mariotte accuse des débits bien différents. Si l'écoulement se fait par le tube inerte seul, on voit les bulles d'air entrer dans le vase de Mariotte une à une, à des intervalles réguliers, jusqu'à ce qu'on supprime l'écoulement, ce qui arrête du même coup la rentrée des bulles.

Si, au contraire, fermant le tube inerte, on fait commencer l'écoulement dans le tube élastique seul, on voit aussitôt une masse d'air se précipiter dans le vase, annonçant qu'un flot de liquide s'est échappé dans le premier instant; puis, les bulles deviennent plus rares, et ne rentrent plus qu'avec la lenteur qu'elles présentaient dans le cas d'écoulement par le tube inerte. A ce moment, qu'on ferme le robinet, il est clair que le tube élastique a reçu de plus que le tube inerte toute cette quantité de liquide qui correspondait à l'arrivée d'un grand volume d'air au commencement de l'expérience. C'est cet excès de liquide qui donnera lieu à un écoulement plus ou moins durable après la clôture du robinet. Toute cette quantité d'eau logée dans la distension du tube constitue l'avantage du tube élastique au point de vue de l'afflux. Si ce tube permet plus facilement la pénétration de l'eau à son intérieur, c'est que cette eau n'a pas besoin, comme dans le tube inerte, de vaincre tous les frottements et de s'écouler au dehors, mais qu'elle se loge dans le tube à la faveur de l'extensibilité de celui-ci.

A chaque fois qu'on répétera ces ouvertures intermittentes du robinet, on créera un nouvel avantage en faveur du tube élastique. Enfin, la théorie nous apprend que pour rendre aussi inégal que possible l'écoulement par ces deux tubes, il faut que le robinet soit ouvert très-peu de temps à chaque fois, et que les intervalles entre chaque ouverture soient le plus grands possible.

L'élasticité des vaisseaux a donc pour effet d'utiliser le plus complétement possible la force intermittente développée par le cœur. Vous verrez plus tard que dans les fonctions musculaires l'élasticité intervient aussi, et que son rôle est identiquement le même que dans la circulation du sang. Je vous en donnerai la démonstration au moyen d'un schéma.

La démonstration de cet effet jusqu'alors inconnu de l'élasticité des artères présentait une grande importance; elle m'a permis de tirer des conclusions nouvelles, et d'établir, par exemple, que si les artères perdent leur élasticité, comme cela arrive normalement chez les vieillards, le cœur doit en éprouver un surcroît de résistance, et, d'après les lois connues de la pathologie, doit s'hypertrophier. Les recherches que j'ai faites pour contrôler cette prévision ont fourni une confirmation complète de la théorie. Mais je n'insisterai pas sur ces particularités qui se rattachent à la médecine et m'écarteraient de mon sujet.

Pour revenir à la reproduction synthétique des phénomènes qui accompagnent la vie, je vais vous présenter un dernier exemple de synthèse.

Les usages de la vessie natatoire des poissons ont été fort controversés; la plupart des naturalistes considèrent toutefois cet organe comme capable de modifier le volume du poisson, et par conséquent sa densité, de manière à le rendre tantôt plus léger que l'eau, ce qui le fait remonter à la surface, et tantôt plus lourd que l'eau, ce qui lui permet de plonger à de grandes profondeurs.

Dans ces dernières années, M. Moreau reprit ces études et les poussa beaucoup plus loin qu'on ne l'avait fait avant lui. Il fut frappé tout d'abord de cette circonstance, qu'un poisson, pêché en mer à une grande profondeur, se gonfle et éclate parfois quand il est amené à la surface de l'eau, et que dans tous les cas, il surnage malgré lui, parce qu'il est devenu beaucoup moins dense que l'eau de la mer. La force élastique de l'air de la vessie natatoire, combattue dans les conditions normales par la charge d'une colonne d'eau extrêmement haute, amène une distension énorme du poisson si la pression vient à diminuer, et celui-ci, devenu beaucoup moins dense que l'eau, vient flotter à la surface. Il suit de là que le poisson qui vit normalement à de grandes profondeurs en mer ne peut impunément s'élever au-dessus d'une certaine altitude, sous peine d'être entraîné à la surface par l'expansion des gaz de sa vessie natatoire.

Cette déduction théorique implique une réciproque : c'est que le poisson ne saurait descendre à une profondeur plus grande que celle pour laquelle sa vessie natatoire est adaptée. S'il s'aventure à une plus grande profondeur, les gaz de sa vessie subiront une compression plus grande, la densité de l'animal sera augmentée, et le poisson sera précipité indéfiniment, jusqu'au fond de la mer d'où il ne pourra plus se relever, à moins de sécréter à l'intérieur de sa vessie une nouvelle quantité de gaz qui la distende malgré l'énorme pression qu'elle subit.

La théorie nous apprend donc qu'un poisson n'est apte à vivre qu'à une certaine profondeur ; qu'il ne peut sortir brusquement d'une certaine zone que lui assigne l'état de sa vessie natatoire ; que s'il sort de cette zone dans laquelle il possède à peu près la même densité que l'eau, il est entraîné indéfiniment, soit à la surface, soit vers le fond de la mer. Le raisonnement nous montre en outre que l'animal peut étendre dans certaines limites cette zone qui lui est assignée, s'il a le pouvoir de comprimer ou de relâcher sa vessie natatoire, c'est-à-dire de modifier par lui-même sa densité, soit dans un sens, soit dans l'autre. Enfin, on conçoit que le poisson puisse, par les mouvements de ses nageoires, lutter dans de certaines limites contre les influences de sa propre densité, ce qui agrandit encore la zone dans laquelle il peut vivre.

Toutes ces déductions théoriques peuvent ne pas sembler évidentes à première vue ; le contrôle expérimental paraît indispensable. On sait déjà, par l'expérience que je viens de rappeler, qu'un poisson amené d'une certaine profondeur à la surface de la mer surnage malgré lui ; mais ce que personne n'a pu voir, c'est le phénomène inverse : c'est le poisson précipité au fond de la mer.

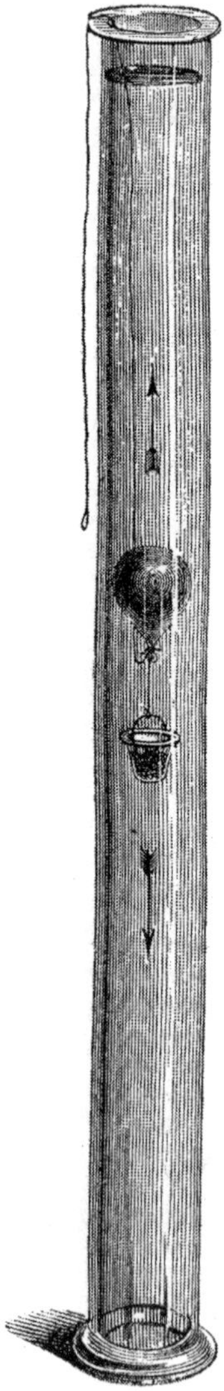

Fig. 7.

Un schéma très-simple va rendre ce phénomène parfaitement évident. Cet appareil (fig. 7) est analogue au ludion bien connu de tout le monde. Il est formé d'une vessie de caoutchouc pleine d'air, soutenant au-dessous d'elle un poids gradué de manière à donner au système une densité totale analogue à celle de l'eau. Cet appareil est placé dans une éprouvette de verre assez longue pour que la colonne liquide représente une pression un peu forte lorsque le ludion sera plongé à une certaine profondeur. On règle le volume de l'air contenu dans la boule de telle sorte que le ludion, lorsqu'il est à fleur de l'eau, soit un peu moins dense que le liquide et qu'il émerge d'une certaine quantité. Je l'enfonce maintenant à une faible profondeur ; il est encore moins dense que l'eau et tend à surnager. Je l'enfonce un peu plus profondément ; il reste à peu près immobile dans la zone où je l'ai placé : cela veut dire que sa densité est égale à celle de l'eau. C'est ainsi qu'il est représenté dans la figure. Je l'enfonce plus profondément ; vous voyez qu'à présent il tend à descendre de lui-même : il est devenu plus dense que l'eau.

Voilà donc un nouveau cas de reproduction synthétique des phénomènes qui se passent chez les animaux vivants. On pourrait citer encore bien des exemples. J'ai voulu seulement faire ressortir l'utilité de cette méthode, et vous montrer combien il est important de l'étendre davantage. J'ajouterai que si l'on construit soi-même un schéma, les idées vagues que l'on avait d'abord se précisent et se développent. Presque toujours il s'en présente de nouvelles, on se pose des problèmes qu'on est impatient de vérifier par des expériences. En somme, ce travail manuel de la construction des schémas, loin d'absorber la pensée, la soutient au contraire et la dirige plus sûrement en lui présentant à chaque instant un contrôle expérimental.

Une objection ne manquera pas d'être faite par ceux qui prétendent qu'il y a chez les êtres vivants des propriétés, dites vitales, tout à fait particulières. Ceux-là vous diront que la synthèse reproduit bien les phénomènes physiques qui accompagnent la vie, mais qu'elle est incapable d'imiter les phénomènes *vitaux*. Je répondrai que, pour ma part, je ne connais pas les phénomènes vitaux ; que je ne constate que deux sortes de manifestations de la vie : celles qui sont intelligibles pour nous, elles sont toutes d'ordre physique ou chimique, et celles qui ne sont pas intelligibles. Pour ces dernières, il vaut mieux avouer notre ignorance que de la déguiser derrière des semblants d'explication.

QUATRIÈME LEÇON.

Des lois en biologie.

Les lois physiques et chimiques se retrouvent chez les êtres vivants. — Lois biologiques actuelles, elles devront se réduire en lois plus simples. — Lois de la contraction musculaire. — Loi d'harmonie des fonctions. — Lois de l'excitabilité des nerfs. — L'imperfection des moyens d'observation a empêché jusqu'ici de saisir des rapports numériques dans les phénomènes de la vie. — La plupart des lois biologiques ne donnent que des probabilités.

Messieurs,

J'ai à vous parler aujourd'hui de la *synthèse* considérée comme opération de l'esprit contraire de l'analyse ; de la synthèse qui rassemble les notions éparses pour en former un tout, qui s'élève des faits particuliers à la loi générale qui les domine tous.

Le plus haut degré auquel puissent parvenir les sciences naturelles, c'est la découverte des lois qui régissent la plupart des phénomènes de la vie. C'est là, je vous l'ai dit, l'idéal que nous devons poursuivre, mais que nous n'avons pas encore atteint. Aujourd'hui, c'est la recherche des faits qui nous occupe : nous travaillons pour des successeurs bien éloignés peut-être ; nous accumulons pour eux les matériaux d'une vaste synthèse qui leur permettra d'embrasser tous ces faits dans un point de vue général, et d'en faire sortir des lois simples.

Dès aujourd'hui, toutefois, la lumière semble se faire sur certains points des sciences naturelles, et certaines lois commencent à se dégager.

Établissons d'abord ce fait capital, que les lois de la physique et de la chimie se retrouvent dans les manifestations de la vie animale ou végétale, et que chaque jour, l'hypothèse qui faisait admettre dans les êtres organisés des forces d'une nature spéciale devient moins nécessaire.

Les lois de la physique, vous les avez vues appliquées lorsque j'ai fait fonctionner devant vous ces appareils schématiques à l'aide desquel on peut imiter certains phénomènes qui s'observent chez les êtres vivants. Ces mêmes lois, nous les retrouverons sans cesse à mesure que nous étudierons, dans leurs détails plus intimes, les fonctions des êtres organisés.

Les lois de la chimie, Berthelot vous les montre présidant à la formation des matières dites *organiques*. L'hypothèse d'une chimie vitale toute particulière est aujourd'hui rendue inutile. Les recherches basées sur la synthèse en chimie nous montrent que les lois ordinaires suffisent pour expliquer la formation des matières organiques au sein des végétaux.

La mieux connue de toutes les fonctions végétales, la respiration des plantes, nous fournit cette première notion expérimentale, que la matière verte des plantes, sous l'influence de la lumière solaire, décompose l'eau et l'acide carbonique, séparant ainsi l'hydrogène et l'oxyde de carbone. Or ces dernières substances sont les éléments que la synthèse chimique emploie pour former les composés ternaires, qui tous peuvent dériver de l'action de l'hydrogène naissant sur l'oxyde de carbone.

Si le chimiste, dans son laboratoire, passe par une série de transformations pour arriver à la formation des corps dans lesquels les éléments sont plus condensés, la nature peut arriver d'une manière plus directe à la formation de ces corps, sans pour cela que les lois de la chimie ordinaire soient violées. Dans la nature, tous les éléments se trouvent en contact à l'état naissant, de telle sorte que les premiers composés qui en résultent ne demeurent pas longtemps à leur première phase d'évolution, puisqu'ils ont auprès d'eux tous les éléments nécessaires à la formation de corps plus compliqués. Les corps organiques arrivent donc d'emblée à leur degré de condensation le plus élevé, tandis que, dans les réactions chimiques des laboratoires, on est obligé, pour suivre les conditions de la formation de ces corps, de créer des phases artificielles et successives.

Dans l'étude des fonctions de la vie, le physiologiste se trouve en face de phénomènes si complexes qu'il ne peut saisir tout d'abord les lois qui les régissent. Mais il est frappé de certains caractères qui lui semblent plus constants que les autres. Il en déduit l'existence de certaines *lois vitales*, hypothèse éphémère qui disparaît tôt ou tard devant un examen plus approfondi des phénomènes et est absorbée dans l'ensemble plus général des lois physiques ou chimiques.

Tout d'abord, la production de chaleur et celle de mouvement semblent être des attributs du règne animal.

Si quelques espèces paraissent faire exception à cette sorte de loi générale qu'il a cru saisir, le physiologiste explore plus attentivement les faits, et s'aperçoit que les animaux qu'il avait tout d'abord distingués des autres en les appelant *animaux à sang froid*, ne constituent qu'une exception apparente, et qu'ils produisent aussi de la chaleur, mais en quantité moindre que les autres, et de plus, qu'ils n'ont pas la propriété de conserver en eux cette chaleur, mais qu'ils la laissent échapper s'ils sont placés dans un milieu froid. Le physiologiste reconnaît enfin que les actions chimiques qui se passent dans l'organisme sont la cause de la production de chaleur chez les animaux ; que la quantité de chaleur dégagée croît ou décroît suivant l'intensité et la nature de ces actions. Dès lors, la production de la chaleur animale ne semble plus être qu'un cas particulier du dégagement de la chaleur dans les réactions chimiques.

Le mouvement, chez les animaux, fut d'abord considéré comme un résultat direct de la vie; on trouvait même, dans son apparente spontanéité, un caractère qui le différenciait des mouvements dont la mécanique détermine les lois. Mais on reconnut plus tard que la production du mouvement comme celle de la chaleur, exige, chez les animaux, un travail chimique; que cette production n'est donc pas illimitée, mais qu'il faut l'assimiler au travail des machines qui transforment en mouvement la chaleur empruntée elle-même à la combustion du charbon. Considéré à ce point de vue, l'organisme animal ne différerait de nos machines que par son rendement plus avantageux; mais, en somme, il ne donnerait en travail que ce que comportent les actions chimiques qui s'exercent sur les aliments absorbés.

Cette extension des lois physiques aux fonctions des êtres organisés s'impose tellement à l'esprit, qu'on n'hésite plus aujourd'hui à pousser les conclusions à leurs dernières conséquences, et à rechercher, par exemple, chez les animaux, la vérification de la loi d'*équivalence* de la chaleur et du travail mécanique.

Rien de plus légitime que cette tendance à ramener tous les phénomènes de la nature à des lois simples et générales. Il me semble même que cette manière de voir a toutes chances d'être la bonne, mais il y a bien loin encore de l'hypothèse probable à la démonstration. C'est pour cela qu'il faut recourir sans cesse à l'étude des faits particuliers, et sans renoncer à les réduire un jour à des lois simples et générales, il faut les ramener d'abord à d'autres lois particulières mais susceptibles de démonstrations.

A ce titre, certains phénomènes de la vie peuvent déjà être ramenés à des lois démontrables.

M Brown-Séquard a publié, en tête de son *Journal de la physiologie*, une courte note qui renferme un essai très-remarquable de cette généralisation dont je viens de parler. Ce physiologiste expose, comme résultats de ses propres travaux ainsi que ceux des savants qui l'ont précédé, *douze lois* relatives aux conditions dans lesquelles se produisent, s'accroissent ou s'épuisent les actions nerveuses et musculaires, ainsi que certains autres phénomènes analogues qu'on observe chez les animaux (1).

(1) De ce nombre seraient encore les phénomènes électriques qu'on observe

Parmi ces lois, il en est plusieurs qui ne me paraissent pas à l'abri de toute critique. En outre, depuis l'époque à laquelle elles ont été publiées, la physiologie des muscles a fait de grands progrès, de sorte qu'elles ne représentent plus l'état actuel de la science. Telles qu'elles sont, elles m'ont cependant paru utiles à connaître; je vous engage à les lire et à les méditer. Pour quelques-uns d'entre vous, cette généralisation sera peut-être prématurée et par suite difficile à saisir; mais, pour la plupart de ceux qui sont déjà initiés à la biologie, elles éveilleront, j'espère, une conception plus large des faits qu'ils connaissent déjà.

J'essayerai d'exposer en substance quelques-unes de ces lois, celles qui s'appliquent spécialement à la *contraction musculaire*. Elles peuvent se résumer ainsi :

PREMIÈRE LOI. — *La contraction musculaire semble inséparable d'un changement organique que la nutrition seule peut réparer.*

On sait aujourd'hui que le muscle au repos présente la réaction alcaline, et que, sous l'influence de contractions répétées, il passe à la réaction acide; un travail chimique s'est donc opéré et a modifié la composition du muscle. De même, si l'on recherche dans un muscle la proportion de matériaux solubles dans l'eau et dans l'alcool, avant ou après un travail énergique, on voit, avec Helmholtz, que la quantité des substances solubles dans l'alcool a augmenté sous l'influence du travail, tandis qu'il y a

chez certains poissons; la phosphorescence de certains animaux, le mouvement des cils vibratiles, etc.

diminution dans la quantité de celles qui sont solubles dans l'eau.

Deuxième loi. — *La rapidité de la circulation du sang et la richesse de ce liquide en substances réparatrices favorisent la réparation du muscle et le rendent capable d'un nouveau travail.*

Cette loi, comme la précédente, est susceptible de vérification expérimentale. On peut augmenter ou diminuer le temps nécessaire à la réparation du muscle en ralentissant ou en accélérant le cours du sang qui le traverse. Le besoin d'alimentation qui suit l'exercice musculaire confirme aussi cette loi en ce qui est relatif à l'influence des qualités du sang sur la réparation musculaire. Toutefois, en l'absence de la circulation, la réparation se fait encore dans certaines limites, ce qui s'explique par la présence du sang qui imbibe les tissus, même lorsqu'il cesse de circuler.

Troisième loi (découlant des précédentes). — *Un muscle est soumis à deux influences, l'une réparatrice, la nutrition, l'autre épuisante : sa fonction motrice ; sa faculté actuelle de produire du mouvement, varie suivant que l'une ou l'autre de ces influences a agi.*

Ainsi, après un repos prolongé, le muscle a atteint son maximum d'aptitude à agir, parce que la réparation s'est produite sans déperdition. Réciproquement, après l'action prolongée, la faculté d'agir est à son minimum. On voit combien cette loi se rapproche des lois physiques pures et combien le muscle ressemble à un appareil qui, d'une part, reçoit de l'électricité, et d'autre part en dépense ; ou bien aussi à un corps soumis à une source de chaleur et à une cause intermittente de refroidissement.

QUATRIÈME LOI. — *La réparation après l'action est plus rapide dans les premiers instants qu'elle ne l'est plus tard.*

C'est-à-dire qu'après l'action d'un muscle, si le repos dure une minute, il se sera fait une certaine réparation de la faculté d'agir, et que, si le repos dure deux minutes, la réparation n'aura pas doublé l'énergie musculaire. C'est encore une nouvelle analogie avec les phénomènes physiques. En effet, un corps refroidi étant soumis à une source constante de chaleur, gagne beaucoup de chaleur dans les premiers instants, et en acquiert très-peu ensuite, à mesure qu'il s'est échauffé davantage.

CINQUIÈME LOI. — *L'activité habituelle d'un muscle et sa nutrition se mettent dans un rapport tel, que le repos trop prolongé atrophie l'organe et diminue son aptitude à agir, tandis que l'action fréquemment répétée accroît le volume du muscle et augmente son aptitude à produire du mouvement.*

Les exemples qui confirment cette loi sont connus de tout le monde; chacun a pu constater le développement prédominant des muscles qui, chez certains sujets, sont plus exercés que les autres, et réciproquement, l'atrophie des muscles qui, pour une raison quelconque, sont condamnés à un long repos. Il y a toutefois des limites au delà desquelles cette loi cesse d'être vraie; mais ces limites n'ont pas encore été posées d'une manière précise.

Les lois que nous venons de vérifier sur la fonction musculaire sont assez générales pour qu'on puisse les retrouver dans d'autres fonctions qui semblent n'avoir aucune analogie avec le mouvement. Ainsi les phénomènes de *sensibilité* sont, dans certaines limites, soumis aux mêmes lois que les phénomènes de mouvement. On peut vérifier sur eux cette loi qui nous apprend que l'activité épuise la fonction et que le repos la répare. Une sensation vive fatigue la sensibilité, l'épuise ou l'abolit pour un certain temps, tandis que le repos lui rend son intensité première.

Prenons pour exemple la plus complexe, mais aussi la plus intéressante de nos manifestations sensitives : la vision. — Lorsque nous regardons un objet lumineux très-brillant, le point de notre rétine sur lequel tombe son image est vivement excité; il se fatigue, de telle sorte que si nous portons les yeux sur un champ de couleur claire uniforme, nous y voyons une tache plus sombre, présentant la forme exacte du point brillant qui nous avait impressionnés tout à l'heure. Cette tache est due à ce que le point fatigué de notre rétine ne perçoit plus les sensations lumineuses avec la même intensité que de coutume. Plus le corps brillant a d'éclat et plus nous l'avons regardé longtemps, plus aussi la tache est sombre et persistante. Le repos de la vision fait graduellement disparaître cette image subjective.

La fatigue de notre rétine peut être restreinte à certains éléments de la sensation, si nous n'avons été impressionnés que par certains éléments de la lumière.

Ainsi, nous pouvons être fatigués pour le bleu, le rouge ou le jaune isolément. Supposons, par exemple, qu'un pain à cacheter coloré en *rouge* soit posé sur un papier blanc, et que nous le regardions fixement avec persistance pendant quelques instants. Enlevons le pain à cacheter, sans cesser de regarder à la même place ; aussitôt nous y verrons apparaître un disque *vert* de même dimension : ce qui veut dire que, dans la lumière blanche du papier, notre œil ne peut percevoir aussi vivement les rayons rouges dans le point de la rétine qui est fatigué pour cette couleur, et comme il perçoit tous les autres rayons, ceux-ci forment par leur fusion la couleur complétementaire du rouge, c'est-à-dire le vert. De même, un pain à cacheter vert laisserait après sa disparition une image subjective rouge. Un pain de couleur jaune donnerait une image violette, etc. Je n'insisterai pas davantage sur les exemples de cette loi très-générale qui nous apprend que *toute fonction qui s'exerce s'épuise momentanément, et que le repos la répare.*

Cherchons à saisir dans les phénomènes de la vie des lois d'un autre ordre. Étudions, par exemple, l'influence des fonctions les unes sur les autres. A ce sujet, permettez-moi d'exposer quelques vues générales qui me paraissent ressortir de l'observation des phénomènes et de l'expérimentation physiologique.

On pourrait admettre, ce me semble, une *loi d'harmonie des fonctions de la vie.* C'est-à-dire que si une fonction réagit sur une autre, elle l'influence de manière à en tirer avantage pour elle-même. Pour développer cette idée, je prendrai quelques exemples :

1° L'acte musculaire, avons-nous dit, a besoin d'être entretenu par la circulation du sang ; or, il favorise cette circulation et la rend plus rapide.

Pour ne laisser aucun doute sur la première proposition,

je vais l'appuyer sur des faits expérimentaux. Il est facile de démontrer la nécessité du cours du sang dans l'exercice de l'acte musculaire. Ainsi, lorsqu'on lie l'aorte inférieure à un animal, on voit que les muscles du train postérieur sont bientôt paralysés. Le même résultat arrive lorsqu'on injecte dans les artères d'un membre de fines poussières qui vont oblitérer les petits vaisseaux. M. Flourens a montré que, dans ces circonstances, les muscles sont bientôt incapables d'agir. Enfin, il est une maladie que les vétérinaires appellent la claudication intermittente, et qui a été bien étudiée sur le cheval par M. Bouley et par le docteur Charcot. Cette maladie est produite par une oblitération des artères iliaques. Dans ces conditions, il se produit une nouvelle circulation par les vaisseaux collatéraux, mais ceux-ci n'offrent pas la perméabilité si facile des larges troncs qu'ils tendent à suppléer. L'animal qui est en cet état peut marcher d'une façon tout à fait normale pendant quelque temps; mais bientôt l'abord du sang dans ses muscles n'étant plus suffisant, une paralysie subite se produit, et le cheval s'arrête. Un instant de repos rétablit la fonction musculaire, qui s'épuise de nouveau après quelques pas. Tout cela tient à ce que le cours du sang dans les muscles n'est plus assez rapide pour entretenir leur fonction d'une manière durable.

Enfin, voici une grenouille sur laquelle on a lié les vaisseaux d'une des pattes postérieures. Les muscles des deux pattes ont été excités par des courants induits, et chez tous deux, la contractilité a été fatiguée par une action prolongée. Si maintenant nous excitons les deux pattes de l'animal, nous voyons que la patte saine a recouvré sa contractilité, mais que celle dont les vaisseaux ont été liés présente encore, à un haut degré, l'épuisement suite de sa fatigue.

2° Étant admise la nécessité d'une circulation d'autant plus rapide que l'acte musculaire a plus d'énergie et de durée, il est facile de prouver la seconde proposition que j'émettais tout à l'heure, à savoir : que cet acte musculaire imprime par lui-même une plus grande rapidité à la circulation du sang.

Tout le monde sait que dans la saignée, si le membre est immobile, le sang s'échappe lentement de la veine, tandis que le jet devient beaucoup plus fort si le patient exécute des contractions des muscles de l'avant-bras. Il ne s'agit pas ici d'une compression des veines par les muscles qui exprimeraient mécaniquement le sang contenu dans ces vaisseaux. Une pareille cause aurait bientôt épuisé son effet et n'expulserait qu'une quantité de sang peu abondante. Il s'exerce, au contraire, une action continue qui active le cours du sang tant que durent les contractions des muscles de l'avant-bras. Du reste, on peut donner une démonstration bien plus convaincante de l'influence de l'acte musculaire sur le cours du sang, en montrant que chez un animal qui vient de courir, le système artériel s'est désempli et présente à son intérieur une pression plus faible qu'à l'état de repos (1).

Il ressort de ces faits que l'acte musculaire agit sur la circulation de manière à accélérer le cours du sang à

(1) Voyez, pour plus de développement, *Physiologie médicale de la circulation du sang*, p. 223.

travers les muscles, et à favoriser ainsi la production du travail.

On pourrait citer un grand nombre d'exemples de cette loi d'harmonie des fonctions, et montrer, par exemple, que le sang veineux, lorsqu'il arrive en abondance au poumon, stimule cet organe et provoque les mouvements respiratoires qui doivent l'artérialiser ; que la respiration de son côté, au moment où elle s'effectue, fraye un passage au sang sur lequel elle doit agir, etc.

Toutes les influences réciproques des fonctions ne peuvent être étudiées ici, elles exigent de longs développements. Je me borne à signaler l'existence de cette *loi d'harmonie* dont je parlais tout à l'heure, loi que je considère comme une des plus utiles à connaître, car elle permet souvent de prévoir des phénomènes que l'expérimentation vérifie.

Ces lois biologiques sont, vous le voyez, assez vagues ; elles n'ont pas ce caractère de précision que les lois physiques présentent à un si haut degré, mais je le répète, notre science se fonde ; il serait prématuré d'exiger d'elle aujourd'hui une précision que des sciences plus simples n'ont acquise qu'après de longs tâtonnements.

Faut-il désespérer de voir la rigueur mathématique s'introduire en biologie? Je ne le pense pas. Si les rapports numériques entre les phénomènes de la vie et les influences qui les régissent ne sont pas encore saisissables, dans la plupart des cas, il n'en faut accuser que l'extrême complexité des conditions de ces phénomènes, et l'imperfection des moyens que nous avons de les mesurer. En astronomie, on le sait, la multiplicité des influences qui accélèrent ou ralentissent les mouvements de certains astres rend presque impossible le calcul rigoureux des perturbations que l'astre devra subir, et la prévision exacte de sa position dans une époque reculée; et pourtant, personne ne doute que le mouvement de cet astre ne soit absolument soumis au calcul.

En biologie, nous sommes encore trop loin du but pour imposer notre croyance à ceux qui veulent douter; sur certains points, cependant, on peut prouver l'existence de relations numériques entre l'intensité d'une cause et celle de son effet. Si, par exemple, on produit des courants électriques d'intensité croissante selon une certaine progression, on observe que les contractions provoquées par ces courants dans les muscles d'un animal présentent une intensité qui croit exactement dans le même rapport. Mais cette relation exacte n'a pu être reconnue que depuis qu'on possède en physique des moyens rigoureux de graduer les excitations électriques, et en biologie des mesures exactes de l'intensité des actes musculaires. On peut donc espérer que la précision des méthodes conduira à la découverte de lois précises que les moyens actuels d'investigation ne nous permettent pas d'apercevoir.

En attendant ce résultat, peut-être assez éloigné, nous pouvons utiliser pour guider nos recherches les lois provisoires dont je vous citais tout à l'heure quelques-unes, et auxquelles je pourrais en ajouter d'autres sans trop leur attacher d'importance.

Ainsi l'analogie anatomique des organes correspond à une analogie dans les fonctions. Cette loi suffit pour faire prévoir avec quelque probabilité l'existence de certains phénomènes, mais on ne saurait s'en autoriser pour déduire la fonction d'un organe de sa ressemblance anatomique avec un autre organe à fonction connue. Le contrôle expérimental est toujours indispensable pour transformer cette probabilité en certitude.

CINQUIÈME LEÇON.

Des différents modes de représentation des phénomènes. — La méthode graphique.

Insuffisance du langage ordinaire dans l'exposition des sciences. — Avantage des figures en anatomie, en physique, etc. — Représentation graphique des phénomènes. — Principes de la méthode graphique. — Courbes en statistique. — Observations médicales traduites par le graphique. — La notation musicale est basée sur le principe de la méthode graphique. — Graphique exprimant les variations de deux phénomènes rapportés l'un à l'autre : en physique ; en chimie ; en physiologie.

Messieurs,

Lorsque l'expérimentation nous a conduits à quelque découverte, il faut formuler et exprimer de la façon la plus simple les résultats auxquels nous sommes arrivés. On a coutume de publier une note ou un mémoire souvent assez étendu, dans lesquels on expose avec le plus de détails possible la manière dont on a procédé et les faits qu'on a observés. Plus ce genre de travail est consciencieux, plus il est long et difficile à lire. Je suis sûr que la plupart d'entre vous ont regretté souvent l'extrême lenteur des recherches bibliographiques et se sont irrités de la difficulté qu'ils éprouvaient à dégager chaque fait des détails, nécessaires pourtant, au milieu desquels il se cache.

Sans méconnaître les progrès qui nous ont donné la

précision du langage pour exprimer nos idées, et l'imprimerie pour les répandre et les rendre en quelque sorte impérissables, je crois que tout le monde doit désirer des moyens plus rapides d'expression, une représentation plus nette et plus facile à saisir.

Ajoutons que, de nos jours, la science ne se forme que par la collaboration de tous les peuples ; que chaque jour le besoin se fait plus impérieusement sentir de faire échange d'idées entre nations différentes. Nous regrettons maintenant d'avoir abandonné la langue scientifique de nos pères, le latin, qui établissait une communication facile entre tous les savants du monde. Il faut aujourd'hui consacrer une partie de sa vie à l'étude des langues vivantes, ou se résigner à ne connaître les travaux étrangers que d'une façon sommaire par les analyses si rares et si incomplètes qu'on en fait chez nous.

Cette langue universelle que nous appelons de tous nos vœux, elle existe pour la science, ou du moins elle se forme ; elle devra bientôt se répandre dans toutes les publications scientifiques. C'est du *graphique* que je veux vous parler. Aussi ancien que l'homme, le graphique comprend tous les signes de représentation naturelle des objets, de leur forme, de leurs changements d'état. Les ébauches de figures d'animaux que les hommes de l'âge de pierre gravaient sur des os aujourd'hui presque fossiles ; les figures de géométrie que nous a léguées Archimède ; les tableaux et les fresques que nous admirons encore après vingt siècles ; toutes ces représentations d'animaux, de formes géométriques, de scènes plus ou moins animées, sont des expressions tellement naturelles de ce qu'on voulait montrer, qu'elles ont gardé leur sens précis à travers les siècles ; aujourd'hui le Français comme l'Allemand en saisissent le sens, tandis qu'ils ne sauraient déchirer une vieille charte écrite il y a quelques siècles dans leur langue maternelle. C'est que tout ce qui est conventionnel est variable ; le langage et l'écriture des différents pays se modifient avec le temps, tandis que la représentation graphique des objets est restée immuable parce qu'elle était naturelle.

Si l'on veut bien comprendre l'influence du graphique sur le développement de certaines sciences, qu'on cherche à se représenter la géographie sans cartes, décrivant, à l'aide du seul langage, la forme des continents, la latitude et la longitude des différents points du globe, leurs distances relatives, le cours des fleuves, etc. Assurément, toutes ces descriptions pourraient être ainsi faites ; mais quelle confusion, quelle difficulté pour le lecteur qui chercherait à se faire une idée des régions ainsi décrites !

L'anatomie ne saurait être exposée sans figures ; s'il existe des ouvrages descriptifs dans lesquels le langage est seul employé, leur usage n'est possible que si l'élève dissèque en même temps les organes dont il lit la description. Encore cette manière de former les anatomistes est-elle si peu fructueuse, que les auteurs qui l'avaient employée d'abord y renoncent aujourd'hui, et introduisent dans leurs livres l'emploi des figures et, autant que possible, des planches coloriées.

Les traités de physique donnent les images de tous les instruments qu'ils emploient ; ceux de chimie eux-mêmes ne parlent plus de leurs appareils sans les figurer. Il est donc évident que l'emploi du graphique tend à se propager chaque jour davantage, et que partout où il a pu s'introduire, il a amené avec lui la clarté et la concision.

On pourrait croire que cette représentation ne peut être appliquée à toutes les sciences, et qu'il faut se borner à donner par le graphique une idée de la forme, de la disposition des objets; mais renoncer à décrire autrement que par le langage ce qu'on appelle un phénomème, c'est-à-dire un changement d'état, un mouvement. Ce serait une grave erreur, et j'espère vous prouver que c'est précisément dans la description des changements d'état que le graphique trouve son application la plus naturelle et la plus utile.

Rien de plus facile que l'emploi de la méthode graphique pour exprimer un phénomène. Les règles sont toujours les mêmes; je vais les exposer en commençant par les cas les plus simples.

Tout phénomène se traduit par un acte qui met un certain temps à s'accomplir : ainsi un liquide qui s'évapore met plus ou moins de temps pour disparaître entièrement. Un corps qui s'échauffe arrive plus ou moins vite à sa température maximum, etc. Ces phénomènes présentent donc à considérer deux éléments : le *temps* de leur durée et l'*intensité* de l'effet produit. De sorte que si l'on divise la durée totale du phénomène en fractions de temps plus ou moins courtes, on constatera que l'état du corps sera différent pour chacune de ces phases. La connaissance parfaite d'un phénomène suppose donc qu'on sait quel a été l'état du corps à chaque instant pendant son changement d'état.

Plus les observations successives seront rapprochées les unes des autres, plus sera complète la notion que nous aurons du phénomène étudié. Dans la représentation graphique, il faut donc multiplier le plus possible les notations successives dont chacune correspond à l'état que présente le phénomène au moment d'une observation. Voici comment on opère dans le plus grand nombre des cas.

Prenons une feuille de papier quadrillé, c'est-à-dire sur laquelle ont été tracées des lignes parallèles, toutes également espacées et perpendiculaires les unes aux autres. Si nous plaçons devant nous cette feuille, nous aurons, de gauche à droite, une série de colonnes verticales. Convenons que, dans la première colonne, on notera l'état du phénomène pendant la première unité de temps (soit pendant la première minute). Dans la deuxième, on notera l'état qui correspondait à la deuxième minute, et ainsi de suite en allant de gauche à droite.

La ligne horizontale sur laquelle on compte ainsi les divisions du temps s'appelle en géométrie *ligne des abscisses*.

Pour noter à chaque instant l'intensité du phénomène, on convient que cette intensité se traduira en degrés, et que le nombre de degrés sera compté de bas en haut sur chacune des colonnes.

La ligne verticale suivant laquelle se comptent ainsi les degrés d'intensité du phénomène s'appelle *ligne des ordonnées*.

C'est par ce procédé que, dans les statistiques, on représente sous forme de courbes l'élévation ou l'abaissement du chiffre de la population d'un pays ou d'une ville, et qu'on exprime simplement et clairement l'intensité des variations que cette population a subies, le temps pendant lequel elle s'est accrue, a diminué ou est restée stationnaire.

Pour cela, on compte sur la ligne des abscisses (ou lignes des temps) la succession des années sur lesquelles porte la statistique. Et l'on compte sur la ligne des ordonnées les divisions successives qui expriment le nombre des habitants existants dans chaque année.

Pour connaître les variations d'intensité d'une épidémie qui a sévi pendant un certain temps, on construit des graphiques analogues. La figure 8 montre un de ces graphiques qui exprime les différentes phases de la mortalité pour la ville de Paris pendant l'épidémie du choléra de 1832.

Dans cette figure la ligne des abscisses n'est divisée que de mois en mois. Si les dimensions du graphique eussent été plus considérables, on eût pu subdiviser chacune de ces longueurs en 30 colonnes dont chacune eût correspondu à un jour. La ligne des ordonnées sur laquelle se comptent les décès quotidiens ne porte que quelques divisions à titre de points de repère. Ce tableau ne peut donc fournir qu'une idée générale et approximative de l'épidémie qu'il représente. On verra bientôt des graphiques plus complets.

Nous venons de voir le cas le plus simple, celui dans lequel on n'observe qu'un seul phénomène dans ses variations par rapport au temps. Mais on peut, par la même méthode, en représenter deux ou plusieurs à la fois. Par exemple, en physique, les variations de température et de volume que présente un corps à des instants successifs.

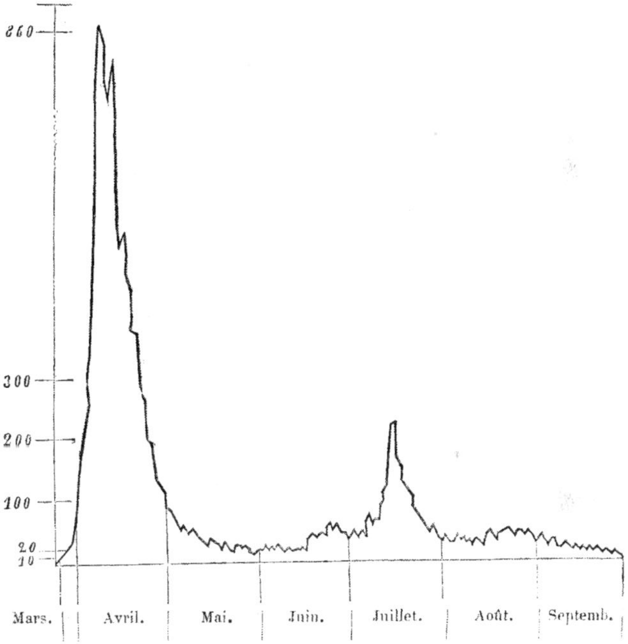

Fig. 8. — Tracé graphique du choléra de 1832.

En physiologie, on peut représenter de la même manière les changements de fréquence que subissent à chaque instant les battements du cœur, les mouvements respiratoires et la température animale.

La médecine profite aujourd'hui de l'emploi du graphique. Depuis longtemps déjà les médecins ont tenté de traduire par des courbes les variations qu'ils observaient dans la température des malades, dans la fréquence du pouls ou de la respiration ; mais ces études trop peu complètes des phénomènes morbides n'avaient pas tout l'intérêt qu'on devait en attendre. Mon excellent ami le docteur Lorain a poussé l'emploi du graphique beaucoup plus loin qu'on ne l'avait fait avant lui ; il tend à remplacer par un tableau formé de plusieurs courbes les fastidieux récits qui s'appellent l'*observation* d'un malade. Voici l'un de ces tableaux ; il représente les différentes variations que la température d'un cholérique a présentées pendant le cours de la maladie. Cette température a été prise chaque fois comparativement dans la bouche, dans l'aisselle et dans le rectum. Le même tableau indique aussi les augmentations et les diminutions du poids des malades. Enfin une courbe particulière représente les quantités d'urine sécrétée dans les différentes phases de la maladie. Voici figure 9 ce tableau dont je vais faire une rapide analyse.

Le papier quadrillé sur lequel cinq courbes sont tracées, correspond, dans le sens transversal, à la durée de l'observation du malade ; il est indiqué en haut de ce tableau que la maladie s'est passée dans le mois de septembre et les numéros 10, 11, 12, etc., sont les dates quotidiennes auxquelles correspondent les différents éléments des cinq courbes. Chaque jour est divisé par une ligne verticale en deux parties : l'une renferme l'observation du matin et l'autre celle du soir.

Dans le sens longitudinal, et comptées de bas en haut, les divisions du tableau expriment l'intensité du phénomène observé rapportée à l'unité de mesure la plus usuelle. Mais comme ces différentes courbes expriment des choses qui n'ont pas d'unité commune on a dû définir d'une manière spéciale la valeur des divisions pour chaque courbe.

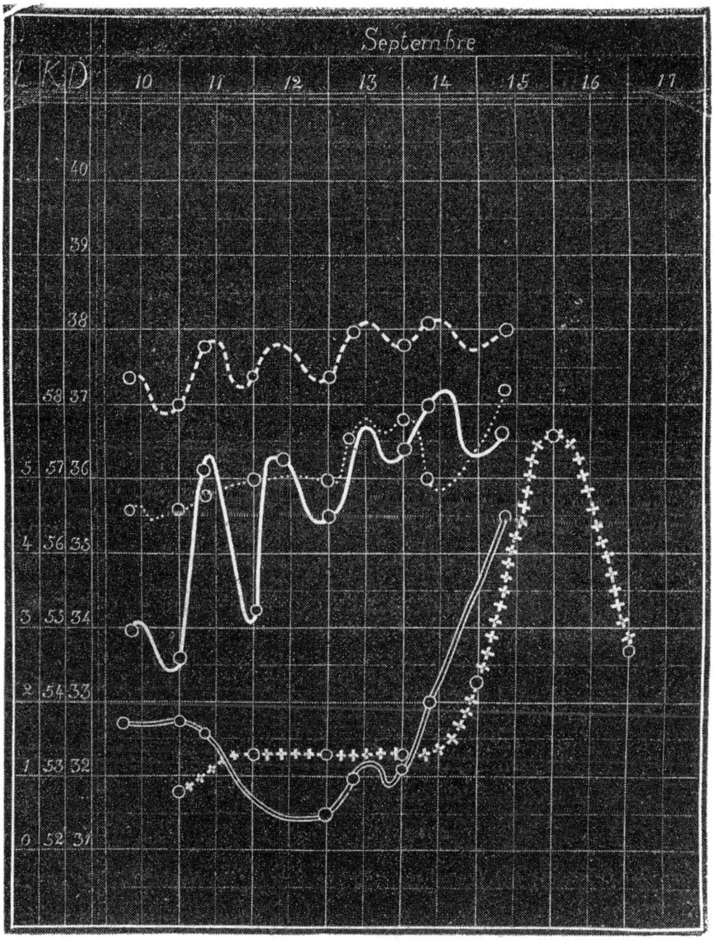

Fig. 9. — Tableau graphique d'un cas de choléra observé à l'hôpital Saint-Antoine par le docteur Lorain.

La première colonne, désignée par la lettre L, sert à

évaluer les valeurs en litre de la courbe des urines. — Cette courbe est celle dont l'origine est à gauche, presque en bas de la figure; elle est formée de petites croix juxtaposées. De distance en distance, on voit sur le trajet de cette courbe un petit cercle, celui-ci indique le moment d'une observation. Dans le cas présent, c'est la mensuration de l'urine rendue dans la journée. — Analysons la courbe des urines : elle nous apprend que la sécrétion, très-faible le 10 septembre (3/4 de litre), s'est élevée un peu le 11 (1 litre 1/4), qu'elle est restée stationnaire pendant les 12 et 13, qu'elle s'est un peu accrue le 14 (2 litres 1/4) et qu'enfin le 15 elle est devenue extrêmement abondante (5 litres 1/2) pour retomber le 16 à une proportion plus normale (2 litres 1/2). Si j'ai traduit en langage ordinaire cette courbe des urines, c'était simplement pour vous indiquer une fois pour toutes la manière de lire ces graphiques. Je n'insiste pas pour prouver que l'inspection de la courbe donne bien plus vite et plus clairement que le langage la notion de ce qu'elle représente.

La colonne verticale qui porte en haut la lettre K sert à évaluer en kilogrammes la signification de la courbe du poids du malade. Cette courbe formée par deux traits parallèles indique, à son origine, que le malade pesait un peu plus de 53 kil. 1/2 le 11 septembre, lors de la première pesée. On voit qu'il a perdu de son poids les jours suivants, puis qu'il en a regagné de nouveau jusqu'au 15, jour de la dernière pesée.

La colonne verticale qui porte la lettre D exprime en *degrés centigrades* la valeur des courbes de température.

Ces courbes sont au nombre de trois. Chacune d'elles exprime les changements observés dans un point particulier du corps. — Ainsi la courbe des températures prises dans la *bouche* est celle qui est formée par un gros trait blanc. — Plus haut, une courbe finement ponctuée exprime la température de l'*aisselle*. — Plus haut enfin, est la courbe de la température du *rectum*. Ces trois courbes sont soumises à des oscillations diurnes de sens assez exactement correspondant. On voit que d'une manière générale, toutes trois s'élèvent de jour en jour et indiquent un réchauffement du malade. Enfin que ces courbes, en s'élevant, se rapprochent les unes des autres, ce qui prouve qu'une sorte de nivellement dans la température des différents points du corps finit par s'établir à la place des différences si marquées qu'on observait le premier jour.

Avec un peu d'habitude de la lecture de ces tableaux on arrive bien vite à saisir au premier coup d'œil la relation des différents phénomènes entre eux, on s'étonne de voir, par exemple, le poids du malade s'accroître au moment où l'émission de l'urine devient le plus abondante et l'on prévoit tout de suite que le malade devait dès lors boire d'énormes quantités de liquide, ce qui était vrai. — On voit que cette soif et cette sécrétion correspondaient à l'élévation de la température générale : c'était le stade fébrile (dit de réaction) du choléra. Je n'insisterai pas sur les déductions nombreuses qui se tirent naturellement de l'inspection de ce tableau ; je me borne à vous signaler l'énorme avantage des graphiques pour la comparaison de deux cas d'une même maladie : les ressemblances ou les dissemblances des courbes se voient immédiatement, tandis qu'il est si difficile de les dégager d'une observation écrite (1).

Et notez, messieurs, que l'emploi des graphiques en médecine est loin d'avoir atteint la perfection qu'il peut acquérir. On peut multiplier beaucoup le nombre des phénomènes enregistrés, ce qui augmentera l'intérêt d'une semblable figure, puisque nous y découvrirons des relations entre des phénomènes plus nombreux. Lorsqu'un thérapeutiste étudiera l'action d'un médicament, il devra joindre la courbe des doses quotidiennes de la substance employée aux courbes des variations de tels ou tels phénomènes liées à l'emploi de ce médicament, etc., etc.

Cette méthode de notation des phénomènes s'étend chaque jour davantage; il n'est pas besoin de montrer combien elle est plus lumineuse, plus intelligible au premier coup d'œil que ne le seraient des tableaux de chiffres dans lesquels cependant seraient contenus tous les éléments du graphique. Au moyen de tableaux patiemment recueillis, on peut former après coup la courbe d'un phénomène, et souvent on arrive ainsi à mettre en lumière certains rapports de variations de deux

(1) Dans les graphiques de températures on a coutume de réunir par une ligne droite les points correspondants à deux observations consécutives, mais la ligne brisée ainsi obtenue n'exprime nullement la forme des variations réelles de la température. M. Prompt, interne du docteur Lorain, a eu l'idée de tracer, entre les points réels d'observation, ce qu'il appelle la *courbe probable*, c'est-à-dire celle qui, en passant par les points d'observation, exécute la double oscillation diurne qu'on rencontre à peu près constamment dans la température de l'homme.

actes simultanés, rapports qu'on n'avait pu saisir à la seule inspection des chiffres. Cette représentation des phénomènes, toute simple qu'elle est, ne s'est introduite que peu à peu dans la science, mais vous allez voir qu'elle ne représente pas une méthode absolument nouvelle.

Depuis longtemps il existe une expression graphique de mouvements très-fugitifs, très-délicats, très-complexes, qu'aucun langage ne saurait exprimer. Cette admirable écriture se lit dans tous les pays : c'est, à proprement dire, une langue universelle. Je veux parler de la notation musicale. Permettez-moi de faire ressortir en quelques mots toute l'ingéniosité d'une pareille représentation des sons. Vous verrez, chemin faisant, qu'on peut beaucoup emprunter à cette méthode dont l'auteur, Gui d'Arezzo, avait, pour ainsi dire, pressenti la géométrie analytique.

Étalez devant vous une *portée* de musique ; vous y remarquez des coupures verticales qui correspondent à des *mesures*, c'est-à-dire à des intervalles de temps égaux. Or, n'est-ce pas la même expression des durées que dans le cas précédent où la ligne des abcisses est coupée, à intervalles égaux, par des lignes dont l'intervalle correspond à des durées égales ? — Subdivisons cette mesure, nous y voyons des notes, très-pressées lorsqu'elles se succèdent à de courts intervalles, très-espacées quand elles ont chacune une durée plus longue ou quand elles sont séparées par des silences. N'est-ce pas toujours la même manière d'exprimer les durées ? Chaque son n'est-il pas défini dans sa durée par l'espace horizontal qui lui est assigné? (Ici, toutefois, une objection se présente. Pourquoi n'avoir pas poussé le raisonnement jusqu'à ses dernières conséquences, et n'avoir pas donné à chaque note la longueur horizontale qui correspond à sa durée? Pourquoi n'avoir pas représenté les silences par la longueur même des portions de mesure où rien n'est écrit? On eût supprimé ainsi un grand nombre de signes : *pause*, *demi-pause*, *soupir* et ses divisions. On eût moins recouru à la convention, et la notation musicale eût exprimé d'une manière plus naturelle les durées des sons et des silences. Probablement que les exigences de la mise en pages, qui forcent à condenser certaines mesures d'un morceau pour gagner de l'espace, et à ne pas respecter l'égale division de la ligne des temps, a fait donner aux notes, pour plus de netteté à l'œil, ces formes arrondies au lieu de traits, dont la longueur variable eût si bien pu exprimer les durées.)

Continuons. Voici plusieurs sons qui doivent être simultanés et former un accord. Comment exprimer cette simultanéité? En les superposant de façon que leur projection tombe sur le même point de la ligne des temps. La géométrie analytique ne procède pas autrement.

Mais la succession des sons, et leur durée relative, n'est qu'un élément de la musique : c'est la mesure. Il faut aussi apprécier la tonalité de chacun de ces sons. Quoi de plus simple que de les classer chacun d'après son altitude, en vertu de cette simple convention qu'un son dont les vibrations seront plus nombreuses sera plus élevé dans la série? Dès lors, la hauteur verticale de la note sur la portée représentera l'élévation du son, absolument comme dans notre premier exemple elle représenterait l'élévation de la température. On saisit bien ici que la hauteur des notes est ainsi projetée sur la ligne des ordonnées. Je ne crois pas qu'on ait jamais rien observé en physiologie d'aussi complexe, d'aussi fugace et d'aussi difficile à représenter que certaines phrases musicales; aussi, n'aurons-nous affaire qu'à des figures beaucoup plus simples pour exprimer les phénomènes qui se passent dans l'organisme (1).

Nous voici donc en mesure d'apprécier dans un ou plusieurs phénomènes les variations successives d'intensité de chacun d'eux, et de plus, de connaître les rapports que ces phénomènes présentent entre eux à un instant donné. Cette introduction de la notion de synchronisme ou de défaut de synchronisme entre deux actes est des

(1) On trouve encore des exemples de représentation des synchronismes dans certains tableaux synoptiques de l'histoire universelle. Dans ces tableaux, la succession des périodes, depuis l'origine des temps historiques jusqu'à nos jours, se compte de haut en bas de la feuille; tous les événements simultanés sont mentionnés sur une même ligne horizontale. De plus, à l'histoire de chaque peuple est affectée une colonne verticale teintée en général d'une couleur particulière, et d'une largeur d'autant plus grande qu'elle correspond à un État plus puissant ou plus étendu. A l'inspection de ces tableaux, la lumière se fait dans l'esprit de celui qui connaît déjà les faits historiques qui y sont représentés; il acquiert à première vue des notions générales sur la durée relative des différents empires, il constate des coïncidences qu'il ne soupçonnait pas et qu'il n'avait pu saisir dans l'histoire spéciale des différents peuples.

Toute la valeur de cette représentation est empruntée à la méthode graphique. Nous retrouvons dans ces tableaux le principe de la notation des temps et de l'expression des synchronismes que nous connaissions déjà. Toute la différence est dans l'orientation du tableau qui compte les temps sur une ligne verticale, au lieu de les compter sur l'abscisse. Couchez le tableau sur son bord gauche, et cette différence disparaît.

plus importantes dans les recherches expérimentales. J'aurai plus tard l'occasion de vous montrer combien cette ressource est précieuse. Dans les sciences naturelles, la méthode graphique est surtout destinée à faire ressortir les rapports des phénomènes entre eux. Bien souvent, il y a peu d'intérêt à savoir comment deux phénomènes ont varié par rapport au temps, c'est-à-dire d'un moment à l'autre de l'observation, tandis qu'il est très-important de savoir comment ces deux phénomènes ont varié l'un par rapport à l'autre. La méthode graphique se prête bien à ce genre de représentation, ainsi qu'on le verra.

En physique, il est important de connaître les changements de la densité des corps par rapport à la température. On sait en effet que certains corps, les gaz par exemple, se dilatent uniformément par la chaleur, c'est-à-dire que chaque degré d'élévation de la température accroît leur volume suivant une progression régulière; tandis que d'autres corps, s'échauffant régulièrement, présentent des dilatations fort irrégulières, et peuvent même, à un moment donné, se contracter en s'échauffant. L'eau, par exemple, présente une contraction de ce genre en passant de zéro à 4 degrés centigrades.

En chimie, on observe en général que les sels se dissolvent dans l'eau d'autant mieux que ce liquide possède une température plus élevée. Mais on sait aussi que certains sels font exception à cette loi : les uns ne se dissolvant pas en proportion régulièrement progressive quand la température s'élève d'une manière régulière; les autres se dissolvant moins à chaud qu'à froid, ou offrant une solubilité à peu près constante pour des températures très-différentes.

Pour exprimer par le graphique ces relations réciproques dont je viens de citer des exemples, il faut prendre la ligne des abscisses, non plus pour compter les temps, mais pour compter les variations successives de l'un des phénomènes, tandis que les variations de l'autre se comptent sur la ligne des ordonnées. Dans ce cas, on note sur l'abscisse le phénomène qui croît régulièrement.

Ainsi, dans le graphique suivant (fig. 10), emprunté à la *Chimie* de Regnault, on voit les courbes qui expriment les différents degrés de solubilité des sels aux différentes températures. L'abscisse sert à compter les degrés successifs d'échauffement du liquide, tandis que la quantité de chaque sel dissoute à cette température est comptée par rapport à la ligne des ordonnées : c'est là l'élément irrégulièrement variable.

On voit à l'inspection de ce tableau graphique : 1° si la solubilité d'un sel croît ou non d'une manière régulière ; 2° quelle est, à chaque degré de température, la quantité de sel qui se dissout dans l'eau ; 3° quel est le rapport de solubilité de deux sels à une certaine température.

Ainsi la ligne A exprime la solubilité du *chlorure de sodium ;* on y voit qu'à la température de zéro, un litre d'eau en dissout plus de 30 grammes, et que l'échauffement accroît peu cette solubilité qui s'élève régulièrement mais faiblement, et atteint à peine 35 grammes pour la température de 100 degrés. — La ligne B correspond à

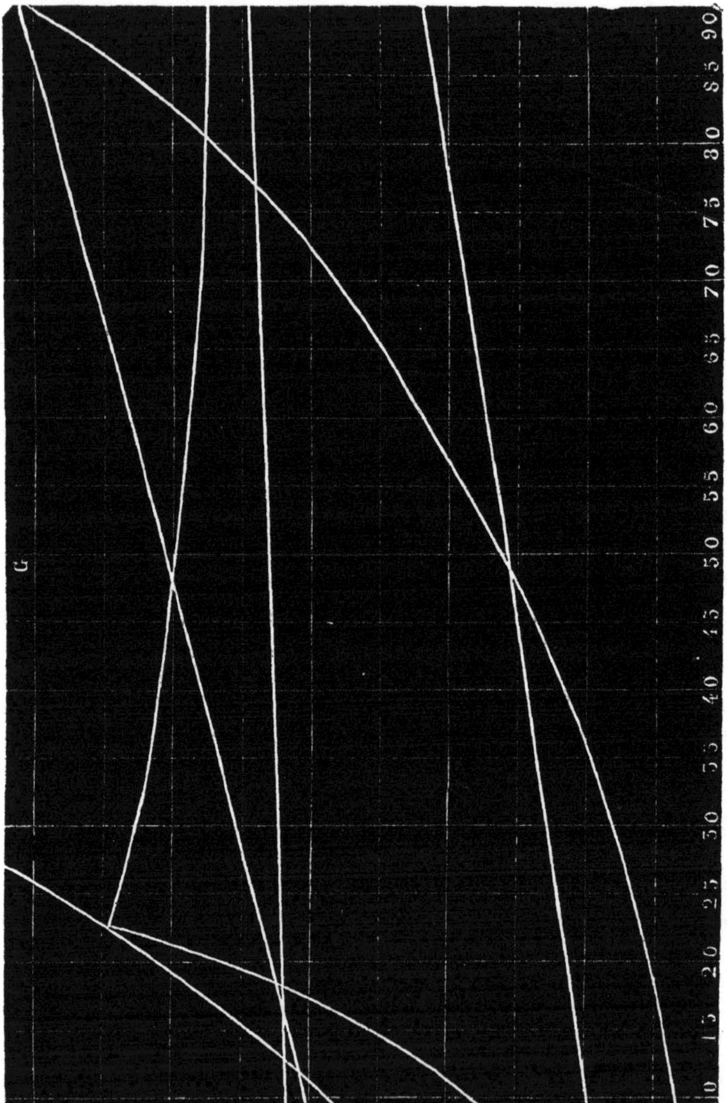

Fig. 10. — Courbes de la solubilité des sels aux différentes températures.

la solubilité du *chlorure de potassium;* elle est droite également et exprime une solubilité plus rapidement croissante que la précédente, car elle s'élève plus rapidement. La ligne C est la courbe de l'*azotate de potasse;* elle est légèrement infléchie et montre que la solubilité de ce sel croît plus vite que la température; de plus, la rapide ascension de cette ligne montre que l'échauffement augmente très-rapidement cette solubilité. — La courbe D, *sulfate de soude anhydre*, présente une inflexion remarquable qui prouve que ce sel possède une solubilité rapidement croissante : de 7 à 45 grammes par litre, entre la température de zéro et celle de 23 degrés; puis qu'à partir de cette température, la solubilité du sel change tout à coup et décroît peu à peu à mesure que la température s'élève. — Il est inutile de multiplier davantage les interprétations de ces courbes. En somme, quelle que soit la question qu'on se pose par rapport à ces deux éléments variables, solubilité et température, le graphique y répond tout de suite, sans nécessiter la moindre peine. Consultez au contraire les tableaux numériques qui contiennent les mêmes éléments, et vous verrez quelles difficultés on rencontre pour se représenter les rapports qui sont ici très-faciles à saisir.

En physiologie, où l'on a souvent besoin d'exprimer le rapport de deux phénomènes, la même méthode est applicable. On peut ainsi construire le graphique qui représente le rapport normal de la fréquence des battements du cœur et de la respiration. Pour cela, on comptera sur l'abscisse les chiffres exprimant les variations respiratoires, et sur l'ordonnée ceux qui correspondent aux changements dans la fréquence du pouls.

Voici un graphique obtenu par le professeur Fick (de Zurich). Il exprime l'étendue des mouvements musculaires provoqués par des courants d'intensités variables appliqués à un nerf moteur.

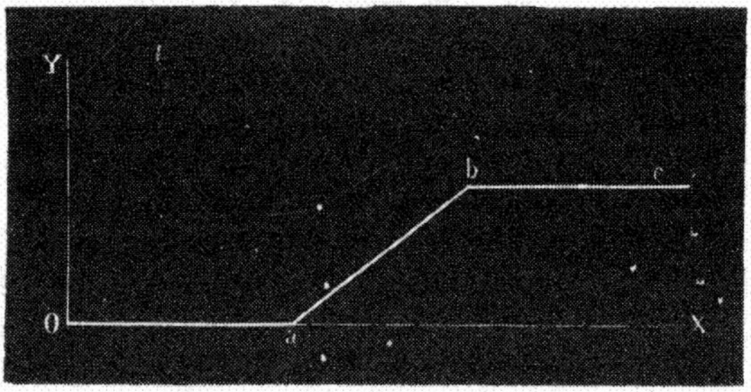

FIG. 11. — Graphique exprimant l'étendue des mouvements musculaires provoqués par des courants d'intensité variables appliqués à un nerf moteur.

Dans cette courbe, l'intensité du courant est rapportée à l'abscisse OX ; et l'étendue de la contraction est comptée sur l'ordonnée OY ; elle s'exprime donc par la hauteur à laquelle s'élève le graphique.

En analysant cette courbe, on voit que, par un courant d'intensité croissante de *o* à *a*, il n'y a eu aucun mouvement provoqué dans le muscle ; que de *a* à *b*, l'accroissement de l'intensité du courant s'est traduit par un accroissement parallèle de l'étendue de la contraction, la cause et l'effet variant dans un rapport constant ; que de *b* jusqu'au maximum d'intensité qu'on a pu donner au courant électrique, le mouvement produit est resté le même au point de vue de l'étendue : ici, par conséquent, l'effet ne varie plus avec la cause.

Fick a construit également le graphique des variations du mouvement par rapport à la durée d'application d'un courant d'intensité constante (1). Dans ce graphique, l'auteur avait pris l'abscisse pour compter la durée d'application du courant.

Les graphiques dans lesquels le temps est pris pour l'un des éléments de la courbe et compté sur la ligne des abscisses peuvent se construire par divers procédés. Je n'ai encore indiqué que l'un d'eux. Ainsi reportons-nous à la figure 8, qui représente la courbe de l'intensité du choléra en 1832. Vous remarquez que sur chaque colonne comptée sur l'abscisse, la courbe s'élève à un niveau qui exprime la mortalité pour un jour seulement. Or, on eût pu construire une courbe exprimant dans chaque colonne le chiffre de la mortalité générale à ce jour. Les variations quotidiennes de l'intensité du fléau se seraient alors traduites par l'élévation plus ou moins rapide de la courbe toujours ascendante.

Ce moyen de notations est dans certains cas d'un emploi assez commode. Ainsi, lorsqu'on veut donner le graphique du changement de poids qu'éprouve un animal sous l'influence de son accroissement, on pèse l'animal un premier jour, et l'on note son poids compté sur la ligne des ordonnées. Le lendemain on le pèse encore, et l'on note de la même manière le poids obtenu jusqu'à la fin de l'expérience.

Il est bien évident que dans ce genre de graphique, la hauteur de la courbe au-dessus de l'abscisse n'expri-

(1) Voyez Fick, *Untersuchungen über electrische Nervenreizung*, p. 28.

mera pas l'accroissement quotidien du poids de l'animal, mais son poids total à chaque jour. L'accroissement quotidien s'obtiendra en retranchant de la hauteur d'une colonne la hauteur de la colonne précédente.

Or, d'après ces graphiques *totalisateurs*, on peut en construire de nouveaux qui expriment l'accroissement ou la diminution quotidienne du poids de l'animal. Pour cela, il suffira de noter au-dessus de chaque division de la ligne des temps, la différence du poids actuel avec le poids trouvé pour la colonne précédente. Dans la plupart des cas, on peut se dispenser de cette seconde opération; avec un peu d'habitude, on déduit de la courbe des totaux les variations d'intensité correspondantes à chaque phase de l'expérience (1).

Dans la mesure des phénomènes, on recherche souvent la *moyenne* des variations observées. Il y aurait beaucoup à discuter à ce sujet sur la valeur des moyennes obtenues. Leur usage a été poussé jusqu'à l'abus, et bien souvent une moyenne tirée d'une statistique ne donne en

(1) En géométrie analytique, on tire de la courbe qui exprime à chaque instant l'état du phénomène une courbe dérivée qui indique les variations pour chaque instant. Ainsi, en physique, lorsqu'on détermine les lois de la chute des corps, on tire de la courbe des espaces parcourus la courbe des vitesses.

Le procédé des géomètres est le suivant. A chaque point où les divisions de l'abscisse, verticalement prolongées, rencontrent la courbe, on mène la tangente à cette courbe; on mesure l'angle que cette tangente forme avec l'horizon, et en prenant pour rayon une longueur quelconque constante pour toutes les mesures, on détermine la tangente trigonométrique de l'angle. C'est cette dernière ligne qui exprimera l'étendue de la variation du phénomène pour chaque instant. A cet effet, on la reportera au-dessus de l'abscisse à la division du temps qui lui correspond, et elle donnera la hauteur de la courbe en ce point.

réalité qu'une idée fausse. Toutefois, dans certains cas, la moyenne peut être prise exactement, lorsque la statistique ne néglige aucun des éléments de ses évaluations.

Le graphique, formé d'après les chiffres de la statistique, permet d'extraire la moyenne d'intensité du phénomène par des procédés mécaniques. Soit, par exemple, un cas analogue au tableau déjà connu de la mortalité du choléra. Supposons qu'on ait collé le tableau tout entier sur une feuille de plomb d'épaisseur bien égale. Ce tableau présente une longueur de 50 centimètres, par exemple, sur une largeur égale. Son poids total sera évidemment celui de 2500 petits carrés de plomb de 1 centimètre chaçun, qui peuvent être considérés comme formant la surface totale. Supposons qu'on ait coupé la feuille en deux parties, en suivant la courbe du graphique. Il est clair que le poids de la moitié située entre l'abscisse et la courbe se composera du poids total de tous les centimètres carrés dont chacun correspond, par exemple, à un décès dans la statistique générale. La pesée pourra donc nous donner du premier coup la notion du total. — Mais, d'autre part, ce poids total divisé par le nombre des jours, c'est-à-dire la longueur de l'abscisse en centimètres, nous donnera le poids moyen entre toutes les séries de petits carrés de plomb, de longueurs différentes, qui correspondent aux différentes intensités de la mortalité. De ce poids moyen il sera facile de déduire l'intensité moyenne de la mortalité pour chaque jour.

J'ai choisi cet exemple parce qu'il nous était déjà

connu ; mais vous comprenez qu'il n'y aurait aucun intérêt à chercher par des procédés mécaniques un total et une moyenne que l'arithmétique nous fournirait bien plus simplement. J'ai voulu seulement vous faire connaître un procédé qui pourra vous fournir de précieux résultats dans des conditions particulières que nous rencontrerons plus tard (1).

En résumé, la méthode graphique fournit une représentation claire et saisissante de l'ensemble des phénomènes constatés dans des observations ou des expérimentations successives. Pour qu'un graphique ait toute sa valeur, il faut que les observations soient assez rapprochées les unes des autres, et que la ligne qui rejoint les différents points d'observation forme pour ainsi dire une courbe continue. La construction de ces figures nécessite en général beaucoup plus de travail que celle d'un tableau statistique, mais elle présente une netteté qui mérite bien qu'on la recherche au prix de quelques difficultés. De plus, dans un relevé d'expériences, il est facile de dissimuler certains vices de l'observation : on peut négliger d'observer un ou plusieurs phénomènes pendant un certain temps, ces omissions disparaissent au milieu des chiffres accumulés arbitrairement. Mais si l'on veut construire la courbe des phénomènes observés, ces lacunes apparaissent tout de suite, et montrent au premier coup d'œil combien l'observation avait été incomplète et combien elle mérite peu de confiance.

(1) Ce procédé a été introduit dans la physiologie par Volkmann, qui l'employa dans ses études d'hémodynamique.

Nous allons suivre maintenant cette méthode ramenée à des conditions de simplicité et de certitude parfaites, dans l'emploi des *appareils enregistreurs à indication continue*.

SIXIÈME LEÇON.

Des appareils enregistreurs.

Appareil enregistreur pour déterminer les lois de la chute des corps. — Appareils enregistreurs en météorologie. — Enregistreurs en acoustique. — Chronographe.

Messieurs,

La méthode graphique telle que nous la connaissons déjà rend d'incontestables services, puisqu'elle permet, au prix de quelque peine, d'exposer d'une manière claire, brève et saisissante le résultat d'expériences souvent fort longues et fort difficiles à suivre. La physique a réalisé un immense progrès dont les sciences naturelles peuvent profiter aujourd'hui. L'invention des appareils enregistreurs me semble destinée à renouveler la face de la biologie; j'espère vous faire partager ma croyance en vous montrant les résultats déjà obtenus à l'aide de cette méthode. Mais avant d'exposer devant vous les expériences que l'on peut faire avec ces instruments, je vais retracer brièvement l'histoire de leur découverte et les perfectionnements successifs qui en ont fait des appareils à peu près parfaits aujourd'hui; appareils qui fonctionnent d'eux-mêmes, et livrent à l'expérimentateur un graphique formé d'une ligne continue sur laquelle on peut lire et analyser à son aise toutes les phases du phénomène enregistré.

Le premier appareil qui ait fourni de bons graphiques en ce genre est celui que les généraux Poncelet et Morin ont imaginé pour déterminer les lois de la chute des corps.

Vous savez que jusqu'à nos jours, pour apprécier le mouvement des corps qui tombent, on prenait une série de mesures successives, de manière à déterminer l'espace parcouru en une seconde, en deux secondes, etc. Le plan incliné de Galilée et la machine d'Atwood avaient pour but de ralentir la vitesse de chute sans changer les lois du mouvement, mais l'emploi de ces procédés nécessitait de longs tâtonnements pour déterminer avec précision la position du mobile à chaque instant; il ne fournissait que des indications intermittentes. On pouvait déduire de ces observations successives la loi du mouvement accéléré, en vertu duquel les corps tombent dans l'espace, mais l'expérience, vous le savez tous, est longue et délicate.

La machine de MM. Poncelet et Morin est construite de telle sorte que le corps, en tombant, trace lui-même une courbe qui exprime le mouvement dont il était animé. Voici la disposition de cette machine (fig. 12).

Un cylindre A tourne d'un mouvement uniforme sous l'influence d'un appareil d'horlogerie que règle le volant PP', et que le poids S met en marche. A côté du cylindre est une masse pesante I qui porte un crayon *e*; cette masse tombe suivant la verticale M, et pendant cette chute le crayon frotte sur le cylindre en laissant un tracé qu'il s'agit d'analyser.

Si l'on déploie le papier qui recouvrait le cylindre et si

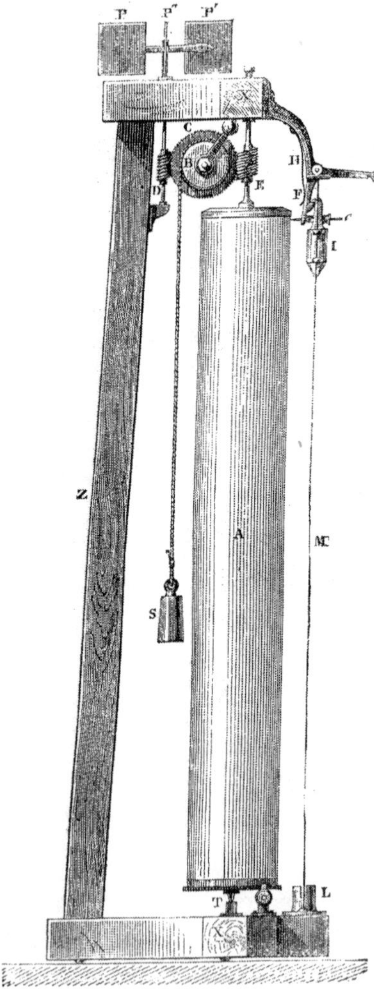

FIG. 12. — Machine de MM. Poncelet et Morin pour enregistrer les lois de la chute des corps.

on l'étale sur une table, on voit la courbe suivante

(fig. 13), qui en géométrie s'appelle une *parabole*. Cette figure est engendrée par la combinaison d'un mouvement uniformément accéléré et d'un mouvement uniforme. Elle résulte, dans cette expérience, de la combinaison du mouvement du corps qui tombe et de la rotation uniforme du cylindre. La chute du corps se faisait donc en vertu d'un mouvement uniformément accéléré.

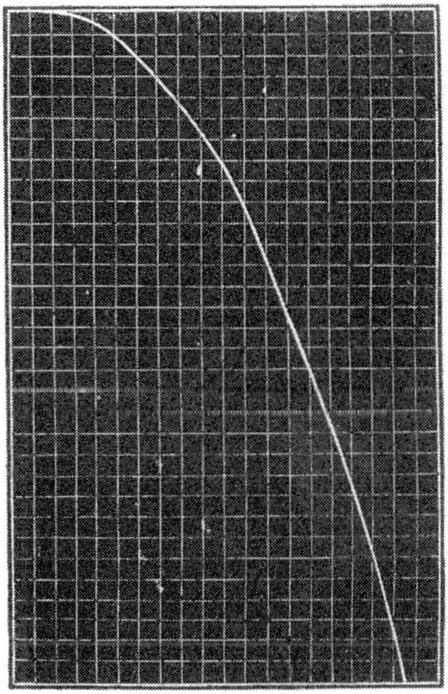

Fig. 13. — Parabole obtenue par l'appareil de MM. Poncelet et Morin.

Analysons cette courbe pour en bien comprendre la signification. Si le cylindre eût tourné sans que la masse qui porte le crayon eût changé de place, un cercle eût été tracé autour du cylindre, ce qui, sur le papier déployé, eût donné une ligne horizontale. — Si la masse était tombée le cylindre étant en repos, une ligne verticale eût été tracée sur le papier. Mais comme il y avait à la fois rotation du cylindre et chute du poids, la ligne obtenue par ce double mouvement devait être intermédiaire entre l'horizontale et la verticale, ainsi que cela a eu lieu. — Cette ligne est courbe, ce qui nous prouve que le mouvement de la chute n'était pas uniforme, car deux mouvements uniformes combinés engendrent une ligne droite plus ou moins oblique, suivant que l'un des deux mouvements prédomine.

En haut de la figure, c'est-à-dire au point qui correspond aux premiers instants de la chute, la courbe est presque horizontale, ce qui prouve que la chute du corps était alors très-faible par rapport à la rotation du cylindre; plus bas, la chute s'accélère davantage, et la ligne se rapproche de plus en plus de la verticale, ce qui exprime une prédominance toujours croissante du mouvement de chute sur celui de rotation. Or, comme le mouvement de rotation est invariable, nous pouvons conclure rigoureusement que c'est la chute du corps qui a subi cette accélération uniforme exprimée par le graphique.

Un mouvement uniformément diminué, celui par exemple d'un corps lancé de bas en haut et qui, en s'élevant, perdrait graduellement sa vitesse, donnerait, s'il était ainsi enregistré, une parabole renversée comme si, dans cette figure, on lisait le graphique de droite à gauche.

Enfin, tous les mouvements, quelle que soit leur nature, peuvent s'enregistrer de la même manière, et permettent de déduire de la courbe obtenue toutes les variations qu'ils ont présentées. Il suffit d'employer le mouvement qu'on étudie à faire monter ou descendre une plume qui écrit sur un cylindre analogue à celui de la machine Poncelet et Morin. On peut aussi, à la place du cylindre, employer une surface plane qui se meuve uniformément.

Les météorologistes comprirent des premiers le secours qu'ils pouvaient tirer des appareils enregistreurs pour apprécier avec plus de rigueur les phénomènes si variables qu'ils ont à étudier.

Vous vous rappelez l'analogie qui existe entre les phénomènes de la vie et ceux que la météorologie constate. J'ai essayé de faire ressortir cette ressemblance au point de vue de la complexité et de la variabilité de ces phénomènes qui les rendent d'une observation si difficile. Les météorologistes avaient senti depuis longtemps le besoin d'instruments précis, et l'emploi des thermomètres, des baromètres, des hygromètres, des pluviomètres, etc., s'était généralisé chez eux.

Mais, pour suivre dans chaque station météorologique les indications de tous ces instruments, pour ne pas laisser de lacunes dans les observations, il eût fallu un personnel extrêmement nombreux et très-zélé : une véritable armée d'observateurs dévoués à la science.

L'emploi des appareils enregistreurs leva toutes les difficultés. Chaque instrument fut transformé en un observateur infatigable, infaillible, qui, nuit et jour, enregistrait, dans chaque station météorologique, les températures, les pressions barométriques, la quantité de pluie tombée, la force et la direction du vent, etc.

C'est grâce à l'introduction de la méthode graphique et à la création des instruments enregistreurs que la météorologie a pris, dans ces dernières années, un si rapide développement (1).

L'emploi des appareils enregistreurs devait aussi imprimer une vive impulsion aux études physiques, en ouvrant aux expérimentateurs une voie entièrement nouvelle et en rendant réalisables un grand nombre d'expériences impossibles autrefois.

Nous avons vu, à propos de la méthode graphique, comment on pouvait *ordonner* deux phénomènes l'un par rapport à l'autre, c'est-à-dire compter sur l'abscisse les

(1) S'il fallait faire l'historique de la méthode graphique employée en météorologie, on devrait peut-être remonter fort loin pour en trouver les premières origines, et si la machine de MM. Poncelet et Morin paraît être le premier type d'un enregistreur parfait, elle ne serait pas la première tentative dans la construction de ce genre d'appareil. Ainsi, le célèbre navigateur Magellan aurait imaginé un pluviométrographe, c'est-à-dire un appareil enregistreur des quantités de pluie qui tombent à chaque instant.

Dans les mémoires de l'Académie, 1734, Ons-en-Bray décrit un anémographe écrivant sur une feuille de papier enroulée autour d'un cylindre.

En 1785, Changeux publia la description d'un barométrographe. Huit autres instruments, destinés au même but, furent imaginés peu de temps après.

Avant 1794, Rutherfort publiait la description d'un thermométrographe écrivant avec une pointe sur une bande de papier noirci.

J. Watt avait imaginé d'enregistrer sur un cylindre tournant les variations de tension de la vapeur aux différents instants de la course du piston des machines à feu.

Enfin, Thomas Young introduisit un nouveau perfectionnement dans la construction des appareils enregistreurs. Comme la durée des graphiques était fort limitée, attendu qu'elle ne pouvait dépasser la durée de la rotation du cylindre, sous peine de confondre le second graphique en le superposant au premier, ce physicien eut l'heureuse idée d'imprimer à l'axe du cylindre un mouvement d'hélice. Grâce à cette disposition, le graphique n'est plus limité à la circonférence du cylindre, mais il s'écrit sous forme d'une hélice, qui peut avoir une très-grande longueur.

C'est à M. L. Bréguet que je dois la plupart de ces documents sur l'historique des appareils enregistreurs.

variations de l'un d'eux et sur l'ordonnée les variations de l'autre. En physique, ce système de notation a été introduit dans ces dernières années et a produit, en acoustique par exemple, une véritable révolution. Cette méthode, dont l'introduction est due à M. Lissajous, a été modifiée de différentes manières par M. Kœnig; elle touche de trop près à notre sujet pour que je n'essaye pas de vous en donner une idée sommaire.

Tout le monde sait que des verges métalliques vibrent d'autant plus vite qu'elles ont plus d'épaisseur. Une verge quadrilatère, dont les deux diamètres sont égaux, vibrera avec la même fréquence si on la tend suivant l'une quelconque de ses faces, et qu'on l'abandonne ensuite à son élasticité. Mais une verge rectangulaire dont les deux diamètres sont inégaux aura des vibrations plus rares si elle oscille suivant son petit diamètre que si on la fait osciller suivant son grand diamètre. Lorsqu'on tend une semblable verge suivant une de ses arêtes, elle prend à la fois un double rhythme de vibration, les unes plus fréquentes, les autres plus rares.

Wheatstone a imaginé un moyen de rendre visible ces deux ordres de vibrations. Il termine la verge par une pointe métallique brillante qui, pendant les vibrations de l'appareil, décrit dans l'espace des méandres lumineux analogues à ces rubans de feu qu'on obtient en agitant rapidement une baguette dont l'extrémité est incandescente. Vous savez qu'alors il reste dans notre rétine une impression persistante qui conserve pendant quelques instants la trace du point lumineux.

Lorsque les deux espèces de vibrations de la verge sont

dans un rapport simple et régulier, la boule lumineuse décrit sans cesse dans l'espace un trajet identique, et l'impression rétinienne qui en résulte est celle d'une figure assez simple, régulière et immobile. Le rapport de fréquence des deux ordres de vibration est révélé par la forme de la figure. — Ainsi lorsque la verge est quadrilatère et qu'elle a le même nombre de vibrations dans les deux sens, elle donne naissance à la figure 14, expression de l'unisson. Cette figure est un cercle si les deux vibrations ont la même amplitude ; elle prend la forme d'une ellipse lorsque les vibrations dans un sens ont plus d'amplitude que dans l'autre. On conçoit que cette figure soit engendrée par la combinaison de deux mouvements isochrones perpendiculaires l'un à l'autre. — Si la verge vibre deux fois dans un sens pour une seule vibration dans l'autre, on a l'accord d'octave et la figure 15, décrite dans l'espace, a la forme d'un huit de chiffre; elle exprime le rapport de 1 à 2. — Le rapport de 2 à 3 engendre la figure 16 déjà plus complexe. — Celui de 3 à 4 donne la figure 17.

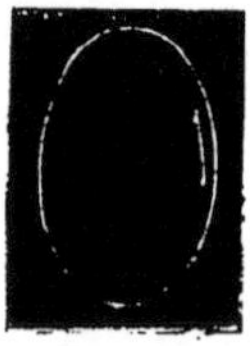
Fig. 14.

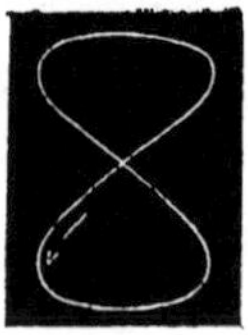
Fig. 15.

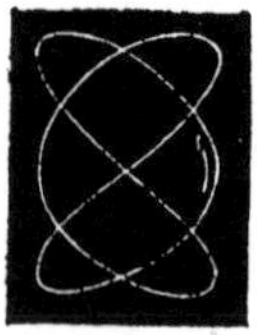
Fig. 16.

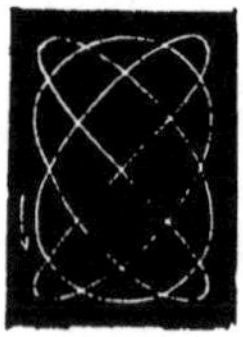
Fig. 17.

La moindre inexactitude dans le rapport des deux ordres de vibrations imprime à ces figures des déformations et des apparences de mouvement très-singulières, et qui sont un caractère précieux révélant la fausseté dans l'accord qu'on cherche à obtenir.

M. Lissajous a réussi à projeter sur un écran des figures semblables à celles de Wheatstone, en recevant un faisceau de lumière parallèle sur un miroir appliqué à un diapason et vibrant avec lui ; puis en renvoyant ce faisceau de lumière sur un second miroir semblable mais vibrant perpendiculairement au premier, enfin en envoyant ce faisceau sur l'écran. On voit alors se dessiner des figures lumineuses dont la fixité, les déformations ou les mouvements révèlent le plus ou moins de justesse de l'accord des deux sons, et cela dans des conditions où l'oreille la plus exercée ne saisirait pas les irrégularités légères qui peuvent se produire. C'est là un précieux moyen de régler les diapasons par rapport à un étalon déterminé (1).

M. Lissajous transforma plus tard en graphiques véritables ces figures optiques fugitives. Il imagina de promener sur une surface enfumée une pointe métallique soumise à deux mouvements oscillatoires perpendiculaires l'un à l'autre.

En réglant le rapport de ces mouvements entre eux, on obtient les mêmes figures que par la vibration des verges de Wheatstone ou du faisceau de lumière réfléchie sur deux diapasons. C'est ainsi qu'on a pu tracer avec exactitude les figures que vous avez vues tout à l'heure. Quelque lente que soit la translation de la pointe, les figures restent toujours les mêmes; on peut donc suivre

(1) Vous verrez plus loin combien ce moyen de réglage est précieux pour l'appréciation exacte des durées infiniment courtes.

cette pointe dans son parcours et assister à la formation de ces courbes parfois très-complexes que les expériences précédentes montraient toutes formées.

Le graphique, en acoustique, peut s'appliquer encore d'une autre manière. Ainsi, une verge de Wheatstone, étant munie d'une pointe très-fine, tracerait sur une surface immobile des figures semblables à celles que vous venez de voir. Mais si l'on fait frotter cette pointe sur un cylindre qui tourne avec assez de rapidité, le graphique se déploie en une courbe continue et sinueuse dont la forme varie suivant le rapport des vibrations. M. Kœnig a enregistré ainsi différents accords (fig. 18).

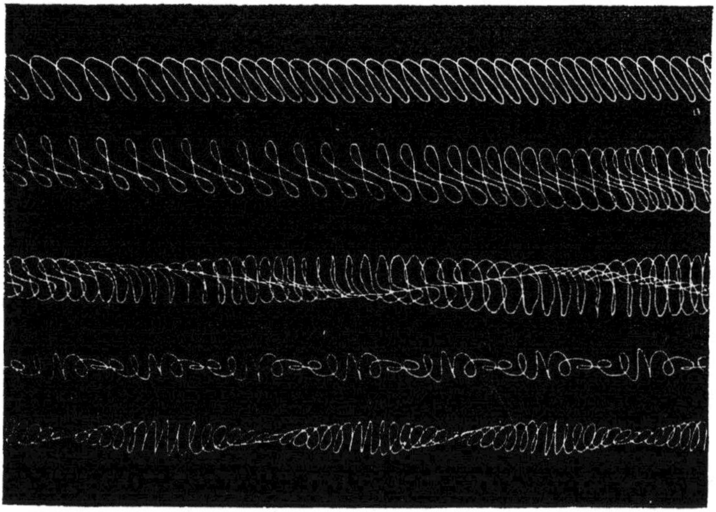

FIG. 18.

La courbe supérieure représente le rapport de 1 à 1 ou l'unisson. Le cercle décrit par le style se trouve combiné avec une translation du papier, ce qui modifie la figure, mais permet facilement d'en analyser la forme. — La seconde courbe est tracée par le rapport de 1 à 2 ou l'octave; c'est la figure 15 de tout à l'heure, combinée avec la translation du papier. Le même accord étant légèrement faussé donne naissance à la troisième courbe, dans laquelle on peut saisir la trace du mouvement de torsion qu'on observe en pareil cas dans les figures lumineuses. — La quatrième courbe est produite par des vibrations qui sont entre elles dans le rapport de 5 à 6. — La cinquième courbe montre les vibrations dans le rapport de 15 à 16.

Cette combinaison de deux mouvements perpendiculaires l'un à l'autre et d'un troisième mouvement : la translation, est une condition très-complexe. En acoustique on peut enregistrer les mouvements en les combinant parallèlement entre eux. Alors les mouvements de même sens s'ajoutent et les mouvements de sens inverse se neutralisent, en totalité ou en partie. Il résulte de ces combinaisons des figures plus simples que les précédentes. C'est par la méthode de M. Scott, et au moyen de son *Phonautographe*, qu'on enregistre ces combinaisons de sons.

Le phonautographe est essentiellement composé d'une membrane mince tendue au fond d'une cloche profonde qui recueille les vibrations sonores. La membrane, vibrant sous l'influence de plusieurs sons à la fois, prend des vibrations de différents rhythmes et les transmet à un style léger qui frotte sur la surface enfumée d'un cylindre tournant. La combinaison des différents sons donne naissance à des graphiques différents, tous faciles, à comprendre et dont la figure 19 donne quelques types.

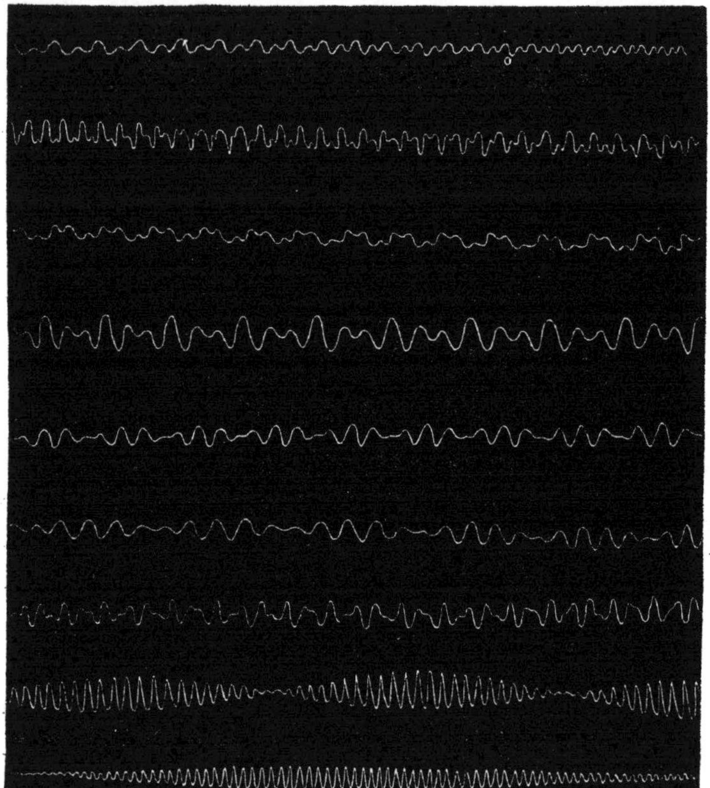

FIG. 19.

La première ligne, en comptant de haut en bas, est le graphique de l'octave; il est formé par des vibrations de deux ordres, les petites sont simples, et les grandes formées de l'addition de deux vibrations de même sens. On conçoit que, de deux en deux, les vibrations de la note grave coïncident avec celles de la note élevée. —

La ligne 2 indique le même rapport un peu faussé. — La ligne 3 indique le rapport de 1 à 3. — Les autres lignes expriment, de haut en bas, les rapports suivants : 2 à 3; 3 à 4; 4 à 5; 5 à 8; 24 à 25; 80 à 81.

Enfin, il est une expérience d'acoustique du plus haut intérêt, qui peut se rattacher au graphique, c'est l'analyse optique des sons par la méthode de M. Kœnig.

L'une des plus grandes découvertes contemporaines est celle de Helmholtz, relativement à la nature du *timbre* des sons. Ce savant physiologiste a démontré que les voyelles, par exemple, qu'on peut chanter indistinctement dans un ton quelconque, doivent le timbre spécial qui les caractérise à la combinaison de certains *harmoniques* (1) avec la note fondamentale. La voyelle *a* chantée sur le ton d'*ut*, ne diffère de la voyelle *e* chantée sur le même ton que par la combinaison de diverses résonnances ou harmoniques différents dans les deux cas.

La démonstration complète de ce fait a été donnée par Helmholtz dans la *synthèse des voyelles*. En combinant le son de plusieurs diapasons, on peut obtenir comme résultante la formation d'une voyelle parfaitement reconnaissable à l'oreille.

On peut facilement se rendre compte de ce phénomène avec un piano ordinaire. On soulève les étouffoirs et l'on chante dans la caisse de l'instrument une voyelle quelconque dans un certain ton. Lorsqu'on cesse de

(1) Le mot *harmonique*, usité en France, semble impliquer l'existence d'un rapport harmonieux ou agréable entre des sons simultanés ; il n'exprime en réalité que la simultanéité de plusieurs sons parfois très-discordants au point de vue de nos règles de l'harmonie.

chanter, la résonnance des cordes fait entendre non-seulement la *note* qu'on avait émise, mais reproduit aussi la *voyelle* chantée.

M. Kœnig a imaginé un moyen d'analyser un son quelconque et de rendre saisissable, dans une image lumineuse, tous les harmoniques dont il est composé. Cette méthode est celle des *flammes manométriques*. Voici l'appareil qui sert à l'analyse des sons (fig. 20).

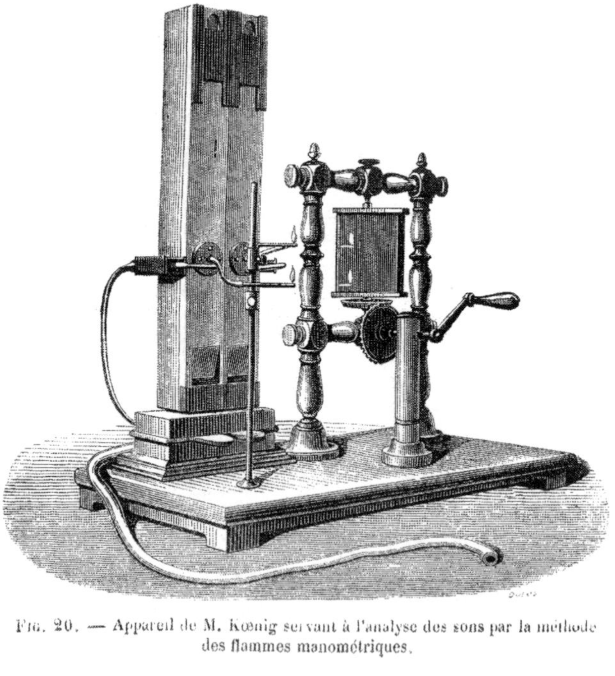

Fig. 20. — Appareil de M. Kœnig servant à l'analyse des sons par la méthode des flammes manométriques.

A l'extrémité d'un tuyau de gaz, on place un petit réservoir de métal portant un mince bec où le gaz est allumé. Une paroi de ce réservoir est formée par une mince membrane de caoutchouc. Si une série de vibrations est transmise à cette membrane, le gaz du petit réservoir sera alternativement comprimé et dilaté, et la flamme subira des alternatives rapides d'élévation et d'abaissement.

Dans la figure 20, deux becs de gaz ainsi disposés sont mis en rapport avec deux tuyaux d'orgue de tonalités différentes.

Chaque flamme subira des vibrations de rhythme différent; toutefois, l'œil ne saurait directement percevoir le nombre de ces vibrations qui se confondent dans une impression visuelle unique. Mais voici un miroir tournant, à quatre faces, dans lequel les flammes se réfléchissent. Si je fais tourner ce miroir avec rapidité au moyen d'une manivelle, vous voyez (fig. 21) que chaque flamme donne pour image un long ruban lumineux et que ce ruban présente des dentelures dont chacune est produite par une élévation de la flamme, c'est-à-dire une vibration de la membrane qui ferme la caisse à gaz.

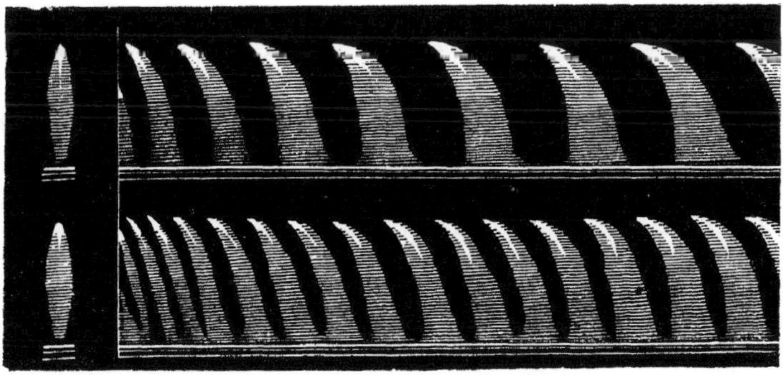

FIG. 21.

De plus, comme chacune des deux flammes est soumise à un nombre différent de vibrations, le nombre des dentelures différera dans les deux images; il sera deux fois plus nombreux pour l'un des tuyaux dont le son est à l'octave aiguë de celui de l'autre.

On peut beaucoup généraliser l'emploi de cette méthode. En dirigeant, au moyen d'un entonnoir et d'un tube, un son quelconque sur la membrane de la caisse à gaz, M. Kœnig a pu analyser un son quelconque. Un accord d'octave, par exemple, donne la figure 22.

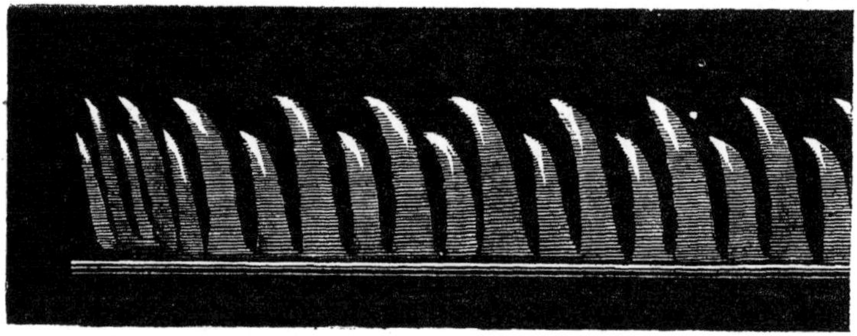

Fig. 22.

L'accord *ut mi* analysé par l'appareil, donne la figure 23.

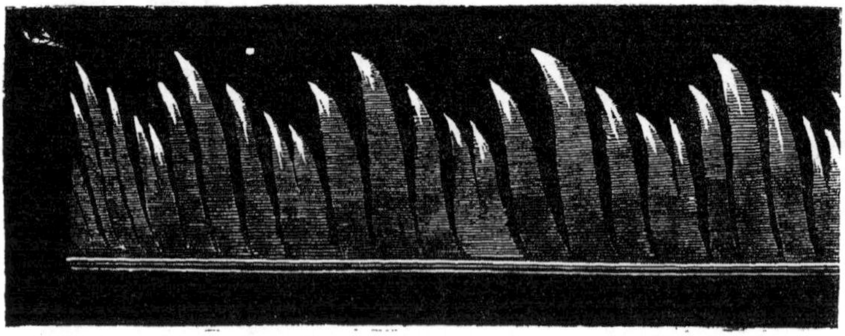

Fig. 23.

Vous voyez, messieurs, à quel degré de précision

l'emploi d'appareils a conduit l'étude de l'acoustique. Rien de plus imprévu que ces combinaisons de mouvements de différents rhythmes; mais aussi rien de plus évident que l'existence de ces combinaisons que les appareils enregistreurs nous révèlent. C'est ce que M. Lissajous appelle, dans son langage imagé, *l'acoustique des yeux*.

Ces appareils que vous venez de voir doivent servir au biologiste, non-seulement pour l'étude de l'acoustique proprement dite, mais aussi pour la constatation de certains mouvements trop rapides ou trop faibles pour que nous puissions les percevoir par les moyens ordinaires.

Les *chronographes* sont encore une espèce d'appareils enregistreurs très-simples et très-utiles en astronomie, en physique, en biologie, et en général partout où il faut mesurer la durée d'un phénomène avec exactitude. Tous les appareils enregistreurs dans lesquels un phénomène s'écrit sur un cylindre ou sur une surface plane sont en réalité des chronographes. En effet, tous sont aujourd'hui construits sur ce principe que le mouvement variable s'enregistre sur une surface qui se meut d'un mouvement uniforme. Ainsi, dans la machine représentée figure 12, la chute des corps s'enregistre sur un cylindre qui tourne uniformément, de sorte que dans la parabole obtenue par ces mouvements combinés; les divisions de l'abscisse représentent toutes des divisions égales du temps et indiquent la position du mobile à chaque fraction de seconde.

Toutefois, la précision de cet instrument laissait beaucoup à désirer, car les mouvements d'horlogerie n'ont pas une marche assez uniforme pour qu'on puisse se fier à leurs indications dans les mesures délicates du temps. Une horloge qui mesure exactement la durée du jour, et qui concorde avec un pendule astronomique à des intervalles de vingt-quatre heures, se trouve, pendant le temps intermédiaire, tantôt en avance, tantôt en retard sur ce pendule, éprouvant ainsi une foule d'irrégularités qui se compensent au bout d'un certain temps.

Les physiciens et les astronomes durent chercher le moyen de remédier à ces inconvénients; ils y arrivèrent par différentes méthodes. Les uns en régularisant le mouvement d'une horloge au moyen d'appareils spéciaux nommés *régulateurs*, les autres en *contrôlant* incessamment le mouvement irrégulier d'un cylindre par un mouvement bien connu et régulier.

Le régulateur le plus parfait qui ait été employé en astronomie est celui de L. Foucault. Cet instrument est représenté dans la figure 24. J'ai appliqué cet instrument aux expériences de physiologie, et c'est avec le plus grand succès que je l'ai employé à enregistrer des phénomènes de courte durée. Nous aurons souvent à nous servir de ce régulateur, tantôt pour faire tourner un cylindre horizontal, comme vous le voyez ici, tantôt en couchant l'appareil sur le côté de façon à donner au cylindre la position verticale. Les axes des différents rouages de cet appareil sont prolongés au dehors, et comme ils sont animés de vitesses différentes, on peut, en appliquant le cylindre sur tel ou tel axe, le

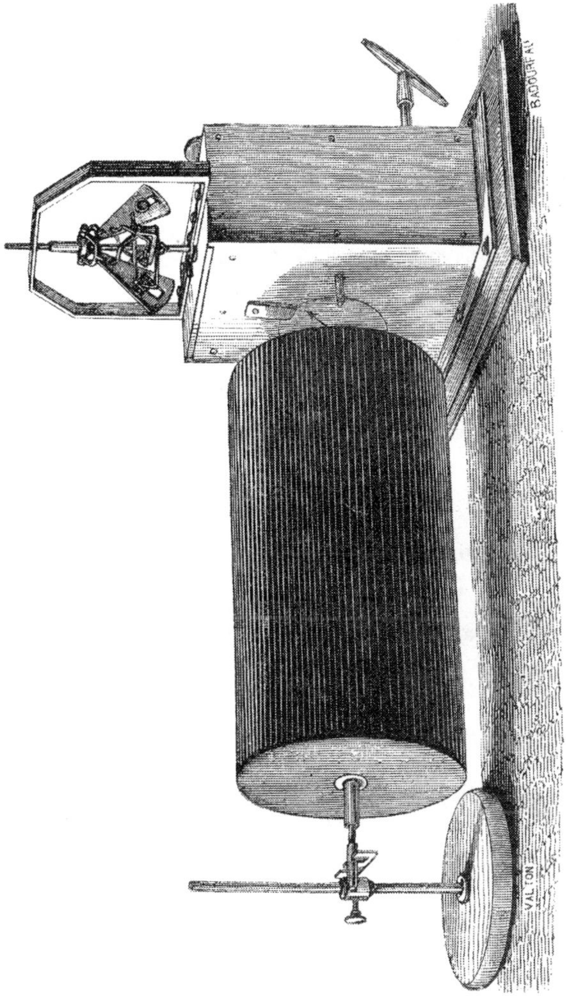

Fig. 24. — Régulateur de M. Foucault, muni d'un cylindre enfumé pour recevoir les graphiques.

faire tourner avec une rapidité plus ou moins grande suivant le besoin (1).

(1) L'importance d'un régulateur donnant le mouvement uniforme aussi

Avant qu'on ait pu obtenir la rotation uniforme d'un cylindre, les physiciens avaient trouvé une autre solution du problème, c'était l'inscription des battements d'un pendule ou des vibrations d'un diapason sur une surface animée d'un mouvement quelconque. Comme les oscillations du pendule et les vibrations du diapason sont isochrones entre elles, et comme, d'autre part, il est facile de savoir la durée exacte de chacune d'elles, leur inscription sur une surface qui se meut permet de connaître exactement la durée que représente une certaine translation de la plaque sur laquelle s'écrit un phénomène.

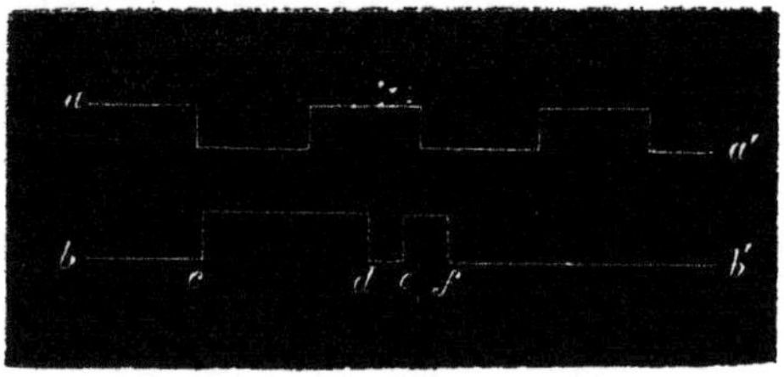

FIG. 25.

Dans la figure 25, la ligne brisée *a a'* est le graphique d'un pendule qui bat les secondes et qui, en rompant et en fermant tour à tour un courant de pile, produit des mouvements alternatifs dans un électro-aimant muni d'une pointe écrivante. Chaque changement de direction de la ligne correspond au commencement d'une seconde. La

exactement que possible est si bien sentie aujourd'hui, que la construction de ces appareils est partout à l'ordre du jour; vous pourrez voir dans les galeries de l'Exposition un grand nombre de régulateurs, plus ou moins différents les uns des autres, et destinés, les uns à régulariser le travail des machines, les autres à la production du mouvement uniforme.

ligne brisée *b b'* mesure la durée de deux phénomènes dont le commencement et la fin sont signalés par les mouvements d'un électro-aimant semblable au précédent. L'un de ces phénomènes dure de *c* en *d* ; cette longueur évaluée d'après le graphique du pendule est d'environ une seconde et demie.

Le deuxième phénomène dure de *e* à *f*, sa longueur, évaluée à la même échelle, serait d'environ une demi-seconde.

Si le pendule est suffisant pour mesurer les durées un peu longues, il ne saurait l'être pour l'estimation des phénomènes très-courts. Le diapason le remplace dans ces circonstances.

Le diapason donne des vibrations isochrones et d'une fréquence que l'on peut graduer à volonté.

Il est assez facile d'enregistrer les vibrations d'un diapason qui oscille 300 ou 400 fois par seconde ; pour cela, on munit l'une des branches de l'instrument d'un style léger et aigu qui vibre avec elle, et frotte sur une surface enfumée animée d'une translation rapide. On obtient alors un graphique semblable à celui-ci, et dans lequel chaque ondulation correspond à 1/400e de seconde.

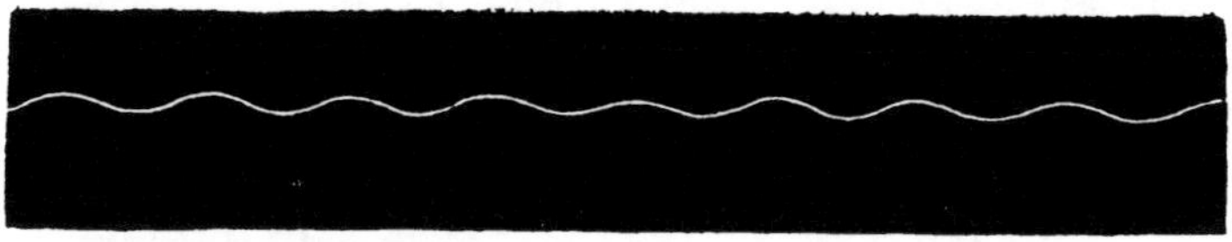

Fig. 26.

Comme chaque ondulation est assez facile à subdiviser

en 10 parties égales, on peut obtenir une évaluation du temps avec une approximation de 1/4000e de seconde. Il ne serait pas difficile de pousser encore plus loin la division du temps au moyen d'un diapason à vibrations plus fréquentes et d'une rotation plus rapide des cylindres.

L'invention de cette méthode admirable de mesure du temps est due à Thomas Young (1). En France, elle a été introduite et développée par M. Duhamel et par Wertheim; elle rend chaque jour les plus grands services à la physique. C'est la seule méthode qui permette de mesurer avec rigueur les infiniment petites fractions du temps.

On est émerveillé quand on regarde certains graphiques du diapason et que l'on voit toutes ces courbes si régulières, si rigoureusement soumises à des lois géométriques, et qui toutes se sont tracées en quelques centièmes de seconde. Ainsi, chacun des graphiques représentés figure 18 n'a pas mis une seconde à se faire; ils étaient produit par l'accord de deux notes très-graves. Que sera-ce du graphique des sons les plus aigus et de ces vibrations si rapides qu'elles ne sont plus perçues par l'oreille humaine?

C'est le graphique du diapason qui fait le mieux comprendre l'infinie brièveté de certains phénomènes, et qui nous montre le mieux combien étaient grossières jusqu'ici les notions que nos sens nous fournissaient au sujet des durées, puisque nous sommes habitués à considérer

(1) Voyez A. Bezoldt, *Untersuchungen über die electriche Erregunz der Nerven und Muskeln*.

comme instantanés les phénomènes qui durent moins d'un dixième de seconde.

Je viens d'esquisser les principes sur lesquels sont construits les appareils enregistreurs; j'ai cherché à vous montrer la puissance de ces appareils, les services qu'ils peuvent rendre à la météorologie, à la physique, à l'astronomie. Nous aurons à étudier aussi le rôle des enregistreurs dans la biologie; vous verrez quelle rigueur nouvelle ils peuvent donner à la méthode expérimentale.

SEPTIÈME LEÇON.

Des appareils enregistreurs en biologie.

Kymographion de Ludwig. — Myographe de Helmholtz. — Sphygmographe de Vierordt. — Appareils enregistreurs de Marey : sphygmographe ; cardiogaphe dont l'application exige une vivisection ; cardiographe applicable sans vivisection. — Améliorations apportées à la construction de ces appareils. — Polygraphe enregistrant toute sorte de phénomène.

La première application d'un appareil enregistreur à la biologie expérimentale est due à Ludwig. Ce célèbre physiologiste imagina une disposition qui permettait d'enregistrer les oscillations d'un manomètre adapté aux artères d'un animal vivant. Il obtint ainsi une expression graphique des changements que présente à chaque instant la pression du sang dans les artères.

L'introduction du manomètre dans les expériences de la biologie était déjà une précieuse conquête. Hales le premier avait eu l'idée de mesurer la pression sanguine par la hauteur à laquelle le sang d'une artère s'élèverait dans un tube vertical. Cette hauteur était de 8 à 9 pieds anglais. L'emploi d'un tube si long était fort embarrassant ; M. Poiseuille rendit un grand service à la science en introduisant l'emploi du manomètre à mercure qui est beaucoup moins volumineux et plus facile à manier. Mais l'observation de cet instrument présentait de grandes difficultés, car il oscille sans cesse sous la double influence des battements du cœur et de la respiration. Lorsqu'on lit la relation des expériences que M. Poiseuille et Magendie ont exécutées à l'aide du manomètre simple, on voit combien il était difficile à ces expérimentateurs de suivre et de noter avec exactitude toutes les oscillations de la colonne de mercure.

Ludwig supprima toutes ces difficultés en adaptant au manomètre un appareil sur lequel s'enregistrent toutes les oscillations de la colonne de mercure. Voici (fig. 27) quelle était la disposition de cet appareil que son auteur a nommé *Kymographion* (1).

Au-dessus de la colonne du manomètre est placé un flotteur prolongé par une longue tige, *ff*, qui s'élève et s'abaisse avec le niveau du mercure. Sur ce flotteur est implantée perpendiculairement une tige *e* qui porte un pinceau dont la pointe frotte sur un cylindre A revêtu de papier. Ce cylindre tourne d'un mouvement uniforme au moyen d'un appareil d'horlogerie B. Comme toutes les oscillations du mercure sont transmises au pinceau, il en résulte un graphique qui traduit les changements divers qu'éprouve la pression du sang, cause initiale des oscillations du manomètre.

Volkmann réalisa de nombreuses expériences à l'aide du kymographion de Ludwig. Traube s'en servit aussi pour étudier sur les animaux l'action que certaines substances exercent sur l'état de la pression du sang dans les

(1) De κῦμα, vague, et γραφω, j'écris.

artères. Au moyen d'une ingénieuse disposition, ce physiologiste fait écrire, à chaque tour du cylindre, par un nouveau pinceau chargé d'une couleur différente. On peut ainsi superposer les uns aux autres plusieurs graphiques, ce qui prolonge beaucoup la durée possible de l'expérience, car les tracés superposés ne se confondent pas entre eux. grâce à leurs différentes couleurs (1).

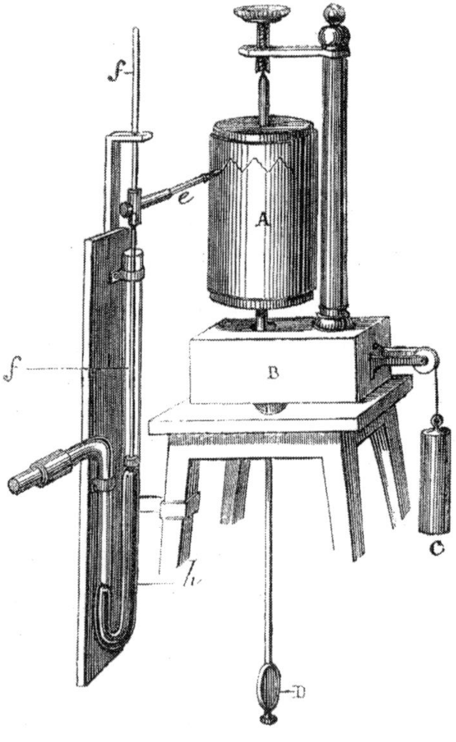

FIG. 27. — Kymographion de Ludwig.

Quelque temps après l'apparition de l'instrument de

(1) On peut voir de beaux spécimens de ce genre de graphiques dans un travail de Traube sur l'action du gaz oxyde de carbone sur la respiration et la circulation. Voyez *Verhandlungen der Berliner med. Gesellschaft*, Bd. I, 1866.

Ludwig, Helmholtz dotait la physiologie d'un nouvel appareil enregistreur, le *myographe*. Cet instrument était destiné à exprimer graphiquement la forme des mouvements musculaires.

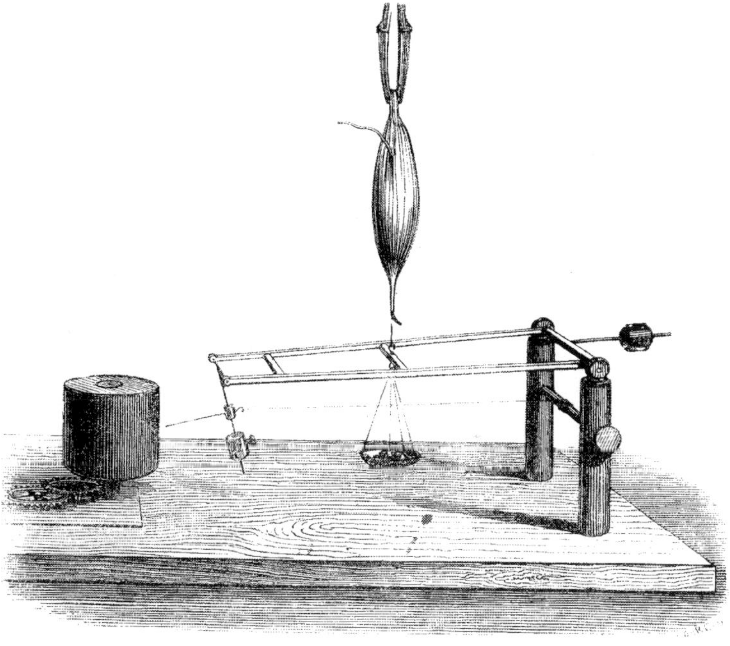

FIG. 28. — Myographe de Helmholtz.

Un cadre métallique, soutenu par deux supports, pivote autour d'un axe horizontal ; il est équilibré au moyen d'un curseur pesant qui glisse sur une tige horizontale implantée sur l'axe de rotation du cadre. Ce cadre porte à son autre extrémité une tige articulée qui pend verticalement sous la charge d'un curseur pesant. Une pointe métallique tend ainsi à frotter contre un cylindre de verre blanc, couvert de noir de fumée, tandis qu'un fil de soie enroulé sur une traverse tire la pointe en arrière et permet de réduire au degré convenable son frottement sur le cylindre. Un muscle de grenouille, suspendu par l'une de ses extrémités à l'aide d'une pince, est attaché inférieurement par son tendon au cadre métallique qu'il soulèvera en se raccourcissant; enfin, au-dessous du muscle, un plateau peut recevoir des poids destinés à allonger ce muscle et à présenter plus ou moins de résistance à son raccourcissement.

Un appareil électrique quelconque, étant mis en rapport avec le muscle ou avec le nerf qui l'anime, provoque des contractions dont l'apparition est signalée, et dont la forme est appréciée, au moyen du graphique tracé par la pointe sur le cylindre enfumé qui tourne comme celui de l'appareil de Ludwig.

Cet appareil a rendu de grands services à la physiologie, non pas au point de vue des caractères graphiques des mouvements musculaires qu'il traduisait imparfaitement, mais au point de vue de la mesure du temps que l'action nerveuse met à cheminer dans les nerfs. On verra plus loin comment Helmholtz parvint, à l'aide de son myographe, à mesurer la vitesse de l'agent nerveux.

MM. Fick, Pflüger et Thiry apportèrent quelques modifications au myographe de Helmholtz, principalement en ce qui concerne la mesure des durées correspondantes aux phénomènes enregistrés. J'aurai plus tard l'occasion de vous décrire ces modifications à propos de la *chronographie* physiologique, c'est-à-dire de la mesure des durées des différents phénomènes.

En 1851 Vierordt (1) imagina d'enregistrer sur l'homme vivant les pulsations artérielles. Il construisit un instrument qu'il désigna sous le nom de *sphygmographe*.

L'appareil de Ludwig ne pouvait servir que dans la physiologie expérimentale, puisque son emploi exigeait une vivisection. De plus, ainsi que Vierordt l'a justement signalé, ses indications, comme celles de tous les manomètres, étaient entachées d'erreurs, parce que le mercure en mouvement prend de lui-même des oscillations qui déforment le tracé du kymographion, en ajoutant des éléments étrangers au graphique que l'instrument devrait fournir s'il n'obéissait qu'aux changements de la pression du sang.

FIG. 29. — Sphygmographe de Vierordt.

Le sphygmographe de Vierordt était basé sur un autre principe que l'appareil de Ludwig; c'était, comme le myographe de Helmholtz, une sorte de balance enre-

(1) Vierordt, *Die Lehre von Arterienpuls*. Braunschweig, 1851.

gistrante. Le battement du pouls était la force motrice qui imprimait des mouvements à cet appareil.

Sur un double support, représenté (fig. 29) par des lignes ponctuées, sont établis deux leviers de longueur inégales *a b* et *f g*. Ces leviers sont articulés d'une part avec leurs supports au moyen des axes *h i* et *e c*; d'autre part avec un cadre métallique par l'intermédiaire des axes *n n* et *m m*.

Ces articulations ont pour effet de corriger l'arc de cercle que décrirait un levier simple : elles agissent à la façon d'un parallélogramme de Watt. Dans le sphygmographe de Vierordt, la tige *o* qui porte la pointe écrivante oscille toujours verticalement dans les mouvements d'ascension et de descente des leviers. Un cylindre tournant autour de l'axe SS reçoit le tracé des battements artériels et fournit la figure suivante.

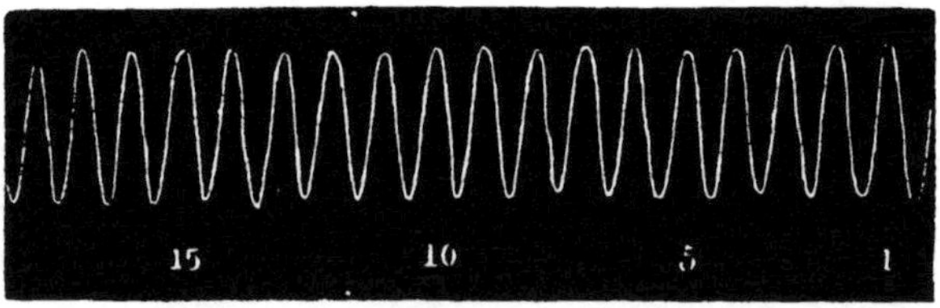

FIG. 30. — Graphique du sphygmographe de Vierordt.

Tels étaient en 1858 les appareils enregistreurs employés en biologie. Des recherches que je faisais alors sur la circulation du sang nécessitaient l'emploi des enregistreurs de Ludwig et de Vierordt; j'essayai de construire ces appareils d'après les descriptions qui en avaient été publiées, et je pus constater qu'il existait un désaccord complet entre les indications fournies par ces deux instruments appliqués sur un même vaisseau. Je m'aperçus bientôt que les deux appareils étaient incapables de fournir les indications que je leur demandais, c'est-à-dire l'expression de la forme exacte de la pulsation artérielle.

Tout en conservant l'idée primitive de Vierordt, qui avait employé les mouvements d'un levier pour amplifier et enregistrer les pulsations des artères, je supprimai les causes d'erreur de l'appareil en employant un ressort à la place du poids qui déprimait le vaisseau exploré, et en donnant une légèreté extrême au levier amplificateur et enregistreur du mouvement.

L'appareil est représenté en marche (fig. 31); il est fixé sur le poignet au moyen d'un cordon, le levier trace en ce moment le graphique qui s'obtient pendant un effort puissant d'expiration, la glotte étant fermée.

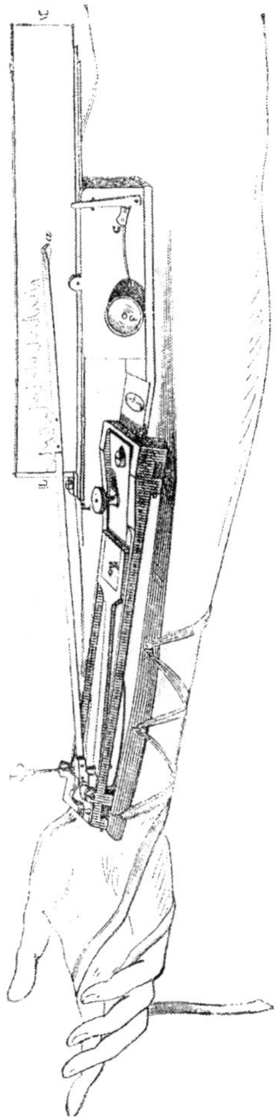

FIG. 31. — Sphygmographe de Marey.

Je ne puis m'étendre ici sur les détails de la construction de cet appareil que je me borne à vous montrer et à faire fonctionner devant vous. Vous trouverez ailleurs (1) la description détaillée de mon *sphygmographe*, ainsi que la représentation des tracés du pouls qu'il fournit, et dont voici quelques types.

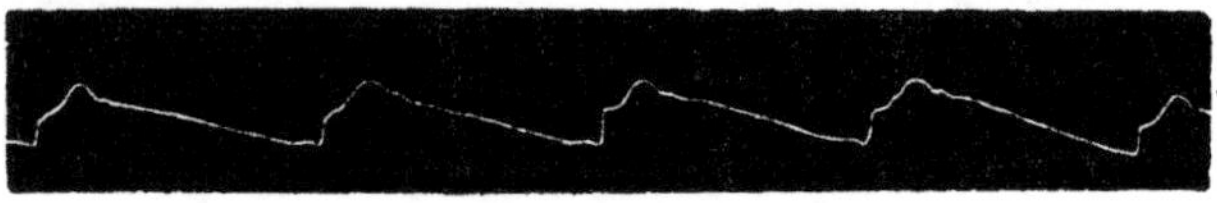

FIG. 32. — Insuffisance aortique sénile.

De nombreuses expériences m'ayant prouvé que les conditions dans lesquelles mon sphygmographe était

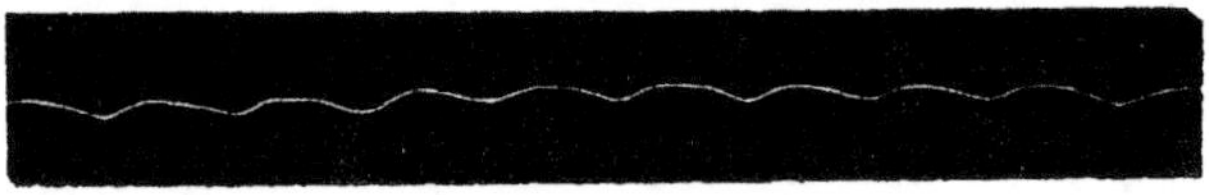

FIG. 33. — Pouls radial au-dessous d'un anévrysme.

construit le mettaient à l'abri des erreurs que les autres enregistreurs présentaient dans leurs indications, je résolus

FIG. 34. — Pouls radial, même sujet (côté sain).

de construire sur le même principe d'autres appareils destinés à l'étude de mouvements plus complexes.

La question des mouvements du cœur était depuis longtemps l'objet de discussions ; l'observation directe n'avait pu lever complétement les doutes des physiologistes et établir l'accord, même sur la notion la plus élémentaire, à savoir : à quel moment d'une révolution du cœur correspond le battement de cet organe contre les

(1) *Physiol. méd. de la circulation du sang*, p. 176 et suiv.

parois de la poitrine. La cause de ces dissidences tenait à la complexité des phénomènes qui se succèdent à très-courts intervalles et sont en effet difficilement saisissables à l'observation directe.

J'entrepris d'enregistrer chacun des trois mouvements au moyen de trois leviers de sphygmographe dont l'un signalerait la systole de l'oreillette, l'autre celle du ventricule, tandis que le troisième signalerait l'instant du choc ou pulsation du cœur. Les trois leviers étant superposés l'un à l'autre, et inscrivant sur une même verticale tous les phénomènes simultanés, devaient signaler, par la superposition ou la non-superposition des différentes courbes, les coïncidences et les intervalles des trois actes observés.

Dans les expériences que je fis à ce sujet, et dans la construction des appareils destinés à les réaliser, j'eus pour collaborateur M. Chauveau, professeur à l'école vétérinaire de Lyon. Cet éminent physiologiste joignait à ses autres qualités une longue habitude de l'expérimentation sur les grands animaux; il s'était particulièrement occupé de déterminer par de nombreuses vivisections la succession véritable des mouvements du cœur.

Une première difficulté se présentait. Ces mouvements de l'oreillette et du ventricule que nous voulions enregistrer, il fallait les aller chercher à l'intérieur même du cœur de l'animal. Voici comment le problème fut résolu :

Soient A et B (fig. 35), deux petites ampoules de caoutchouc, gonflées d'air et communiquant entre elles par un long tube flexible. Supposons que la boule B soit placée au-dessous du levier d'un sphygmographe et que l'on comprime la boule A; aussitôt le levier du sphygmographe se soulèvera et indiquera la pression qui vient de se produire.

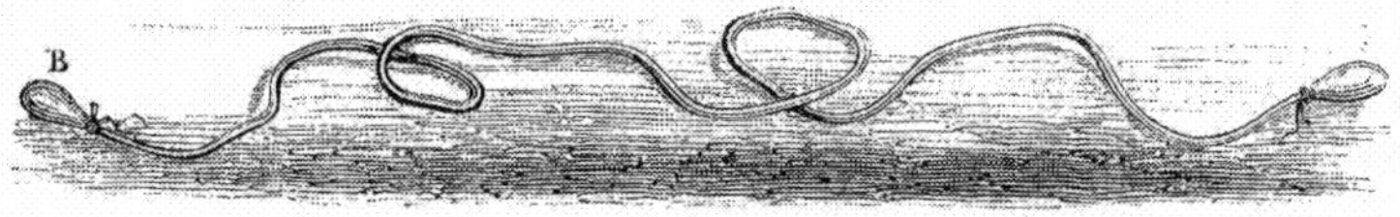

FIG. 35. — Schéma de la transmission des mouvements à distance.

Tel est le principe qui nous a servi à transmettre les mouvements de l'oreillette et du ventricule, ainsi que le choc du cœur à chacun des leviers de l'appareil, Pour cela, trois ampoules élastiques pleines d'air étaient soumises chacune à l'action de l'un de ces trois mouvements, et chacune d'elles transmettait le mouvement reçu à un levier spécial. Les deux premières ampoules étaient introduites à l'intérieur du cœur; elles avaient été conduites par la veine jugulaire qui, sur le cheval, fournit un large passage, et l'une d'elles était placée dans l'intérieur de l'oreillette droite, tandis que l'autre descendait jusque dans le ventricule. La troisième ampoule, enfoncée dans les parois de la poitrine entre les intercostaux internes et externes, recevait le choc ou battement du cœur qu'elle transmettait également. Quant aux ampoules extérieures qui devaient agir sur les leviers, elles étaient constituées chacune par un petit tambour aplati de cuivre dont la paroi supérieure était formée par une membrane de caoutchouc. C'est le soulèvement de cette membrane qui, transmis au levier sphygmographique, signalait le mouvement produit à l'intérieur du cœur.

Nous avons donné le nom de *cardiographe* à l'ensemble de cet appareil ; les expériences auxquelles il a servi ont été publiées *in extenso* dans les *Mémoires de l'Académie de médecine* (1).

La figure 36 représente la disposition générale du cardiographe.

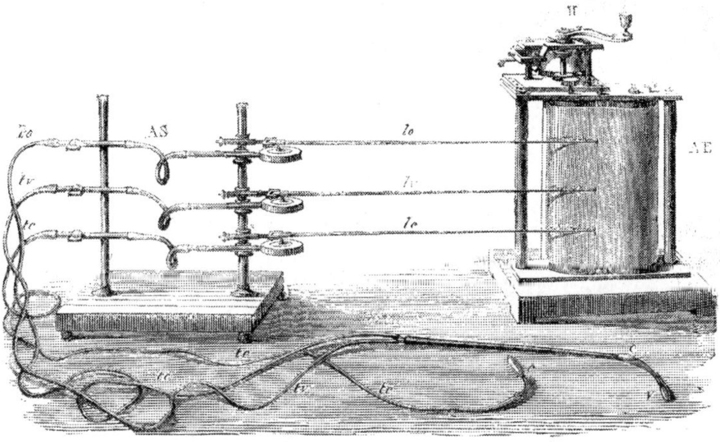

FIG. 36. — Cardiographe de Chauveau et Marey.

AE, appareil enregistreur. H, mouvement d'horlogerie qui fait mouvoir au moyen de deux cylindres une longue bande de papier glacé sur laquelle s'enregistrent les mouvements de trois leviers. — AS, appareil sphygmographique composé de trois leviers : *lo* et *lv* enre-

(1) Année 1863, t. XXVIII.

gistrant les mouvements de l'oreillette et du ventricule; *lc* enregistrant le battement antérieur du cœur.

La figure 37 représente deux révolutions du cœur enregistrées par le cardiographe. La ligne O correspond aux mouvements de l'oreillette droite; la ligne V, à ceux du ventricule droit; C, au battement extérieur ou pulsation du cœur.

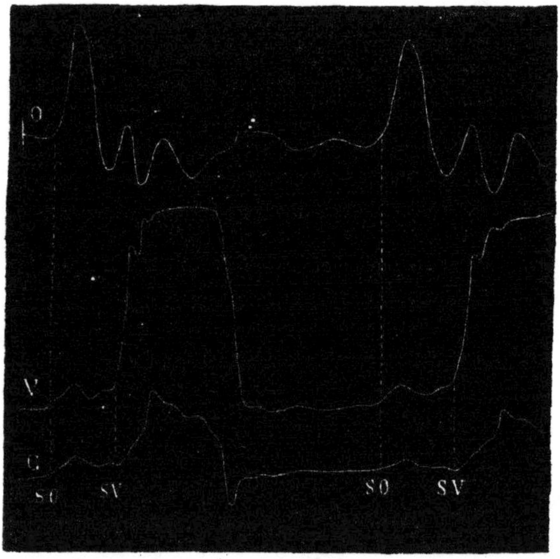

FIG. 37. — Graphique du cardiographe obtenu sur le cheval.

Un nouveau progrès était acquis à la physiologie; on pouvait transmettre à un enregistreur un mouvement inaccessible à l'observation directe. Chauveau s'est heureusement servi de cette disposition pour étudier les caractères de la contraction de l'œsophage dans des expériences que je crois encore inédites.

Les expériences de cardiographie dont je viens de parler nous avaient révélé que le battement du cœur est un phénomène complexe qui se traduit par une courbe assez compliquée elle-même. Chaque élément de cette courbe signale un de ces actes multiples qui, dans leur ensemble, constituent une révolution du cœur.

Il était possible, d'après le graphique du battement extérieur du cœur, de connaître tout ce qui se passe à l'intérieur de cet organe; mais, jusqu'alors, il fallait une mutilation pour appliquer dans l'espace intercostal l'ampoule destinée à percevoir ce battement.

J'ai cherché s'il ne serait pas possible de transmettre à un enregistreur le battement que l'on sent à la main au niveau de la région précordiale. Chez certains individus, l'application d'une simple cloche de verre sur la peau de cette région suffit pour recueillir le mouvement qui se transmet par un tube au levier enregistreur, mais cette disposition est insuffisante chez d'autres sujets; enfin, chez quelques-uns, elle donne un graphique entièrement inverse de ce qu'on obtient à l'état normal (1).

Le battement du cœur présente une grande ressemblance avec celui d'une artère, en ce sens qu'il faut, pour bien le percevoir, exercer une certaine pression sur le point exploré.

Un instrument imaginé dans un but tout différent, le stéthoscope de M. Kœnig, me parut propre à remplir cette condition. Ce stéthoscope est une cloche métallique fermée à son ouverture par une double membrane. On peut insuffler l'espace lenticulaire qui sépare ces deux feuillets

(1) Voyez, au sujet de ce phénomène que j'ai appelé *pulsation négative*, *Physiol. méd. de la circulation du sang*, p. 122 et suiv.

et l'on obtient ainsi une surface convexe et élastique qui déprime légèrement la région du cœur. Les battements imprimés à cette surface sont transmis de la cloche à l'enregistreur par un tube comme dans les cas ci-dessus. Dans les expériences de cardiographie que j'ai faites sur l'homme, j'injectais de l'eau au lieu d'air dans l'intervalle des membranes du stéthoscope, la sensibilité de l'appareil était ainsi très-augmentée.

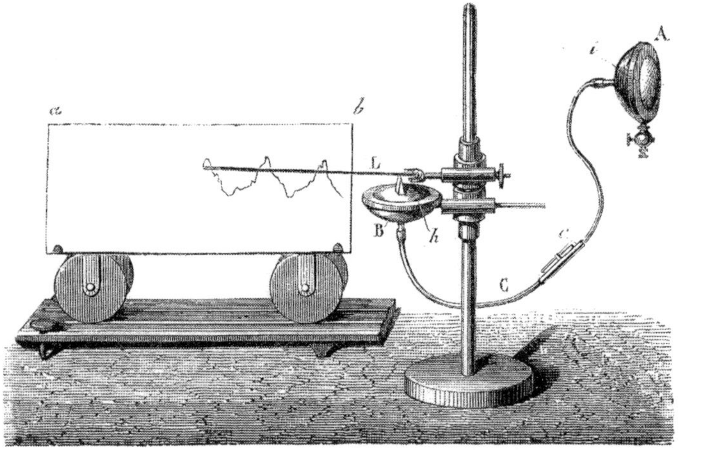

FIG. 38. — Cardiographe appliquable à l'homme.

La figure 38 représente la disposition générale de l'appareil qui m'a permis d'étudier les caractères graphiques du battement du cœur de l'homme. Voici (fig. 39) un spécimen des graphiques qu'on obtient au moyen de cet instrument.

J'ai fait, à l'aide du cardiographe, de nombreuses expériences (1) qui m'ont permis de constater que la

(1) Voy. *Journal de l'anatomie et de la physiologie*, 1er avril 1865.

forme générale du battement du cœur chez l'homme est semblable à celle qu'on observe sur les grands mammifères ; de sorte qu'on peut transporter à la physiologie humaine une foule de notions importantes que les vivisections m'avaient fournies dans les expériences cardiographiques antérieures.

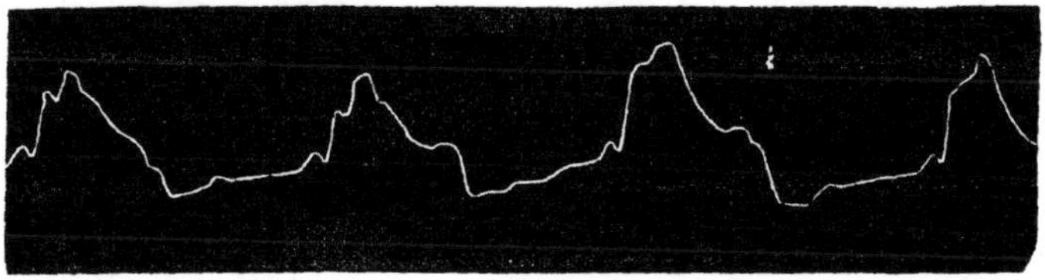

FIG. 39. — Graphique des battements du cœur de l'homme.

Le stéthoscope de Kœnig ne me satisfaisait pas encore ; il était souvent insuffisant, et l'action de l'eau sur le caoutchouc l'altérait bien vite. Une nouvelle disposition m'a pleinement réussi.

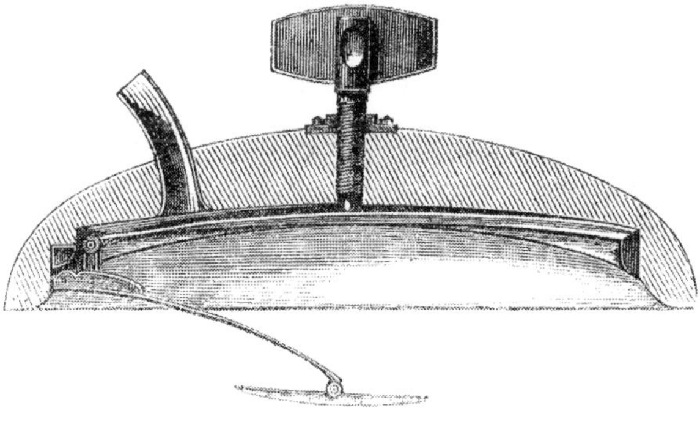

FIG. 40. — Appareil explorateur des battements du cœur chez l'homme.

La figure 40 représente la coupe du petit appareil qui

s'applique sur le cœur pour en recevoir les battements. C'est une petite capsule de bois excavée légèrement et de forme elliptique, du fond de laquelle s'élève un ressort que l'on peut tendre plus ou moins à volonté. Ce ressort est muni d'une petite plaque d'ivoire qui déprime la région où se produit le battement du cœur. Pendant l'application de l'instrument, il se produit des mouvements incessants de la peau de la poitrine qui tantôt s'avance et pousse le ressort lorsque le ventricule fait sentir son battement, et tantôt n'étant plus soutenue par le cœur, rétrograde en cédant à la pression du ressort. Or, comme la peau de la poitrine s'applique hermétiquement à l'ouverture de la capsule, il en résulte un mouvement continuel imprimé à l'air contenu dans cette cavité qui communique par un tube avec l'appareil enregistreur.

Cette disposition m'a permis de faire un grand nombre de recherches biologiques et cliniques dans des conditions de facilité et d'exactitude parfaites.

La transmission des mouvements à distance au moyen des tubes à air permet d'enregistrer toute sorte de mouvements.

Les battements des veines du cou se traduisent très-bien au moyen d'un simple entonnoir placé sur la région qu'on explore. Tout organe riche en vaisseaux est par conséquent pulsatile et fournit un mouvement dont le levier sphygmographique permet d'analyser la nature. L'œil, par exemple, soutenu en arrière par un riche lacis vasculaire logé dans une cavité osseuse inextensible, éprouve, à chaque battement du cœur, une propulsion en avant qu'on peut enregistrer en l'amplifiant à l'aide du levier.

On peut, en variant la disposition de l'appareil *explorateur* du mouvement, en lui donnant tantôt la forme d'une cloche, tantôt celle d'une ampoule, etc., enregistrer les mouvements les plus variés sans rien changer à la disposition du reste de l'appareil, c'est-à-dire en conservant le même tambour muni d'un levier sphygmographique et le même mouvement d'horlogerie. J'aurai tout à l'heure à vous montrer différents appareils explorateurs dont les uns s'appliquent aux mouvements respiratoires, les autres aux changements de la pression du sang ou à la contraction musculaire. Avant de vous faire connaître la disposition de ces pièces variables, je vais mettre sous vos yeux l'enregistreur perfectionné que j'emploie aujourd'hui dans un grand nombre de circonstances. J'appelle *Polygraphe* cet appareil, qui peut fournir le graphique d'un grand nombre de phénomènes différents.

Les modifications que j'ai apportées dans sa construction portent à la fois sur le tambour à levier et sur le mouvement d'horlogerie. L'ancien tambour à levier présentait un inconvénient. Dans les mouvements violents, la membrane soulevait parfois le levier avec tant de vitesse, que celui-ci l'abandonnait un instant, et par conséquent traçait une courbe incorrecte. Dans les expériences de cardiographie, nous avons cherché, Chauveau et moi, à supprimer cette cause d'erreur en liant circulairement le tambour et le levier par un fil de caoutchouc qui s'opposait à ce que ces deux pièces s'écartassent l'une de l'autre. J'ai remplacé récemment ce fil de caoutchouc par une disposition qui assure encore mieux la solidarité des mouvements de la membrane et de ceux du levier.

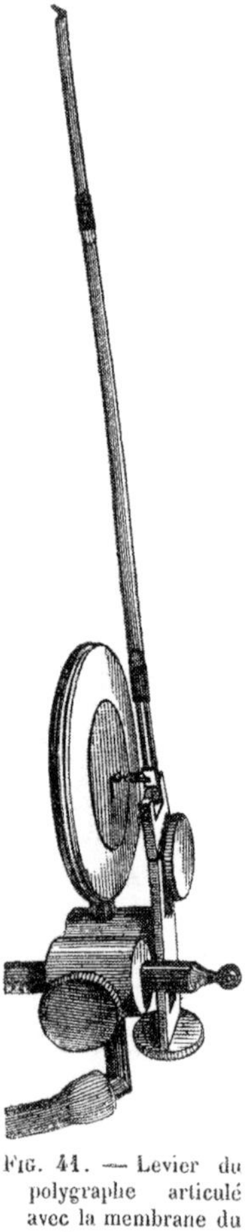

Fig. 41. — Levier du polygraphe articulé avec la membrane du tambour.

La figure 41 montre cette disposition. Une pièce métallique en forme de fourchette s'articule, au moyen de deux petites goupilles, d'une part avec le levier, et d'autre part avec un disque d'aluminium qui est collé sur la membrane du tambour. Grâce à la rigidité absolue de ces pièces métalliques, on peut être certain que le levier n'exécutera jamais d'autres mouvements que ceux de la membrane elle-même. L'articulation supérieure de la pièce intermédiaire peut glisser le long du levier, et comme elle représente le point d'application de la force motrice, on peut, en la faisant agir plus ou moins près de l'axe de mouvement, graduer la sensibilité de l'appareil, c'est-à-dire obtenir, pour une même force motrice, des graphiques d'une amplitude plus ou moins grande suivant le besoin. En outre, deux boutons de réglage permettent de porter l'axe de mouvement du levier dans toutes les positions possibles : l'un de ces boutons, situé en haut, sert à élever ou à abaisser cet axe ; l'autre, situé en arrière, dans le prolongement du levier, permet de faire avancer ou reculer son axe. Enfin, le levier est susceptible de se démonter en trois pièces qui s'assemblent à frottement, ce qui permet de changer la plume ou la tige de bois légère, dans le cas où l'une de ces pièces serait détériorée.

L'appareil enregistreur diffère de ceux que je vous ai montrés jusqu'ici, en ce que le graphique se trace sur une bande de papier très-longue. Cette disposition est analogue à celle qu'on emploie en télégraphie dans l'appareil de Morse et dans les télégraphes imprimeurs. On peut ainsi obtenir des graphiques de très-longue durée, ce qui est indispensable dans les expériences de biologie, lorsqu'on veut étudier les modifications lentes qui se produisent dans un phénomène sous une influence quelconque.

Un mouvement d'horlogerie (fig. 42) fait tourner un cylindre vertical devant lequel passe en le contournant une bande de papier glacé. Cette bande est pressée contre le cylindre au moyen de deux galets d'ivoire qui sont entraînés par la rotation du cylindre; la feuille de papier est alors conduite comme dans un laminoir et se dévide indéfiniment d'une grosse bobine sur laquelle elle était enroulée. La bande de papier glacé porte des divisions en centimètres et en millimètres pour faciliter la comparaison des amplitudes et des durées dans les graphiques tracés par le levier. La surface sur laquelle ces graphiques sont tracés à l'encre ordinaire reste toujours découverte et sèche librement sans que le frottement d'aucune pièce puisse la maculer. C'est pour cela que le laminage qui fait mouvoir le papier est fait par deux galets qui ne portent que sur les bords de cette feuille, en dehors de la surface qui reçoit les graphiques.

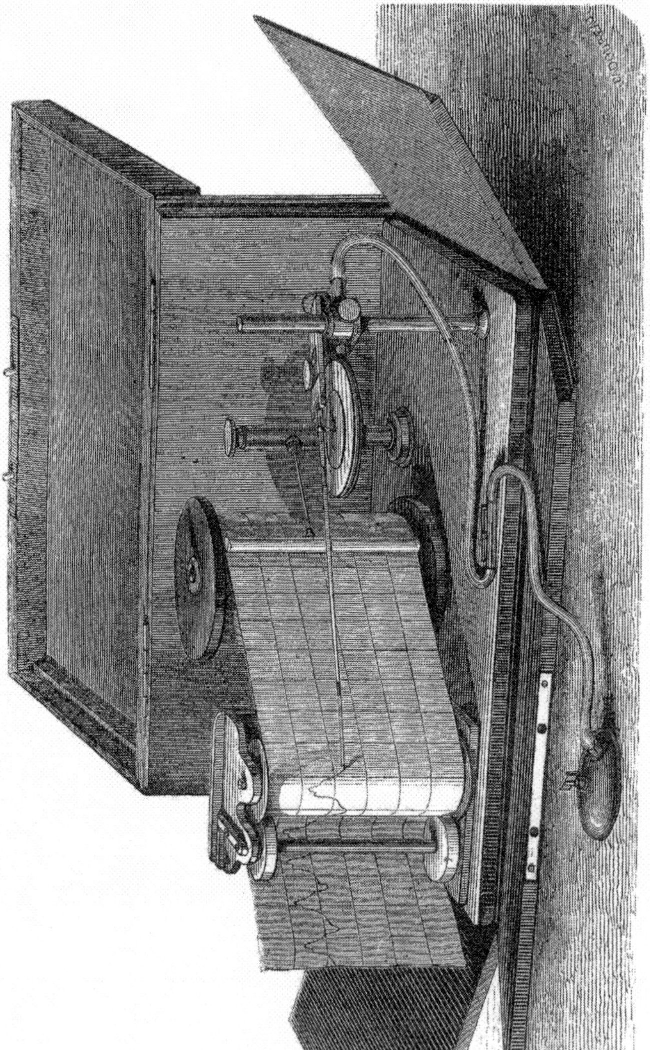

FIG. 42. — Polygraphe enregistrant le mouvement des différentes fonctions.

Je n'entreprendrai pas la description détaillée des autres pièces de l'appareil ; elles n'ont rien de bien essentiel à connaître. Mais j'ai voulu vous montrer la partie fondamentale du polygraphe pour n'avoir plus à revenir sur la disposition de cet appareil dont nous ferons un fréquent usage.

Nous continuerons dans la prochaine séance la revue sommaire des appareils enregistreurs applicables aux études biologiques.

HUITIÈME LEÇON.

Des appareils enregistreurs en biologie (suite).

Enregistreurs des pressions variables : Sphygmoscope de Chauveau et Marey, Kymographion à ressort de Fick. — Enregistreurs de la vitesse du sang : Hémotachomètre de Vierordt, Hémodromographe de Chauveau. — Pneumographe ou appareil enregistreur des mouvements respiratoires. — Myographe à ressort.

Messieurs,

En passant en revue dans la précédente leçon les appareils enregistreurs que j'ai employés dans les expériences de biologie, je vous ai montré le cardiographe qui traduit à l'extérieur les mouvements qui se passent dans les différentes cavités du cœur. Vous avez vu que ces mouvements exercent une pression sur des ampoules de caoutchouc pleines d'air, et que cette pression, reçue par les ampoules, se transmet en définitive aux tambours et aux leviers enregistreurs. — Il était important, dans certaines expériences, de connaître exactement les changements qui surviennent dans la pression du sang des différentes artères pendant les différents temps de chaque révolution du cœur. Pour cela j'ai construit, avec Chauveau, un appareil que nous appelons *Sphygmoscope*. Ce petit instrument s'applique à une artère quelconque; il reçoit l'effet des changements de la pression du sang dans ce vaisseau, et les transmet, sous forme de mouvement, à l'appareil enregistreur.

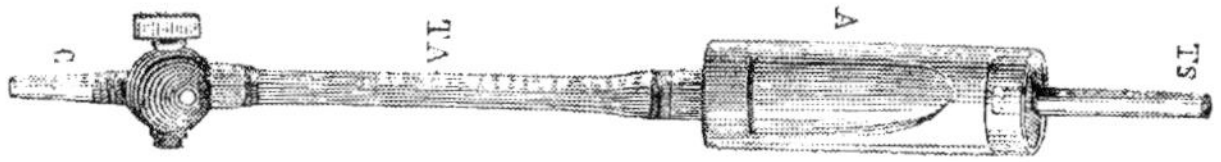

FIG. 43. — Sphygmoscope pour enregistrer les changements de pression et le pouls artériel.

Voici (fig. 43) cet appareil, qui consiste en une ampoule de caoutchouc A, logée dans un manchon de verre. Un tube TA, terminé par une canule C, fait communiquer l'intérieur de l'ampoule avec le vaisseau dont on veut explorer la pression. Pour cela, on enfonce la canule C dans l'artère et on l'y maintient solidement fixée à l'aide d'une ligature. Le tube et l'ampoule étant préalablement remplis de sulfate de soude pour empêcher la coagulation du sang artériel, on voit, en ouvrant le robinet du tube TA, que le sang est poussé par chaque systole du cœur dans l'ampoule qui se gonfle et se resserre tour à tour à la manière d'un petit anévrysme. C'est le mouvement alternatif d'expansion et de retrait de l'ampoule qui se transmet à l'enregistreur. A cet effet, le manchon de verre qui enveloppe cette ampoule est hermétiquement fermé de tous points, sauf au niveau du tube TS qui est mis en communication avec le tube de l'enregistreur. On conçoit que les changements de volume de l'ampoule ne pourront se faire dans le manchon sans produire un mouvement de va-et-vient de l'air à travers le tube de transmission, et par suite un mouvement du levier enregistreur comme dans tous les cas que vous connaissez déjà.

Nous avons varié de mainte manière la disposition de ces sphygmoscopes : parfois c'était une ampoule qu'on introduisait dans le vaisseau, où elle se logeait tout entière, comme dans le cas d'exploration du pouls aortique ou carotidien chez les grands animaux, mais dans tous les cas nous utilisions la pression du sang pour faire varier le volume d'une cavité pleine d'air.

Ce principe peut être appliqué à toute sorte d'expériences dans lesquelles on veut connaître les variations d'une pression. Si nous voulions, avec ce sphygmoscope, explorer les changements qu'éprouve la pression négative de la plèvre aux différents temps de la respiration, nous pourrions, en retournant l'appareil, mettre le tube TS en communication avec la cavité pleurale; l'aspiration qui s'exercerait alors dilaterait l'ampoule A et exercerait un appel sur l'air du tube TA. Supposons ce tube en communication avec le polygraphe, l'aspiration de la plèvre produirait un abaissement du levier enregistreur, et celui-ci tracerait des courbes plus ou moins étendues, sous l'influence des variations que présente pendant la respiration la pression négative de la cavité explorée (1).

Dans ces dernières années, le professeur Fick a construit, pour enregistrer les variations de la pression sanguine, un appareil qu'il appelle *Federkymographion* (2), c'est-à-dire kymographion à ressort. Voici (fig. 44) en

(1) Lorsqu'on veut évaluer l'intensité absolue des pressions positives ou négatives enregistrées par cet appareil, on fait la graduation de l'instrument au moyen du manomètre à mercure, en cherchant à quelle hauteur manométrique correspondent les différents points d'une courbe.

(2) Voy. Fick, *Die medicinische Physik*, p. 135. Braunschweig, 1866.

quoi consiste cet appareil : vous savez que M. Bourdon a substitué au manomètre à colonne liquide un tube recourbé, dans lequel il fait agir la pression qu'il veut connaître. La vapeur d'une chaudière, par exemple, en pénétrant dans ce tube, diminue sa courbure et tend d'autant plus à l'effacer, qu'elle y pénètre avec une tension plus forte.

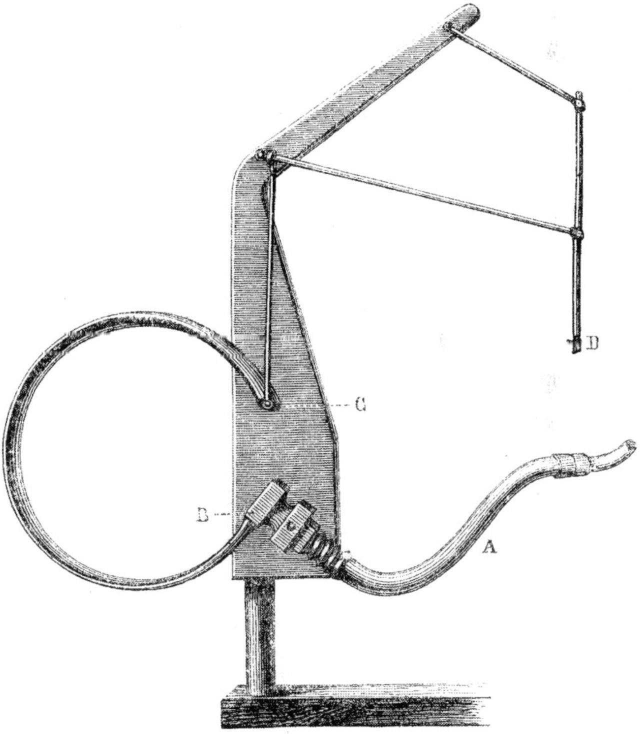

Fig. 44. — Kymographion à ressort de Fick.

Dans l'instrument de Fick, le sang arrive par le tuyau A dans le tube d'une sorte de manomètre de Bourdon. Ce tube, fixé par son extrémité B, subit, sous l'influence des changements de la pression artérielle, des mouvements alternatifs de redressement et de retour à sa courbure. Ces mouvements se traduisent par des déplacements de l'extrémité C du tube, et se transmettent au moyen de tiges très-légères, articulées entre elles, jusqu'à une pointe écrivante D qui l'enregistre par les procédés ordinaires.

L'appareil de Fick présente, ce me semble, un grand avantage, c'est qu'il est presque entièrement construit en métal, et que le tube manométrique, gardant toujours à peu près la même élasticité, n'a pas besoin, comme nos appareils, qu'on le compare souvent à un manomètre étalon pour connaître la valeur absolue des indications qu'il fournit (1).

Il est un mouvement très-difficile à apprécier et que les biologistes avaient inutilement tenté de mesurer jusqu'ici, je veux parler de la vitesse du sang dans les vaisseaux. Quelques auteurs ont cherché à déduire cette vitesse du calibre des vaisseaux et de la présence du sang à leur intérieur. Les estimations ridiculement exagérées que fournissait cette méthode tenaient à ce qu'on négligeait entièrement la résistance que le sang éprouve dans les petits vaisseaux au-dessous du point exploré.

Lorsqu'une artère est ouverte, le sang jaillit avec une vitesse qui ne représente nullement le mouvement normal du sang dans ce vaisseau, puisque ce liquide, au lieu

(1) Cependant il est possible que l'appareil de Fick subisse les variations d'élasticité que présentent les baromètres construits sur le même principe; mais, en tout cas, ces variations doivent être lentes et ne nécessiteraient alors que des vérifications de l'appareil à de longs intervalles.

de traverser le réseau capillaire si résistant, s'échappe librement par un large orifice. Il fallait donc respecter les résistances normales du système artériel et mesurer la vitesse du liquide dans des conduits fermés.

Vierordt trouva le principe qui devait fournir la solution du problème. Il plaça sur le trajet d'une artère une petite caisse métallique que le sang traversait de part en part, pour continuer ensuite son trajet normal dans les branches de l'artère explorée. Cet appareil, que son auteur appelle *Hémotachomètre* (1), est représenté figure 45; il

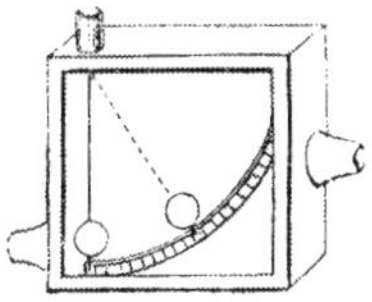

FIG. 45. — Hémotachomètre de Vierordt.

renferme un pendule qui est dévié plus ou moins par la vitesse du courant sanguin au travers de la caisse. Une paroi de verre permet de voir du dehors le degré de la déviation du pendule, d'où l'on déduit la vitesse du courant sanguin qui produit cette déviation.

Plus tard Vierordt compléta cet appareil et le transforma en instrument enregistreur (2). Mais dans ce cas, comme dans la construction de son sphygmographe, le physiologiste de Tubingen introduisit des causes d'erreurs qui lui fournirent de mauvais graphiques. Ceux-ci se réduisaient à une série d'oscillations assez irrégulières.

(1) De αἷμα, sang, et τάχος, vitesse.

(2) Voy. Vierordt, *Die Erscheinungen und Gesetze der Stromgeschwindigkeiten des Blutes*. Berlin, 1862.

La figure 46 montre un graphique de l'hémotachomètre recueilli sur l'artère crurale d'un chien.

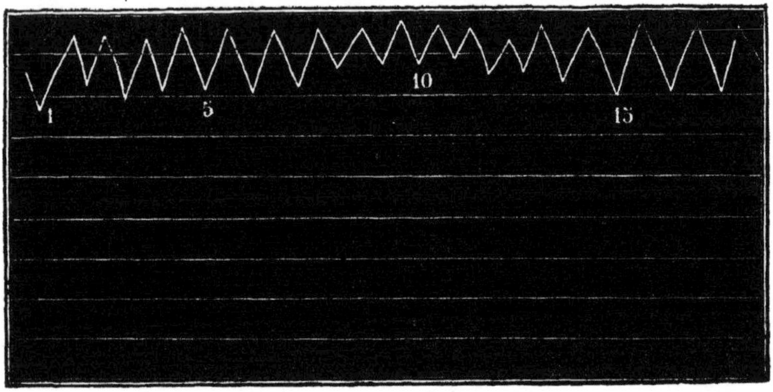

FIG. 46. — Graphique obtenu avec l'hémotachomètre enregistreur de Vierordt.

Quoi qu'il en soit, Vierordt avait tracé la voie qui devait conduire à la solution du problème difficile qui consiste à mesurer la vitesse du sang dans une artère par la déviation d'une tige immergée dans le courant sanguin, et plus ou moins analogue au pendule dont on se sert en hydrodynamique. Chauveau réussit à construire sur le même principe un instrument qui me semble fournir des indications parfaites.

Sous le nom d'*Hémodromographe*, ce physiologiste décrit son appareil dont la disposition est représentée figure 47.

Un tube de cuivre 1, présentant le calibre de la carotide d'un cheval et une longueur de 8 centimètres environ, devra être traversé par le sang dont on veut mesurer la vitesse. Ce tube porte au milieu de sa paroi une fenêtre exactement fermée par une membrane de caout-

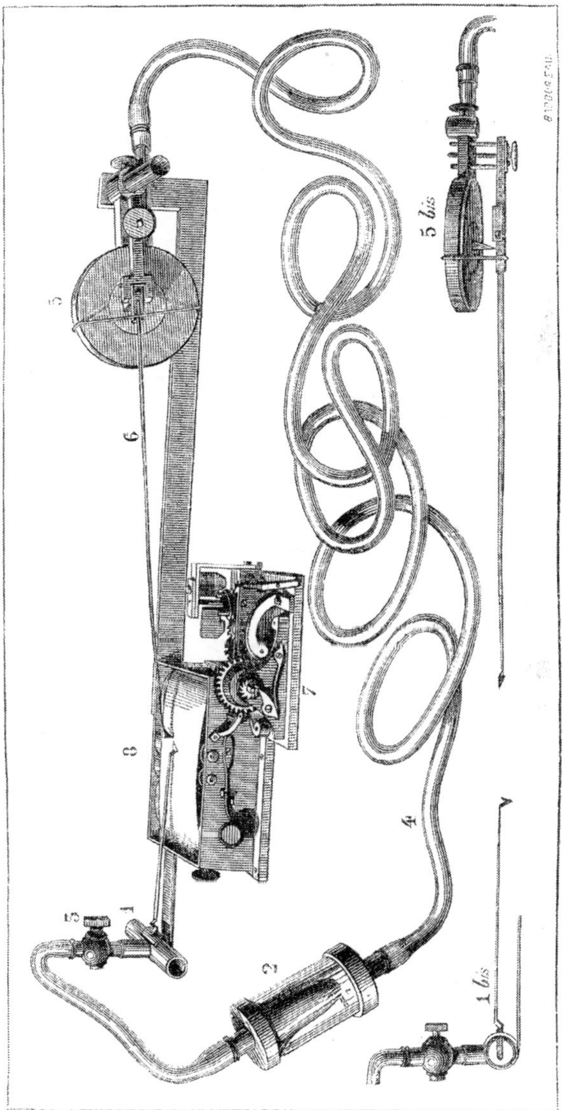

Fig. 47. — Hémodromographe de Chauveau et sphygmoscope enregistrant simultanément leurs indications.

chouc, dans laquelle est implantée une aiguille plate qui fait saillie à l'intérieur du tube. On voit dans la figure 1 *bis* cette saillie de l'aiguille à l'intérieur du tube. Extérieurement l'aiguille, formée d'aluminium très-mince, se termine par une plume semblable à celle du sphygmographe.

Si l'on place le tube de l'appareil sur la carotide d'un cheval, et qu'on l'y fixe par deux ligatures de manière que le sang le traverse pour passer du bout supérieur dans le bout inférieur du vaisseau, la circulation pourra se faire comme dans les conditions normales. Alors, sous l'influence du cours du sang, la portion intérieure de l'aiguille sera poussée dans le sens de ce courant et cédera à ce mouvement, grâce à l'élasticité de la paroi de caoutchouc dans laquelle elle est implantée; la partie extérieure de l'aiguille subira donc une déviation en sens inverse du courant sanguin. Cette déviation, qui variera sans cesse avec la vitesse du sang artériel, s'enregistrera, au moyen de la plume, sur une bande de papier 8 qui chemine uniformément par l'effet du mouvement d'horlogerie 7.

Dans la figure 47 on a représenté l'hémodromographe de Chauveau combiné avec notre sphygmoscope. Ce dernier, représenté en 2 dans la figure, reçoit la pression du sang dans son ampoule par un tube, muni d'un robinet, qui se détache du tube de l'hémodromographe à peu près en face de l'aiguille enregistrante. Le mouvement recueilli par le sphygmoscope se transmet comme à l'ordinaire à un tambour sphygmographique 5 dont le levier écrit tout à côté de la plume qui enregistre la vitesse du sang.

Toutes ces pièces sont fixées les unes aux autres d'une manière solide par des bandes de métal. Quand le tube est appliqué à l'artère d'un animal, il suffit d'ouvrir le robinet pour obtenir avec les graphiques de la vitesse du sang ceux des variations de la pression de ce liquide.

De remarquables expériences ont été publiées à différentes époques par Chauveau, avec la collaboration de différents physiologistes lyonnais : Bertolus, M. Laroyenne et tout récemment M. Lortet (1).

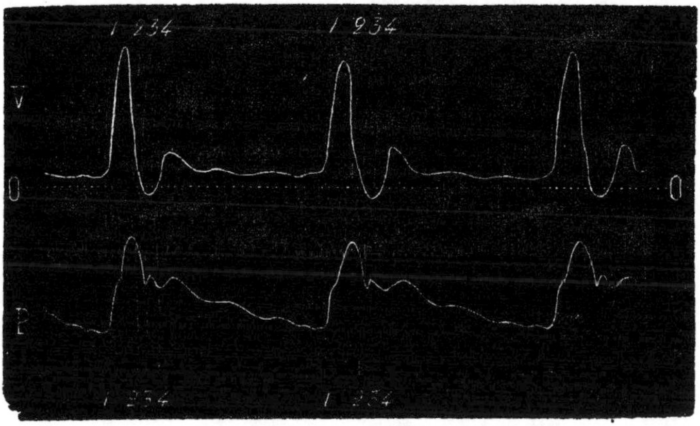

Fig. 48. — Graphiques des variations de la vitesse et de la pression du sang dans la carotide d'un cheval.

Voici des graphiques obtenus au moyen des deux appareils combinés. Dans la figure 48, la ligne V représente la courbe de la vitesse du sang, et la ligne P la courbe de la pression artérielle, c'est-à-dire le graphique du pouls. On voit que ces deux courbes sont loin d'être identiques, ce qui prouve que la vitesse et la pression du

(1) C'est à l'excellente thèse de M. Lortet que j'ai emprunté la figure de l'instrument.

sang, bien que produites toutes deux par la même cause initiale, l'action du cœur, sont cependant bien distinctes l'une de l'autre. On peut s'en convaincre en comprimant l'artère au-dessous du point d'application de l'instrument. Le sang cesse de circuler dans le vaisseau et la courbe des vitesses tombe à zéro, pendant que la courbe des pressions, non-seulement continue, mais exagère même l'amplitude de ses oscillations.

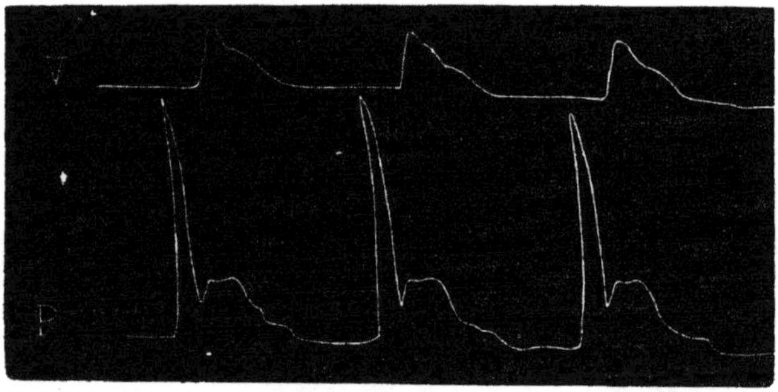

Fig. 49. — Graphiques de la pression du sang dans la carotide d'un cheval sur lequel on a produit une insuffisance aortique.

La figure 49 montre un double graphique obtenu sur un cheval auquel on avait rompu les valvules sigmoïdes de l'aorte. On voit quel énorme changement s'était opéré dans la pression et la vitesse du sang.

Je regrette de ne pouvoir insister sur les intéressantes expériences qui ont été faites à l'aide de cet appareil, l'un de ceux qui promettent les plus importantes découvertes; mais je ne fais ici qu'une énumération rapide des appareils enregistreurs que la biologie possède aujourd'hui.

J'arrive à la description des appareils qui s'appliquent à l'étude des mouvements respiratoires.

Sous le nom de *pneumographe* ou *atmographe* j'ai

décrit un appareil destiné à transmettre à l'enregistreur les mouvements de la respiration (1). Vierordt (2) avait déjà appliqué son sphygmographe à cet usage, mais l'extrême difficulté de l'emploi de cet appareil, la nécessité d'opérer sur un sujet bien immobile, et couché sur le dos, empêchait les applications de la méthode graphique à l'étude des mouvements respiratoires de se généraliser comme elles le méritaient. La disposition que j'emploie peut s'appliquer à l'homme ou à un animal sans gêner en rien ses mouvements.

Je me sers d'une ceinture qui, en un point de sa longueur, présente un petit *cylindre élastique* représenté figure 50.

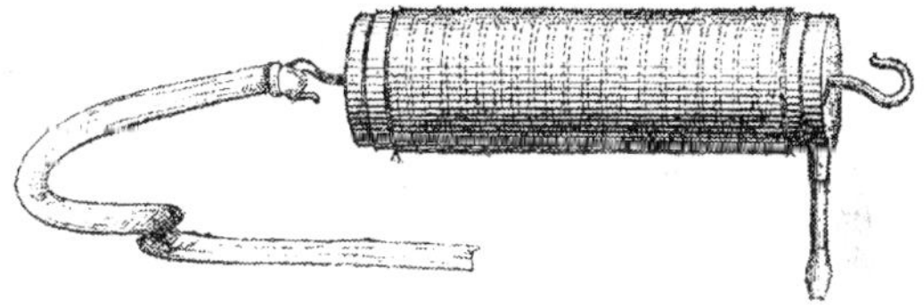

FIG. 50. — Cylindre élastique transmettant au polygraphe les mouvements respiratoires

Ce cylindre se compose d'un ressort à boudin enveloppé d'un tube de caoutchouc mince. Aux deux extrémités sont des rondelles de métal sur lesquelles le caoutchouc est lié circulairement. Chacune de ces rondelles porte à son centre un crochet auquel se fixent les bouts de la ceinture. Enfin, un tube latéral met l'intérieur de cet appareil en communication avec le polygraphe.

(1) Voy. *Journal de l'anatomie et de la physiologie*, 1865, p. 426.

(2) Vierordt et G. Ludwig, *Beiträge zur Lehre von den Athembewegungen* (*Arch. für physiologische Heilkunde*, 1855, p. 253).

Lorsque cette ceinture est appliquée autour de la poitrine, les mouvements de la respiration tendent et détendent alternativement le cylindre élastique, ce qui produit à l'intérieur de celui-ci des raréfactions et des condensations de l'air. Ces mouvements se transmettent à l'enregistreur comme dans les appareils déjà connus. On obtient alors le graphique suivant qui exprime la forme la plus ordinaire des mouvements respiratoires.

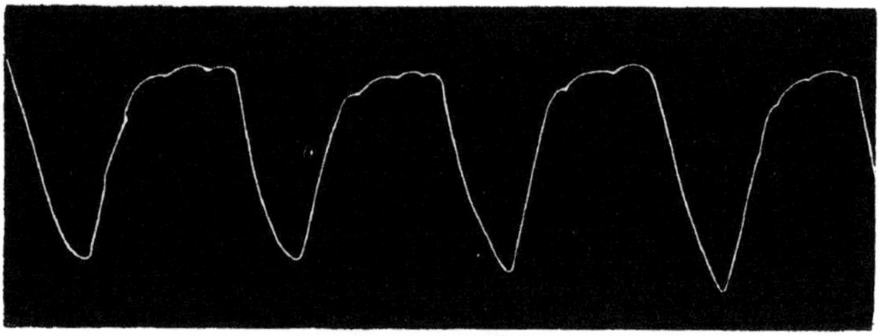

FIG. 51. — Tracé normal des mouvements respiratoires chez l'homme.

L'expérimentation m'a montré que la forme graphique des mouvements de la respiration traduit en quelque sorte les conditions mécaniques de la fonction respiratoire; si bien que cette forme varie différemment, suivant qu'un obstacle s'oppose à la pénétration de l'air dans la poitrine ou à son expulsion au dehors.

Le pneumographe que je viens de décrire traduit graphiquement les mouvements thoraciques, mais n'exprime pas directement ceux de l'air alternativement inspiré et expiré. Pour obtenir le graphique des mouvements de l'air respiré, j'ai recouru à d'autres moyens.

La première méthode consiste à respirer à travers un large tube qu'on adapte à l'orifice d'un tonneau ou d'un grand réservoir métallique bien clos. On met l'intérieur de ce réservoir en communication avec le tube d'un appareil enregistreur. Alors, sous l'influence de la respiration, il se produit des alternatives de raréfaction et de compression de l'air du réservoir, et ces changements s'enregistrent sur le polygraphe absolument comme dans l'emploi du cylindre élastique.

D'autres fois, j'ai enregistré les changements de volume que fait éprouver à un animal l'acte de la respiration.

On place un lapin sous une cloche et l'on adapte à ses voies respiratoires un large tube de caoutchouc qui se rend hors de la cloche en passant par une ouverture de celle-ci. L'orifice qui livre passage au tube doit être bien luté. Avec cette disposition, l'animal respire aux dépens de l'air extérieur, et celui de la cloche est alternativement comprimé ou dilaté suivant que la poitrine de l'animal se dilate ou se resserre. Il suffit alors de faire communiquer la cloche qui contient l'animal avec le tube qui se rend au polygraphe, celui-ci inscrit les changements de volume de l'animal, et par conséquent les volumes de l'air qu'il inspire ou qu'il expire. Cette méthode fournit d'excellents résultats sur les animaux de petite taille, auxquels il serait difficile d'appliquer les autres appareils.

Enfin, j'ai cherché à construire un *myographe* qui fournît une expression aussi parfaite que possible des mouvements produits par les muscles, et à rendre cet instrument applicable en produisant le moins possible de mutilations.

Je vous ai dit, à propos du myographe de Helmholtz, que cet ingénieux appareil, qui devait introduire dans l'étude des phénomènes musculaires une précision jusqu'alors inconnue, présentait cependant un défaut capital dans sa construction. Ce défaut, c'était sa masse trop considérable et le poids dont le muscle était chargé.

Le myographe de Helmholtz était construit sur le principe du sphygmographe de Vierordt; j'essayai d'en construire un sur le principe de mon sphygmographe, c'est-à-dire de donner au levier enregistreur une grande légèreté et de remplacer par un ressort le poids qui, dans l'appareil de Helmholtz, résistait à la traction des muscles. Voici le myographe que j'ai construit sur ces données (fig. 52).

Sur une planchette de liége est fixée, au moyen de fortes épingles, une grenouille vivante à laquelle on a coupé la moelle épinière. Le tendon d'un gastrocnémien est mis à nu, et lié par un fil de fer très-fin au levier de l'enregistreur qui porte un petit crochet pour cet usage. Ce crochet glisse sur le levier, et suivant qu'on l'approche ou qu'on l'éloigne du centre du mouvement, permet d'obtenir une amplification plus ou moins grande des mouvements musculaires qui seront enregistrés. En arrière du levier, et sur son prolongement est une lame élastique qui appuie sur un excentrique de réglage et permet, suivant qu'elle est plus ou moins tendue, d'opposer à l'effort musculaire une résistance élastique variable.

L'ensemble de cet appareil est situé dans un plan horizontal; c'est dans ce plan que se font les oscillations du levier sous l'influence des contractions du muscle de la grenouille. Un cylindre enfumé tourne autour d'un axe horizontal aussi et reçoit les graphiques de ce mouvement. Enfin, le support vertical qui porte le myographe est placé sur un chariot qui se meut sur un chemin de

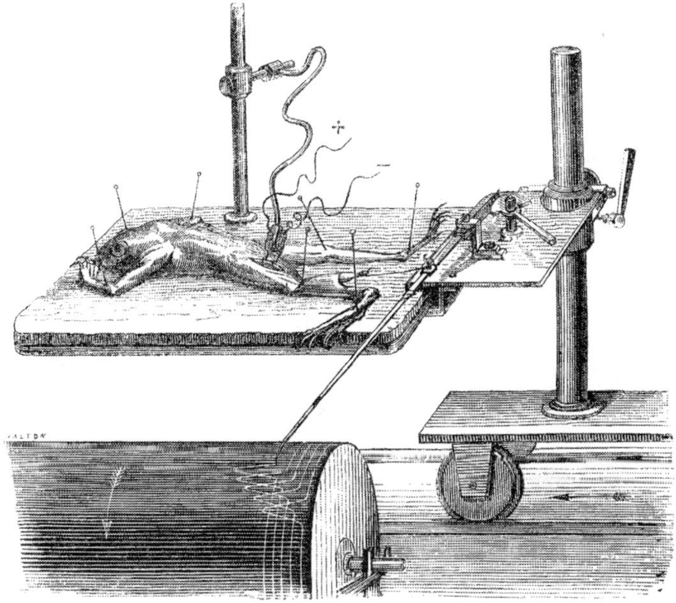

FIG. 52. — Myographe simple à ressort.

fer parallèlement à l'axe du cylindre. Cette disposition permet d'obtenir des graphiques de très-longue durée. En effet, dans l'immobilité du muscle, le levier du myographe écrit autour du cylindre une hélice d'un pas plus ou moins serré, suivant le rapport de la translation de l'appareil avec la rotation du cylindre. C'est à cette hélice, comme abscisse, que doivent se rapporter chacune des courbes tracées par l'appareil sous l'influence des mouvements de la grenouille.

Un excitateur électrique, appliqué au nerf sciatique de la patte qui est attachée au levier, provoque au moyen de courants d'induction ou de courants galvaniques des mouvements qui seront enregistrés.

Vous verrez plus tard, à propos de l'étude spéciale de l'acte musculaire, comment j'ai pu enregistrer sans mutilation d'animaux les mouvements qui se passent dans les muscles, et transporter, au besoin, à la physiologie humaine des études qui exigeaient auparavant des vivisections.

J'ai essayé dans cette revue rapide de vous faire connaître les principaux appareils qui servent à enregistrer les mouvements si variés dont l'organisme vivant est le siége. Je vous montrerai, dans la prochaine séance, d'autres appareils enregistreurs qui traduisent par des courbes, non plus des mouvements véritables comme ceux que nous avons vus jusqu'ici, mais des changements d'état qui, par certains artifices, peuvent être traduits en mouvements et, sous cette forme, deviennent susceptibles de mesures très-exactes.

NEUVIÈME LEÇON.

Des appareils enregistreurs en biologie (suite).

Thermographe : appareil enregistreur des températures. — Manomètre enregistrant les pressions moyennes. — Balance et aréomètre enregistrant les changements de poids.

Messieurs,

Les appareils que vous avez vus dans la précédente séance sont destinés à enregistrer des mouvements proprement dits : des déplacements d'organes que l'œil ne perçoit pas ou qu'il apprécie mal. Il existe, vous le savez, bien d'autres phénomènes susceptibles d'être enregistrés, la météorologie nous fournit des exemples de notation graphique des changements qui surviennent dans la température, dans la pression barométrique, etc. J'ai pensé qu'il serait utile de construire pour les besoins de la physiologie des appareils analogues traduisant, sous forme d'un graphique continu, les changements qui surviennent dans la température animale, dans la pression des liquides ou des gaz de l'organisme, et même dans le poids absolu d'un animal mis en expérience.

Les appareils répondant à ces différents besoins sont : le *thermographe* ou enregistreur des températures, le *manomètre enregistreur* et la *balance enregistrante*.

Le *thermographe* présente sur les thermomètres ordinaires cette grande supériorité, qu'il permet de suivre avec exactitude les variations qui surviennent, à chaque instant, dans la température d'une ou de plusieurs parties du corps d'un animal. L'emploi du thermomètre, et la notation des indications de cet instrument à intervalles réguliers et très-courts, permettraient sans doute de construire une courbe assez fidèle des variations de la température d'un point du corps pendant un certain temps. Mais ceux qui ont tenté de semblables expériences savent combien elles sont difficiles à exécuter. S'il fallait observer à la fois les variations de la température de deux points, ces difficultés augmenteraient encore; il faudrait plusieurs aides très-attentifs pour suffire aux exigences de ces notations multiples. Or, plus on s'occupe des problèmes relatifs à la température animale, plus on voit qu'il est nécessaire d'observer l'état de cette température en plusieurs points à la fois. Cette méthode d'exploration simultanée permet de constater certaines variations antagonistes de la température centrale et de la température périphérique; l'une d'elles s'élève tandis que l'autre s'abaisse.

Le thermographe se compose de deux parties distinctes : Une boule de thermomètre à air et un appareil à levier qui enregistre les effets de la température sur l'air de la boule thermométrique. Deux ou plusieurs thermographes peuvent être employés à la fois : la boule de chacun sert à explorer la température d'un point particulier, tandis que les enregistreurs, superposés les uns aux autres, comme les leviers du cardiographe (fig. 36), expriment chacun, à chaque instant, l'état de la température qui agit sur lui.

La figure 53 représente un thermographe simple. La boule thermométrique plonge dans un vase plein d'eau dont la température est alternativement élevée et abaissée. De cette boule, part un tube capillaire de cuivre recuit qui se porte à l'appareil enregistreur, mais auparavant se fixe, par une pièce à frottement, sur un tube en U fortement scellé sur un pied de plomb.

On peut, grâce à cette masse pesante qui fixe solidement la partie moyenne du tube thermométrique, manier en tous sens la boule de l'appareil, la porter en toutes directions sans ébranler les pièces délicates qui constituent le reste de la machine.

L'appareil enregistreur est ainsi constitué. Un tube de verre, fermé à la lampe par l'une de ses extrémités, est courbé en demi-cercle et fixé sur une roue légère et bien équilibrée. Le centre de courbure du tube de verre coïncide avec l'axe de la roue. Si l'on place alors le tube de verre de telle sorte que le milieu de la convexité de l'arc qu'il décrit soit tourné en bas, et si l'on y introduit une petite quantité de mercure, cet index métallique partage la cavité du tube en deux chambres, l'une close, du côté où le tube est fermé, l'autre communiquant librement avec l'extérieur par l'extrémité ouverte du tube.

Supposons maintenant que l'air de la chambre close vienne à augmenter de volume, l'index de mercure sera poussé vers l'orifice ouvert du tube. Mais, par son poids même, cet index tend à occuper la partie inférieure de ce système équilibré; il en résultera une rotation du tube

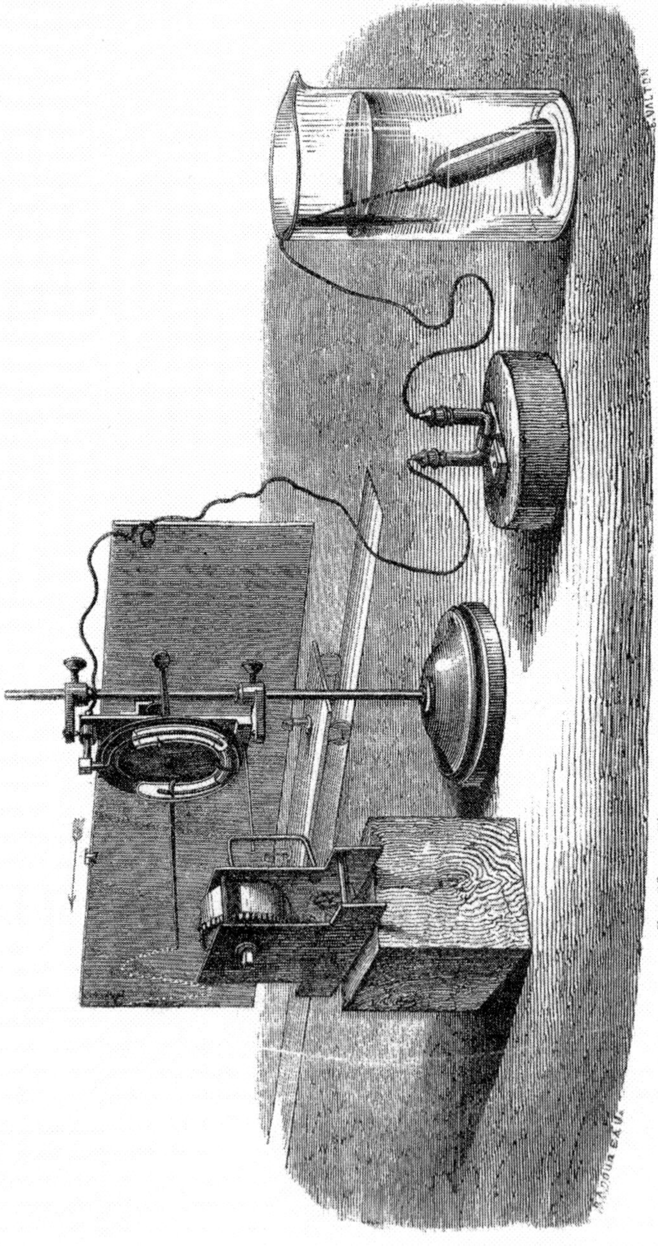

Fig. 53. — Thermographe ou appareil enregistrant les variations de la température.

autour de son axe de suspension, et en réalité on verra l'index rester immobile pendant que l'appareil tournera. Plaçons perpendiculairement sur l'axe une longue aiguille équilibrée; celle-ci amplifiera en raison de sa longueur la rotation imprimée à l'axe; elle pourra par sa pointe tracer sur une glace enfumée qui chemine à côté d'elle les oscillations qu'elle décrit.

Reste à faire communiquer la chambre close avec la boule du thermomètre à air. Pour cela, le tube capillaire qui communique avec l'intérieur de la boule thermométrique par l'une de ses extrémités reçoit à l'autre extrémité une courbure semblable à celle du tube de verre dans lequel on l'introduit en lui faisant traverser l'index de mercure (1) jusqu'à ce que son ouverture arrive dans la chambre close.

L'appareil étant ainsi disposé, si l'on chauffe avec la main la boule du thermomètre à air, on voit la chambre close recevoir l'air expulsé de la boule et prendre une plus grande étendue, l'appareil tourner sur son axe et l'aiguille s'élever, tandis que le mercure reste dans sa position déclive. Si l'on plonge dans l'eau froide la boule du thermomètre, l'air se condense dans cette boule et aspire celui de la chambre close, ce qui produit une rotation en sens inverse de l'appareil et un abaissement de l'aiguille.

Lorsqu'on emploie cet instrument, on place la boule du thermographe dans la cavité dont on veut explorer

(1) Pour cette partie qui traverse l'index de mercure il faut prendre un tube de fer très-fin, tous les autres métaux seraient promptement amalgamés.

les variations de température, et l'on rompt la continuité du tube de transmission au niveau de l'une des branches du tube en U. L'air de la boule thermométrique se trouve ainsi en communication avec l'extérieur, et se dilate librement, en se mettant en équilibre de température avec la cavité explorée. Lorsque cet équilibre est atteint, on rétablit la continuité du tube après avoir mis au zéro l'aiguille de l'enregistreur. A partir de ce moment, tout changement de température agissant sur la boule se traduit par un mouvement de l'aiguille. Lorsque l'expérience est terminée, si l'on veut connaître la valeur absolue des indications de la courbe, on cherche d'abord, avec un thermomètre à mercure, quel est le degré de chaleur qu'il faut appliquer à la boule thermométrique pour amener l'aiguille à la position initiale (ou zéro arbitraire). On évalue aussi, avec le même étalon, les différentes oscillations de l'aiguille, en cherchant quelle élévation ou quel abaissement de température produit des oscillations semblables (1).

Le principe sur lequel est basée la construction de mon thermographe consiste dans l'équilibre constant de cet appareil autour de son index de mercure. Il s'ensuit que l'aiguille de l'instrument n'a pour ainsi dire aucune force motrice disponible, et qu'elle ne saurait tracer des graphiques sur une surface qui lui présenterait quelque résistance de frottements. Une glace enfumée qui, pour les

(1) Il suffit de faire une fois pour toutes la graduation expérimentale de l'instrument pour savoir à quel changement de température correspond l'élévation ou l'abaissement des graphiques obtenus avec cet appareil dans toutes les expériences ultérieures.

enregistreurs ordinaires, n'offre qu'une résistance de frottements insignifiante, aurait pour le thermographe une résistance trop grande encore. J'ai dû, pour obtenir des graphiques, recourir au moyen suivant.

Le support vertical qui porte l'appareil à levier pivote sur lui-même, de telle sorte que l'aiguille indicatrice exécute des oscillations transversales dans lesquelles sa pointe va battre contre la surface enfumée et y laisse un point blanc à chacun de ses contacts. Si les oscillations de l'aiguille se renouvellent assez fréquemment, et si la plaque enfumée chemine avec lenteur, les points tracés se trouvent au contact les uns des autres et forment une ligne continue qui s'élève ou s'abaisse suivant les mouvements de l'aiguille dans le plan vertical.

On conçoit que dans ces conditions, la tendance de l'appareil à prendre son équilibre n'est entravée que pendant les instants très-courts qui correspondent au pointage, et que, pendant tout le reste de ses oscillations transversales, l'aiguille est entièrement libre dans ses mouvements.

Pour obtenir ces oscillations transversales qui produisent le pointage, j'emploie un petit mouvement d'horlogerie qui, dans la figure 53, est représenté au premier plan, supporté par une pièce de bois. Cet appareil fait mouvoir alternativement à droite et à gauche un petit cadre de fil de fer qui vient battre contre une petite tige perpendiculairement implantée dans le support pivotant de l'appareil. Toutes les dix secondes, une impulsion est ainsi donnée au support qui pivote sur lui-même, amène l'aiguille au contact de la plaque et se retire par l'effet d'un léger ressort (1). Les petits ébranlements communiqués ainsi au thermographe ont une influence favorable sur la marche de l'instrument, en ce qu'ils assurent son équilibre autour de l'index de mercure et régularisent les mouvements de cet index. C'est ainsi que lorsqu'on veut consulter un baromètre à mercure, on frappe légèrement sur cet instrument pour que le mercure prenne exactement son niveau.

Une condition indispensable pour que le thermographe fournisse des indications exactes, c'est que l'air soit hermétiquement emprisonné dans l'intérieur de l'instrument. Si les joints qui unissent les différentes pièces permettent la moindre fuite, l'air s'échappera au dehors lorsque la boule thermométrique sera échauffée, ou bien, si elle est refroidie, il se fera une rentrée de l'air extérieur dans l'appareil. Dans l'un comme dans l'autre cas, les indications du graphique seront faussées. Il est donc indispensable de vérifier l'occlusion des différents points de l'appareil avant de s'en servir.

Pour cela, on charge d'un léger poids l'aiguille indicatrice; celle-ci s'abaisse d'un certain nombre de degrés, puis reste fixe si les joints sont hermétiques.

Le poids ajouté au levier, en faisant tourner l'appareil, a comprimé l'air contenu dans ses différentes cavités, jusqu'à ce que la force élastique de cet air soit suffisante pour soutenir l'index de mercure dans une position où il fait

(1) Les mouvements destinés au pointage ne doivent pas être trop rapides, sans quoi l'aiguille, oscillant transversalement avec trop de vitesse, tendrait par la force centrifuge à se rapprocher du zéro, c'est-à-dire de la position horizontale.

équilibre au poids additionnel. Admettons la moindre fuite, l'air comprimé s'échappera et sa tension baissant, l'aiguille chargée s'abaissera elle-même indéfiniment. La vitesse avec laquelle l'aiguille descend dans ces conditions indique l'importance de la fuite (1).

Réglage de la sensibilité du thermographe. — On peut modifier de différentes manières la sensibilité de l'instrument : 1° en changeant le diamètre ou le rayon de courbure du tube de verre qui contient l'index de mercure; 2° en adaptant à l'instrument des boules thermométriques de volume variable.

Si l'on réduit le diamètre du tube de verre qui contient l'index de mercure, il est évident que la quantité d'air nécessaire pour faire parcourir à l'index un certain trajet sera moindre que si le tube était large. Dès lors, la dilatation de l'air produite par un certain échauffement de la boule thermométrique se traduira par un plus grand parcours de l'aiguille si le tube employé est étroit.

Une pareille augmentation de la sensibilité pourra être obtenue si l'on diminue le rayon de courbure du tube de verre employé. Dans ce cas, un même échauffement de la boule thermométrique fera parcourir à l'index de mer-

(1) Le thermographe est en même temps barométrographe ; il est influencé par l'état de la pression atmosphérique, de telle sorte que l'air qui y est renfermé se met sans cesse en équilibre de pression avec l'air ambiant. Une augmentation de la pression atmosphérique devra donc faire baisser l'aiguille indicatrice comme le ferait un refroidissement. La diminution de pression fera élever l'aiguille. Mais ces influences de la pression extérieure sont très-faibles et, de plus, comme elles sont assez lentes à se produire, on peut entièrement les négliger dans une expérience qui ne dure pas trop longtemps.

cure le même trajet linéaire, mais ce trajet représentera sur la petite circonférence un arc d'un plus grand nombre de degrés qui sera reproduit par la course de l'aiguille.

Le moyen le plus usuel de faire varier la sensibilité de l'appareil est de donner à la boule thermométrique un volume plus ou moins grand. On peut ainsi obtenir à volonté une course très-petite ou très-grande de l'aiguille en vissant à l'extrémité du tube de transmission des boules de grosseurs variables; une même température produit alors une augmentation de volume proportionnelle à la quantité d'air sur laquelle elle agit. On peut donc employer le parcours de l'aiguille indicatrice, soit à noter de très-grands écarts de température, soit à apprécier de très-petites fractions d'un seul degré.

Du reste, dans les expériences physiologiques, il faut souvent employer des boules de petit volume, par exemple lorsqu'on veut explorer la température du sang dans les vaisseaux; c'est donc une limite imposée dans la pratique à la sensibilité de l'instrument. Mais, avec des boules allongées, on peut avoir bien assez de volume d'air et par conséquent de sensibilité pour les besoins ordinaires.

Enfin, un inconvénient des grosses boules thermométriques, c'est la lenteur avec laquelle elles s'échauffent; inconvénient bien léger à moins qu'on ne veuille enregistrer, à quelques secondes près, l'instant où se produisent les variations de la température.

Le volume du tube de cuivre qui sert à la transmission de l'air, et la longueur de ce tube, ne sont pas indifférents; il est bon de prendre ce tube aussi fin et aussi court que possible, pour que le volume d'air qu'il contient soit négligeable.

Le manomètre enregistreur. — Vous connaissez déjà le kymographion de Ludwig enregistrant les oscillations d'un manomètre à mercure, mais vous savez aussi que cet appareil est impropre à signaler la *forme* réelle des changements qui surviennent dans la pression du sang à l'intérieur des vaisseaux. En général, tout manomètre déforme les mouvements brusques qui lui sont transmis. J'ai développé ailleurs (1) les raisons qui doivent faire rejeter l'emploi du manomètre pour l'estimation des pressions variables. Mais j'ai indiqué aussi une disposition qui permet d'obtenir avec le manomètre la mesure exacte de la pression moyenne du sang dans les artères Le *manomètre compensateur* présente en bas de la colonne de mercure un rétrécissement qui éteint les oscillations et laisse le niveau de cette colonne sensiblement fixe au point qui exprime la moyenne pression (2).

Un manomètre compensateur qui porterait un flotteur enregistrant, comme celui que Ludwig emploie dans son appareil, donnerait des indications exactes de tous les changements qu'éprouve la pression moyenne du sang dans un vaisseau. Mais pour simplifier l'instrumentation et la réduire aux appareils dont je me sers ordinairement, j'enregistre de la manière suivante les indications du manomètre compensateur. — Si l'on adapte au tube de verre dans lequel s'élève le mercure le tube de caout-

(1) *Physiol. méd. de la circulation du sang*, p. **142**.
(2) Voyez, pour la théorie de cet instrument, *Phys. méd.*, p. 143.

chouc qui se rend au tambour d'un cardiographe ordinaire, il est clair que la colonne de mercure, en s'élevant sous l'influence d'une pression plus forte, chassera devant elle l'air dont elle prendra la place, l'enverra dans le tambour du cardiographe et soulèvera le levier. L'ascension plus ou moins grande de ce levier exprimera, en l'enregistrant, l'augmentation de la pression mesurée par le manomètre. L'inverse se produira, et le levier descendra, si la pression baisse et amène une descente du niveau du mercure.

Toutefois, comme l'élasticité d'une membrane de caoutchouc change avec les différents degrés d'extension de cette membrane, il faut déterminer expérimentalement la hauteur à laquelle s'élève le levier sous l'influence de pressions connues. C'est la graduation expérimentale de l'appareil.

On évite cet inconvénient en adaptant au manomètre, non plus le tube de transmission d'un cardiographe, mais celui d'un thermographe, appareil qui, pour des déplacements égaux du niveau manométrique, donne des mouvements égaux de l'aiguille enregistrante.

Quelle que soit la disposition employée, on peut régler à volonté la sensibilité du manomètre enregistreur et cela de plusieurs manières différentes.

1° En employant des tubes manométriques de différents diamètres. Une égale ascension du mercure déplacera un volume d'air proportionnel au carré du diamètre de l'instrument.

2° En employant des liquides de différentes densités pour la construction de l'appareil. Un manomètre à eau donne des indications 13 fois plus grandes qu'un manomètre à mercure (1).

3° Enfin, en inclinant le manomètre, on accroît à volonté la sensibilité de l'instrument, car c'est la hauteur verticale du niveau du mercure au-dessus de celui du réservoir qui exprime la pression mesurée ; et cette hauteur verticale se traduira par une longueur plus grande de la colonne de mercure si celle-ci est inclinée. Or comme le mouvement de l'aiguille indicatrice croît avec le parcours de la colonne manométrique, on peut conclure que tous les degrés de sensibilité pourront être donnés, suivant le besoin, au manomètre enregistreur, suivant qu'on inclinera plus ou moins la colonne de l'instrument.

De la balance enregistrante. — Le changement de poids d'un corps peut être traduit en mouvement au moyen de certains artifices.

Prenons par exemple un aréomètre à volume variable et plongeons-le dans l'eau. Au-dessus de l'instrument adaptons une capsule à large surface, et versons-y un peu d'éther. L'aréomètre plonge d'une certaine quantité sous l'influence de cette surcharge, puis reprend son immobilité; mais sous l'influence de l'évaporation de l'éther vous le voyez bientôt s'élever graduellement et reprendre son niveau primitif lorsque l'éther est com-

(1) Ce rapport des indications des manomètres suivant la nature du liquide employé dans leur construction n'existe que pour les manomètres à air libre, dans le manomètre enregistreur, les indications sont réduites par la résistance élastique de la membrane du tambour, dont il faut tenir compte dans les évaluations absolues.

plément évaporé. Nous pourrions facilement enregistrer le mouvement d'ascension de l'aréomètre et nous aurions ainsi l'expression graphique parfaitement exacte de la vitesse de l'évaporation de l'éther. Nous pourrions accélérer ou ralentir l'ascension de la courbe en élevant ou en abaissant la température ambiante; en créant un courant d'air plus ou moins rapide qui accélère plus ou moins cette évaporation.

Un sel déliquescent placé dans la capsule de l'aréomètre donnerait lieu au mouvement inverse; il ferait plonger l'instrument d'autant plus vite que l'humidité de l'air lui céderait une plus grande quantité d'eau. — On peut varier de mainte façon les expériences de ce genre et enregistrer le mouvement par lequel un corps gagne ou perd de son poids.

Un animal placé dans les mêmes conditions, c'est-à-dire supporté par un aréomètre de grandes dimensions pourrait traduire graphiquement la perte de poids qu'il subit par le fait de l'évaporation à la surface pulmonaire et à la surface cutanée. On pourrait obtenir ainsi des indications utiles relativement aux diverses influences qui augmentent ou diminuent cette évaporation. Mais une grave difficulté se présente tout d'abord, c'est que les mouvements exécutés par l'animal impriment à l'instrument des oscillations qui dérangent complétement ses indications. Il s'agit donc d'empêcher les mouvements brusques de l'animal de se traduire dans le graphique de l'appareil, et d'enregistrer seulement les changements qui surviennent dans son poids.

Voici une disposition qui satisfait à cette exigence.

L'aréomètre étant immergé dans un long vase cylindrique porte à sa partie inférieure une tige solide sur laquelle sont adaptées une série de rondelles écartées les unes des autres d'un centimètre environ et qui, par leur ensemble, forment une sorte de piston remplissant presque exactement le vase cylindrique. Lorsqu'on cherche à enfoncer brusquement dans l'eau ce piston formé de rondelles, on éprouve une résistance absolue; mais si l'on imprime à ce même piston une impulsion lente, il obéit au moindre effort (1).

On peut alors placer un animal en expérience sur le plateau qui surmonte l'aréomètre, et l'on peut, sans être gêné par les sauts qu'il exécute, obtenir l'indication graphique de la diminution lente de son poids.

Je n'ai pas besoin d'indiquer plus explicitement les autres pièces de l'appareil; rien n'est plus facile que d'enregistrer fidèlement un mouvement aussi graduel que l'émergence de cet aréomètre (2).

J'ai beaucoup insisté sur la disposition de ces enregistreurs qui traduisent en mouvement des phénomènes de

(1) Cette disposition est empruntée à une machine pneumatique imaginée par M. Deleuil. Dans cette machine, le piston remplit presque exactement un corps de pompe de cristal et porte à sa circonférence une série de cannelures circulaires dont chacune, brisant la mince colonne d'air qui tendrait à passer entre le piston et le corps de pompe, rend à peu près imperméable à l'air une jointure qui n'est pas hermétique.

(2) On peut, en donnant à la partie de l'appareil qui émerge graduellement un diamètre approprié, disposer les choses de telle sorte qu'une émergence de 1 centimètre de hauteur exprime la perte du poids de 1 centimètre cube d'eau. Les indications graphiques correspondent alors exactement à l'évaporation produite par la transpiration de l'animal et se lisent directement sans réduction.

diverses natures; si j'ai plus longuement décrit ces appareils, c'est que vous aurez souvent l'occasion de voir fonctionner ici les enregistreurs du mouvement proprement dit, tandis que je n'aurai pas à faire usage des autres dans ces leçons. Je tenais beaucoup, en exposant devant vous l'état actuel de la méthode graphique, à vous montrer que son domaine, est bien plus étendu qu'on ne pourrait le croire tout d'abord; et s'il est vrai que cette méthode nous fournit l'expression la plus parfaite des phénomènes à l'étude desquels elle s'applique, nous devons chercher à étendre de plus en plus son emploi.

DIXIÈME LEÇON.

Contrôle des appareils enregistreurs.

Principes généraux qui président à la construction des appareils enregistreurs; causes d'erreur qu'il faut éviter. — Importance de l'uniformité du mouvement d'horlogerie. — Influences qui peuvent déformer le mouvement transmis à l'appareil : inertie, élasticité, frottements. — Vérification expérimentale des appareils. — Procédé de Donders pour vérifier les enregistreurs.

Messieurs,

En faisant passer sous vos yeux tous ces appareils enregistreurs que nous aurons à employer plus tard, je n'ai pu vous exposer avec des détails suffisants la fonction de chacun d'eux; je n'ai prétendu faire qu'une énumération rapide des ressources dont nous pourrons disposer. Aussi lorsque vous m'avez entendu contester la valeur des premiers appareils enregistreurs introduits en biologie et accuser d'inexactitude les tracés de ces instruments, vous avez dû vous demander à vous-mêmes si les appareils que je propose à mon tour ne sont pas passibles du même reproche. Cette objection me semblerait d'autant plus naturelle qu'elle s'est déjà produite le jour où j'ai soumis à l'appréciation des biologistes le premier de mes appareils enregistreurs, mon sphygmographe. De longues controverses s'élevèrent, ce qui prouve que l'importance de cet instrument fut généralement comprise. Quels regrets, en effet, ne devrait-on pas avoir si à la fin d'un long travail entrepris au moyen d'un appareil, on s'apercevait trop tard que tous les résultats obtenus sont faux par suite de l'imperfection de l'appareil employé. Je dois donc vous fournir la preuve de l'exactitude des tracés fournis par les instruments que je viens de décrire, ou du moins, vous signaler les limites dans lesquelles on peut avoir confiance dans leurs indications.

Malgré leur diversité apparente, la plupart des appareils que vous venez de voir sont établis sur le même principe, les mêmes causes d'erreur ont dû être évitées dans leur construction. Aussi peut-on formuler certaines règles générales, signaler certaines conditions auxquelles doit satisfaire un bon appareil. Ces notions générales ont d'autant plus d'importance qu'elles permettront au besoin de construire avec moins de tâtonnements des enregistreurs applicables à de nouvelles recherches.

Enfin, comme les considérations théoriques relatives aux conditions générales d'un bon enregistreur sont assez complexes et n'entraîneraient peut-être pas votre conviction, j'aurai soin de soumettre chacun des appareils dont nous aurons à nous servir à un contrôle expérimental destiné à rechercher s'il donne de fidèles indications.

Conditions générales auxquelles doit satisfaire un bon appareil enregistreur. — Causes d'erreur qu'il faut éviter.

A. — Importance de l'uniformité du mouvement de l'appareil d'horlogerie.

Nous avons vu que tout graphique s'engendre par la combinaison de deux mouvements l'un par rapport à l'autre. Dans le système généralement adopté, c'est au mouvement uniforme produit par un bon appareil d'horlogerie que se rapporte le mouvement variable et inconnu que l'on cherche à déterminer. Mais l'uniformité absolue du mouvement par lequel chemine la surface qui reçoit le graphique n'est très-utile que si l'on veut obtenir une mesure très-exacte de la durée des phénomènes. Dans un grand nombre de cas, on ne cherche qu'une expression à peu près exacte de la manière dont le phénomène a varié. Ainsi, lorsqu'on veut déterminer la forme du pouls, de la respiration, des mouvements du cœur, etc., il n'est pas indispensable d'avoir des régulateurs d'une grande précision pour assurer l'uniformité de mouvement.

Vous avez vu d'ailleurs que pour les mesures les plus exactes du temps, on peut employer un appareil quelconque, à la condition de contrôler sa marche au moyen d'un pendule ou d'un diapason enregistreurs qui nous préviennent de la moindre irrégularité du mouvement de l'appareil. Ce n'est donc pas le défaut de régularité de la marche du papier qui doit nous préoccuper beaucoup. La recherche d'un bon régulateur a pour but de simplifier les expériences en nous évitant le contrôle incessant de la vitesse de la machine. Mais la plus grande difficulté à surmonter n'était pas dans ce point.

B. — De l'amplification du mouvement qu'on enregistre, et des dangers de déformer ce mouvement en l'amplifiant.

Presque tous les enregistreurs que je viens de vous montrer sont des appareils à levier tournant. La force motrice dont les effets seront enregistrés, agit plus ou moins près de l'axe de rotation du levier, et comme ce levier est en général assez long, il s'ensuit que son extrémité libre, celle qui porte la plume ou la pointe écrivante, exécute un mouvement beaucoup plus grand que celui qui lui avait été communiqué. Le levier agit donc comme organe d'amplification du mouvement et de plus, en vertu d'une propriété bien connue, il grandit d'autant plus ce mouvement que la force motrice agit plus près de l'axe de rotation.

Ce double avantage de pouvoir amplifier un mouvement trop faible pour être directement perçu, et de l'amplifier plus ou moins suivant le besoin, est tellement précieux qu'il me semble devoir faire préférer l'emploi du levier à toute autre disposition dans la plupart des cas. Je dois vous signaler toutefois un petit inconvénient.

Vous avez vu que dans tous mes appareils le levier est placé dans un plan à peu près parallèle à celui du papier qui reçoit le tracé; il en résulte que dans ces mouvements alternatifs d'élévation et d'abaissement, la pointe écrivante ne trace pas sur le papier immobile une droite perpendiculaire à l'abscisse, mais qu'elle décrit un arc de cercle qui a pour rayon la longueur du levier lui-même.

Si le graphique a une faible amplitude, cet arc de cercle est négligeable, mais il n'en est plus de même quand le levier exécute de grandes oscillations. Le graphique est alors déformé et doit subir une correction si l'on veut connaître la forme absolue du mouvement enregistré. Soit (fig. 54) un graphique obtenu au moyen d'un levier de longueur telle qu'il décrive sur le papier immobile l'arc de cercle. Cet arc devrait correspondre à une perpendiculaire à l'abscisse. Tous les points de la courbe devront être reportés vers la gauche d'une quantité égale à celle dont la verticale s'éloigne de l'arc de cercle au niveau de chacun de ces points.

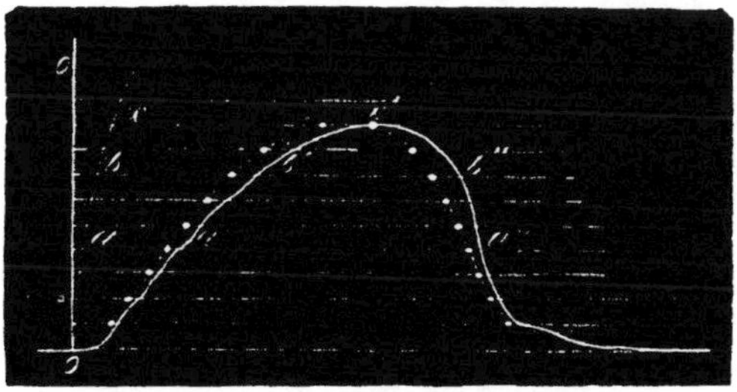

Fig. 54. — Correction de l'arc de cercle dans un graphique.

Pour éviter, dans la pratique, de recourir à ces corrections lorsqu'on veut obtenir des graphiques d'une grande étendue, on renonce à amplifier directement le mouvement et l'on enregistre avec une faible amplitude, sur une plaque de verre enfumée à marche lente, le phénomène qu'on veut analyser. Dans ce graphique de petites dimensions, la déformation est à peu près nulle, car l'arc de cercle décrit par le levier se confond sensiblement avec la verticale.

Plaçons au foyer d'un mégascope cette petite image; elle sera projetée sur un écran dans des dimensions très-grandes et l'on pourra, en suivant au crayon tous les contours de ce graphique lumineux, obtenir une figure amplifiée d'une fidélité parfaite. Ce moyen est précieux lorsqu'on veut soumettre la courbe d'un phénomène à l'analyse géométrique.

La figure 55 représente mon *polygraphe à projection ;* c'est un appareil enregistreur qui trace son graphique

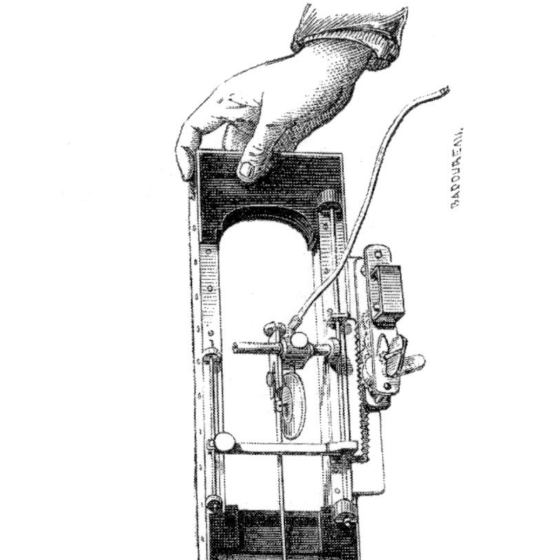

FIG. 55. — Polygraphe à projection. — L'appareil est représenté au moment où on le retire du mégascope à lumière électrique dans lequel il a tracé des graphiques de mouvements qui lui étaient transmis d'une distance de 15 mètres au moyen d'un tube de caoutchouc. On voyait les graphiques se former en traits lumineux sur l'écran. Ces figures étaient amplifiées environ à 30 diamètres.

sur une plaque de verre enfumée placée au foyer d'un mégascope à lumière électrique. Au moyen de cet appareil, j'ai pu projeter sur un écran les graphiques des mouvements respiratoires, des battements du cœur, des contractions musculaires, etc., au moment même où ces phénomènes se produisaient. Les figures ainsi obtenues n'étaient nullement déformées, quoiqu'elles eussent une dimension de plusieurs décimètres de hauteur.

On peut aussi, en prenant un levier d'une grande longueur, obtenir directement un graphique d'assez grande amplitude, et cependant peu déformé ; mais ce moyen ne peut être employé que dans un nombre de cas restreint, car il faut une force motrice assez considérable pour soulever ce levier d'une grande longueur.

En somme, la condition générale pour avoir un graphique peu déformé est de ne faire décrire au levier enregistreur que des arcs d'un très-petit nombre de degrés. Dès lors, si le levier au repos est bien parallèle à la ligne des abscisses, les petits arcs qu'il décrira se confondront sensiblement avec des lignes verticales et la figure obtenue sera fidèle.

C. — Danger de la déformation du mouvement par la vitesse acquise du levier enregistreur.

Toute masse pesante sur laquelle agit une force prend une vitesse qu'elle conservera jusqu'à ce que des résistances étrangères viennent la lui enlever : c'est là un des effets de l'*inertie* de la matière. C'est en vertu de cette *vitesse acquise* que les projectiles parcourent de longues distances sous l'influence d'une force qui n'a agi que dans une courte étendue de leurs parcours. La quantité de mouvement que possède le corps ainsi lancé est égale à la masse de ce corps multipliée par le carré de sa vitesse. Ainsi, lorsque le levier d'un enregistreur est soulevé brusquement, il tend à s'élever encore lorsque la force qui le poussait a cessé d'agir. Mais le mouvement que ce levier possède est en général bientôt détruit par les résistances de frottement de la plume sur la surface du papier.

Pour s'opposer à cette cause de déformation, il faut : ou bien réduire autant que possible la quantité de mouvement que le levier pourra prendre, ce qui se fait en diminuant soit sa masse, soit l'amplitude de ses excursions, ou bien augmenter les frottements de la plume sur le papier, afin d'éteindre dans des résistances suffisantes la vitesse acquise du levier.

C'est pour cela que je donne au levier de mes enregistreurs une légèreté extrême, particulièrement dans le voisinage de leur extrémité libre (1), c'est-à-dire dans les points qui se meuvent avec la plus grande vitesse.

Donders a observé, en vérifiant les indications de mes instruments, que si les mouvements enregistrés sont très-brusques, et si le tracé présente la cause d'erreur que je viens de signaler, il suffit de faire appuyer la plume plus fortement contre le papier pour rendre au

(1) La vitesse acquise par une masse en mouvement est égale à $M V^2$, c'est-à-dire au produit de cette masse multipliée par le carré de sa vitesse. On peut supposer théoriquement que la masse soit située tellement près de l'axe du levier que sa vitesse soit nulle, même dans les plus rapides mouvements de la plume du levier. Dans ces cas, quelle que soit la masse, le produit $M V^2$, ou la vitesse acquise, sera nul. On peut donc, en pratique, employer un poids au lieu du ressort que je propose, mais ce poids devra être extrêmement considérable et situé très-près de l'axe du levier.

graphique sa précision, et permettre à l'instrument de se prêter à l'étude de mouvements très-rapides.

Dans la construction des appareils, j'ai cherché à parer à cet inconvénient au moyen de dispositions particulières. Dans certains cas, j'applique sur le levier un petit ressort dont la pression s'oppose aux effets de la vitesse acquise, cette disposition existe dans mon sphygmographe. D'autres fois, comme dans mon polygraphe, je rends le levier entièrement solidaire des mouvements de la membrane qui le soulève, ce qui produit le même résultat que la disposition précédente.

Quelle que soit la construction adoptée, les enregistreurs sont à peu près tous bons lorsqu'il s'agit de traduire par un graphique un mouvement qui n'est pas trop rapide. Les mouvements respiratoires, par exemple, sont faciles à enregistrer fidèlement; mais il faut déjà plus de précautions pour obtenir la courbe exacte des battements du cœur ou des artères; enfin il est extrêmement difficile d'éviter entièrement les effets de la vitesse acquise du levier lorsqu'on enregistre les mouvements extrêmement brusques que produisent les muscles de certains animaux.

En présence de ces difficultés, il est important d'avoir un moyen de reconnaître si un graphique présente ou non la déformation dont je viens de parler. Voici le moyen que j'emploie pour vérifier expérimentalement la valeur des graphiques dont je suspecte l'exactitude.

Il est bien évident que les effets de la vitesse acquise du levier ne peuvent se produire qu'à la fin des périodes d'ascension de la courbe tracée, et que dans ces conditions ils se traduiront par une élévation exagérée des sommets. Soit le graphique (fig. 56), dans lequel les

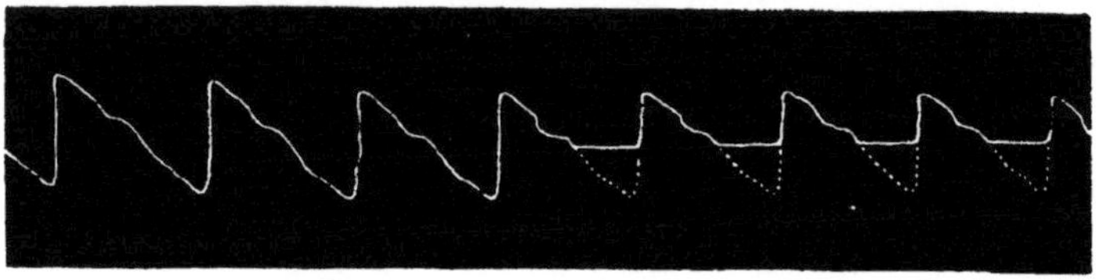

FIG. 56. — Graphique pour vérifier les indications des sphygmographes.

sommets peuvent être accusés de présenter une hauteur exagérée par l'inertie du levier. Il est clair que si j'empêche le levier de parcourir la haute excursion qu'il exécute dans les premiers graphiques, et si je le soutiens à l'aide d'un support, de façon qu'il ne soit plus soulevé que par les derniers efforts de la pulsation du vaisseau, ce levier n'ayant plus à parcourir une course aussi longue ne prendra plus au même degré la vitesse qui déformait la courbe; on verra donc les sommets changer de forme et perdre une partie de la hauteur qu'ils présentaient tout d'abord. Or, vous voyez que le sommet des courbes n'est aucunement modifié lorsque je diminue l'amplitude de l'excursion du levier. Cette expérience montre que le graphique primitif était fidèle. Dans le cas où la forme des sommets serait modifiée lorsqu'on diminue l'amplitude des mouvements du levier, on devrait conclure que le levier était projeté au-dessus du maximum réel, et qu'il y a lieu d'augmenter le frottement de la plume jusqu'à ce que la cause d'erreur ait disparu.

D. — Le graphique peut être déformé par la trop grande lenteur de la descente du levier.

Lorsqu'une masse pesante est abandonnée à elle-même, elle tombe avec une vitesse maximum qui est la même pour tous les corps. Le mouvement d'un corps qui tombe est très-faible dans les premiers instants, et s'accélère graduellement, comme la physique le démontre. Il s'ensuit que le levier d'un enregistreur soulevé par une force, et abandonné subitement à lui-même, ne descendra pas verticalement, mais tracera, dans sa descente, une courbe parabolique. En outre, les frottements de la plume contre le papier pourront ralentir encore cette descente et rendre le graphique plus oblique.

Cet inconvénient de l'emploi d'un levier libre n'existe que dans les cas où le mouvement enregistré cesse très-brusquement. La plupart des phénomènes qu'on enregistre en biologie présentent dans leur phase de déclin une assez grande lenteur pour que la chute du levier ne retarde jamais sur la décroissance de la force enregistrée. Toutefois, dans certains mouvements musculaires, on observe des périodes de décroissance assez rapides pour devancer les effets de la pesanteur sur le levier, surtout lorsque celui-ci frotte un peu fortement sur la surface qui reçoit le graphique. Il faut donc assurer la descente instantanée du levier enregistreur pour être sûr que la courbe descendante exprime toujours fidèlement la décroissance du mouvement qu'on étudie.

On arrive à ce résultat par l'emploi du même ressort qui nous a servi tout à l'heure à détruire les effets de la vitesse acquise. La pression de ce ressort sur le levier le fait descendre aussitôt que disparaît la force qui l'avait soulevé.

Un effet semblable s'obtient aussi lorsque, dans le polygraphe, la membrane du tambour est solidement articulée avec le levier. C'est alors l'élasticité de cette membrane distendue qui tend à faire redescendre le levier dès que la cause qui le soulevait a disparu.

On peut rechercher expérimentalement si un appareil présente la cause d'erreur que je viens de signaler. Il est facile d'appliquer à cet instrument une force que l'on fait cesser d'une manière soudaine, et de voir si la descente du graphique présente la verticalité qui doit correspondre à la brusquerie du phénomène qu'elle doit exprimer.

E. — Une masse pesante ne prend pas instantanément le mouvement qui lui est transmis par une force élastique.

Vous avez vu, messieurs, que dans les anciens appareils enregistreurs, dans le manomètre de Ludwig, le sphygmographe de Vierordt et même dans le myographe de Helmholtz, la force que l'on veut connaître est appliquée à déplacer des masses assez considérables. Bien que ces masses soient équilibrées, elles n'en présentent pas moins un effet de l'inertie par suite duquel elles ne prennent leur mouvement que d'une manière lente, si la force qui agit sur ces masses est transmise par un intermédiaire élastique. Vous verrez tout à l'heure que c'est la condition dans laquelle agissent la plupart des mouvements dont nous cherchons à enregistrer la forme.

Pour vous convaincre d'abord de l'exactitude de

cette proposition mécanique, prenons une balance pesamment chargée et équilibrée de telle sorte que le moindre poids additionnel la fasse pencher : attachons un fil élastique à l'un des fléaux de cette balance et exerçons une traction brusque sur l'autre extrémité de ce fil. Le mouvement imprimé à la balance n'est pas instantanément produit, mais nous voyons que le fil de caoutchouc s'allonge tout d'abord par l'effet de la traction brusque qu'il subit, et que la balance se meut graduellement par le retrait élastique de ce fil distendu. La forme du mouvement imprimé par la main et celle du mouvement produit par la balance, diffèrent tout à fait l'une de l'autre. Plus la masse à mouvoir sera grande, quoique équilibrée, et plus le fil employé sera facilement extensible, plus nous verrons ces deux mouvements différer l'un de l'autre au point de vue de la forme.

Or, dans la plupart des cas, les enregistreurs physiologiques ne reçoivent le mouvement que par un intermédiaire élastique. Dans le polygraphe, c'est l'air plus ou moins comprimé qui transmet le mouvement ; dans le sphygmographe c'est la pression du sang contenu dans des vaisseaux élastiques qui soulève le levier. Enfin dans le myographe, le muscle lui-même est élastique, et l'on aurait, dans tous ces cas, une déformation du mouvement enregistré, si la force devait agir sur une lourde masse.

Le moyen d'empêcher cette déformation dans tous les cas est de rendre aussi légère que possible la masse à mouvoir. Or vous avez vu quel degré de légèreté extrême j'ai pu donner au levier dans mes appareils tout en respectant la rigidité qui lui est nécessaire.

Cette cause de déformation du graphique n'existe que pour les mouvements brusques; on la trouvait déjà à un haut degré dans l'emploi des appareils que je vous ai signalés, lorsqu'on enregistrait avec eux les phénomènes circulatoires; elle est bien plus prononcée encore dans le graphique des mouvements musculaires.

F. — Dans tout appareil enregistreur, si la masse pesante et équilibrée a son point de suspension au-dessus de son centre de gravité, elle tend à osciller et déforme les graphiques par l'effet de ces oscillations.

Cet effet n'intervient pas dans l'emploi des leviers légers ; nous n'aurons donc pas à nous en occuper.

Depuis longtemps, du reste, l'attention des biologistes a été attirée sur cette cause d'erreur dans l'emploi des appareils. Vierordt la signalait déjà dans le kymographion de Ludwig (1).

J'ai cherché moi-même à montrer qu'elle existait aussi dans le sphygmographe de Vierordt (2). Fick (3), Mach (4), puis un grand nombre d'auteurs achevèrent de démontrer l'imperfection des appareils pesants.

Aujourd'hui, les enregistreurs construits d'après les principes que je viens de vous signaler ont été l'objet d'études nombreuses de la part de savants français, ainsi qu'à l'étranger, principalement en Allemagne, en Hollande et en Suisse.

(1) Vierordt, *Arterienpuls.*

(2) *Des causes d'erreur dans l'emploi des instruments pour mesurer la pression sanguine* (*Gaz. méd. de Paris*, 1859, n° 30).

(3) Fick, *Die medicinische Physik*, 1866, p. 146.

(4) E. Mach, *Zur Theorie der Pulswellenzeichner Kais. Akad. der Wissenschaften.* Wien, 1862.

Je puis donc m'appuyer sur l'autorité des physiciens les plus éminents pour soutenir les idées que je viens d'émettre relativement aux conditions générales d'une bonne construction pour un appareil enregistreur.

Contrôle expérimental des appareils enregistreurs. — Le contrôle expérimental des appareils enregistreurs consiste à leur appliquer un mouvement de forme connue et à rechercher si le graphique exprime fidèlement cette forme. C'est à cette méthode générale que se rattachent les expériences instituées pour la vérification de mon sphygmographe par les professeurs Mach, à Vienne; Czermak, à Pesth (1); Donders (2) et le docteur Rives, à Utrecht; Koschlakoff (3), à Berlin, etc. C'est la seule méthode rigoureuse de vérification.

Toutefois, on pouvait déjà acquérir une notion probable de l'exactitude de ces appareils en les contrôlant les uns par les autres, c'est-à-dire en faisant enregistrer un même mouvement par deux appareils différents. C'est ainsi que Chauveau et moi nous avons procédé pour vérifier les indications du sphygmoscope (voy. fig. 43), et constaté que cet instrument, inscrivant le pouls d'une artère, fournit un graphique identique avec celui que donne le sphygmographe appliqué sur ce vaisseau. D'autre part,

(1) Czermak, *Sphygmische Studien. — Mittheilungen aus dem physiol. Privat-laboratorium in Prag*, 1864.

(2) W. Rive, *De Sphygmograaph en de sphygmographische Curvên*, Utrecht, 1866.

(2) Koschlakoff, *Untersuchungen über den Puls mit Hulfe der Marey'schen Sphygmographen* (*Virchow's Arch. für path. Anat. und Physiol.*, XXX Bd.)

le professeur Fick (de Zurich) a contrôlé mon sphygmographe au moyen de son appareil qu'il nomme *Federkymographion* (voy. fig. 44) et a obtenu des graphiques semblables avec les deux instrunents.

De toutes les expériences faites en vue de contrôler la valeur de mes appareils, les plus parfaites sont celles de Donders; je vais les répéter devant vous.

Il s'agit, avons-nous dit, d'appliquer à un enregistreur un mouvement bien connu et de voir si l'appareil le traduit fidèlement. Pour cela, Donders se sert d'un excentrique qui tourne avec une vitesse connue. Cet excentrique (fig. 57) soulève directement la courte branche d'un levier enregistreur coudé qui, fortement maintenu par un ressort antagoniste, devra suivre et retracer fidèlement toutes les sinuosités de l'excentrique. Les mouvements de ce levier agissent à leur tour sur l'appareil enregistreur que l'on veut contrôler. Dans la figure, ils font mouvoir la membrane du premier tambour d'un polygraphe. Le mouvement, transmis par le tube au deuxième tambour et au levier enregistreur, viendra s'écrire sur un cylindre (1), immédiatement au-dessus du graphique tracé par le premier levier.

Comme c'est le mouvement même du premier levier qui est appliqué au polygraphe, celui-ci devra répéter fidèlement le premier graphique, à moins de déformer en quelque chose le mouvement qu'il a reçu. Il faut donc que les deux graphiques présentent une identité parfaite.

Or, on voit que plus le mouvement de l'excentrique est

(1) Dans la figure 57 le cylindre tourne verticalement au moyen d'un régulateur Foucault couché sur le côté.

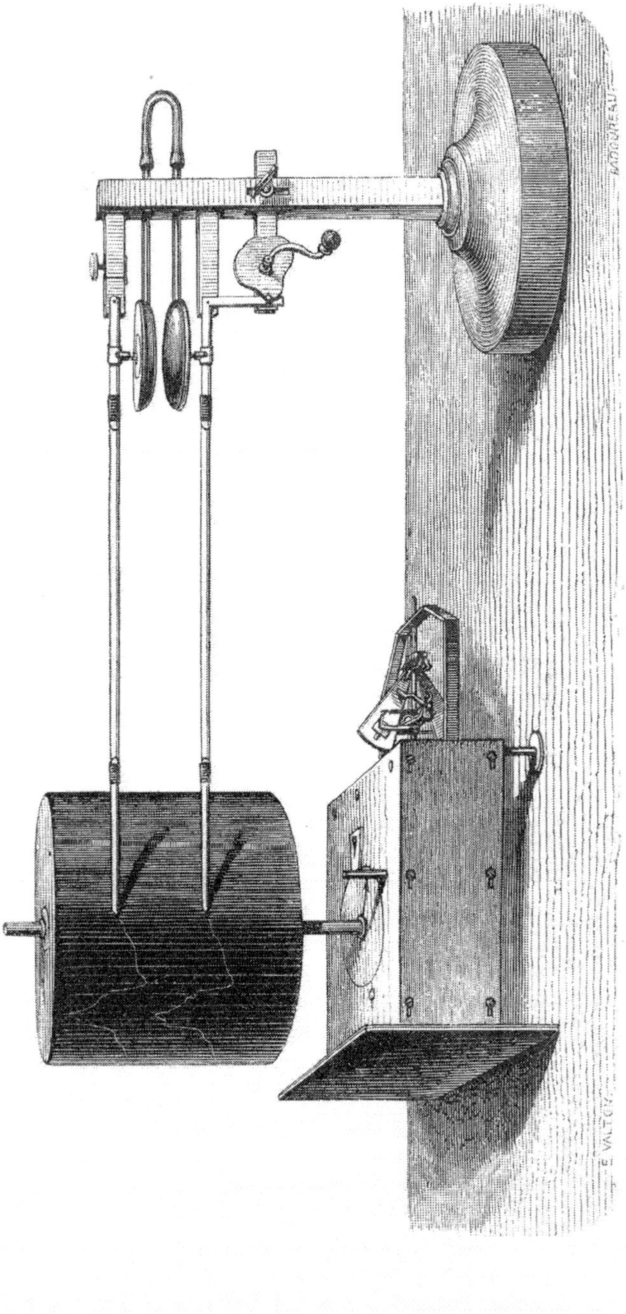

Fig. 57. — Appareil servant à vérifier les appareils enregistreurs d'après la méthode de Donders.

lent, plus il y a identité parfaite entre les deux graphiques; mais que si l'on tourne l'excentrique avec plus de rapidité, une légère différence apparaît annonçant la déformation du mouvement par l'appareil lui-même. C'est presque toujours un des effets de l'inertie qui intervient lorsque le levier reçoit des mouvements extrêmement rapides; on fait disparaître cet inconvénient en augmentant le frottement de la plume contre le papier, et l'on reconnaît, en voyant reparaître l'identité des deux graphiques, que le défaut est corrigé.

Dans la plupart des cas, les actes physiologiques que l'on étudie ne sont pas assez rapides pour qu'on puisse suspecter l'exactitude de l'appareil; cependant, ainsi que je vous l'ai dit tout à l'heure, certains muscles fournissent des mouvements tellement brusques, que la meilleure construction de l'enregistreur ne saurait mettre à l'abri de toute déformation du mouvement. C'est alors surtout que la méthode de Donders nous rendra service, en nous permettant de reconnaître si une erreur s'est produite et d'en déterminer l'étendue.

Nous pouvons maintenant aborder l'étude des fonctions de la vie à l'aide de la méthode graphique et des appareils enregistreurs; j'espère avoir réussi à vous prouver l'excellence de cette méthode; on doit la préférer à toute autre chaque fois qu'elle sera applicable. J'espère aussi vous avoir démontré l'exactitude des appareils que nous aurons si souvent occasion d'employer.

ONZIÈME LEÇON.

Origine du mouvement.

Méthode naturelle dans la classification des fonctions de la vie. — Le mouvement est la fonction la plus importante. — Mouvements primitifs et secondaires. — Des différentes formes que revêt l'élément moteur dans l'organisme. — Distinction des muscles de la vie animale et de ceux de la vie organique. — Indépendance de l'excitabilité du nerf et de la contractilité de muscle. — Nature de l'acte musculaire. — Secousses musculaires et tétanos. — Complexité de la contraction proprement dite. — Preuves diverses en faveur de cette opinion. — Historique de la question. — Coup d'œil général sur la fonction mécanique des muscles.

Messieurs,

Lorsque les sciences naturelles étaient encore dans leur phase de description et de classement, la grande préoccupation des savants était, vous le savez, d'introduire l'ordre et la méthode dans la classification des êtres vivants et dans la description de leurs caractères anatomiques. La même nécessité s'impose au biologiste : il doit, dans l'étude des fonctions de la vie, suivre une méthode naturelle et commencer par la fonction qui, mieux que toute autre, caractérise l'être vivant : la fonction de motricité.

Pour peu qu'on examine l'organisme vivant, on voit que de toute part la vie se traduit à nous par un mouvement plus ou moins sensible, mais toujours essentiel pour la fonction qu'il accompagne.

Ces mouvements que les physiologistes et les médecins de l'antiquité attribuaient à des causes souvent mystérieuses, ou, que plus souvent encore, ils croyaient expliquer par une propriété spéciale de l'organe qui les présentait, sont aujourd'hui mieux connus dans leur cause. On sait, en effet, que presque tous sont engendrés plus ou moins directement par le raccourcissement ou l'allongement d'un tissu que l'on nomme tissu contractile ou musculaire.

Le raccourcissement d'un muscle et son relâchement sont par eux-mêmes des mouvements parfaitement appréciables, mais ils deviennent à leur tour causes de mouvements secondaires qui servent à l'accomplissement d'une fonction. Ainsi la locomotion, qui transporte l'individu d'un point à un autre, emprunte à la contraction musculaire la force qui produit les flexions et extensions successives des leviers osseux, les glissements des surfaces articulaires, en un mot tout le mécanisme de la marche. La respiration, qui à chaque instant appelle l'air dans les poumons et l'en expulse, n'atteint ce résultat qu'à l'aide de certains muscles. La circulation a pour premier moteur un muscle, le cœur, et pour régulateur, à la périphérie du corps, les muscles vasculaires. Les battements des artères, que les anciens croyaient expliquer par une *vertu pulsifique* de ces vaisseaux, sont aujourd'hui réellement expliqués comme effets secondaires de la contraction du cœur. Les anémies et les congestions locales qui se produisent dans certains organes sont des effets de la contraction ou du relâchement des muscles vasculaires.

On peut donc dire avec Cl. Bernard (1) que « le » mouvement musculaire constitue la principale fonction » animale, et par suite, que le système musculaire est le » centre des phénomènes manifestés par les êtres » vivants ».

Il semble que la fonction musculaire doive partager cette prééminence avec la sensibilité, attribut non moins important de l'animal. Mais cette sensibilité ne se révèle à l'expérimentateur que par la réaction motrice qu'elle provoque. Comment le biologiste reconnaît-il qu'il a produit une sensation sur un animal ? C'est par le phénomène de mouvement qui réagit contre l'impression sensitive. Sans le mouvement qui la traduit au dehors, la sensibilité resterait entièrement subjective et échapperait le plus souvent à l'étude expérimentale.

Notons aussi que le mouvement intervient presque toujours pour seconder la sensibilité : pour perfectionner la fonction spéciale qui est assignée à chacun de nos sens. Dans le toucher, par exemple, le mouvement des doigts est nécessaire pour que la sensation soit complète; il nous fournit la notion de forme et de consistance de l'objet que nous touchons. L'ouïe est aussi secondée par un appareil moteur; les muscles tenseurs de la membrane tympanique adaptent cette membrane au son qui la fait vibrer. L'œil se dirige à l'aide de muscles sur les objets que nous regardons; il s'adapte également, à l'aide d'un appareil moteur, pour la vision à diverses distances. Nous voyons donc que la motricité intervient

(1) Cl. Bernard, *Leçons sur les propriétés des tissus vivants*, p. 157.

à des degrés divers dans toutes les fonctions de l'organisme.

Le plus souvent les mouvements que nous apercevons sur l'homme et sur les animaux ne sont que des effets secondaires d'un acte primitif qui est une contraction musculaire. Ainsi, dans la circulation, la respiration, la locomotion, etc., les phénomènes les plus apparents sont des effets plus ou moins éloignés de l'action des muscles.

Il est donc naturel, dans une étude biologique du mouvement, de commencer par examiner la manière dont se comporte l'appareil moteur; de voir quelle est la nature du mouvement primitif qui s'y produit, afin de saisir comment, et sous quelles influences, ce mouvement se transforme ou se transmet pour devenir ce que nous le voyons, en définitive, quand nous observons les fonctions de l'être vivant.

Aujourd'hui la terminologie est bien fixée relativement à la propriété qui nous occupe. La *contractilité* consiste dans le pouvoir spécial que possèdent les tissus vivants de modifier leurs formes, tandis que le nom d'*élasticité* est réservé à la propriété physique que possède un tissu quelconque, organisé ou non, de revenir à sa forme primitive lorsqu'on la lui a fait perdre par une pression ou une traction quelconques.

Malgré les efforts des anatomistes, on n'a pu jusqu'ici ramener à un élément unique l'origine du mouvement. L'observation microscopique nous montre la contraction dans des tissus amorphes et dans des tissus organisés. Les animaux inférieurs, les Méduses, par exemple, sont éminemment contractiles, sans qu'on découvre en elles le tissu spécial qui est le siége de la contraction chez les animaux plus perfectionnés. Les Amibes nous montrent la matière contractile sous son apparence la plus singulière, car il n'existe pour cette matière aucune forme déterminée; on la voit, dans le champ du microscope, prendre spontanément les contours les plus bizarres, sans qu'on puisse saisir d'où lui vient cette activité.

Les cils vibratiles de certaines cellules épithéliales présentent une organisation plus avancée; mais, dans leur tissu diaphane, on ne voit encore rien qui, par sa forme, explique la production du mouvement qui les anime. On en peut dire autant des spermatozoïdes.

Malgré les différentes formes qu'elle reçoit dans l'organisme, il semble que la matière contractile subisse partout la même impression de la part des agents physiques ou chimiques. Ainsi, la chaleur stimule la contractilité, et le froid la diminue; l'action des alcalis la favorise, celle des acides la détruit. Aussi, malgré l'impuissance des histologistes à ramener le tissu contractile à un élément unique, on a pu supposer qu'une même substance (1) sous des aspects divers est douée de la contractilité.

Pour mieux comprendre les conditions dans lesquelles se produit cette force motrice qu'on appelle contraction, il faut l'étudier dans les tissus où elle est le plus développée, c'est-à-dire dans les diverses espèces de tissus musculaires.

Le microscope a révélé deux formes principales de

(1) Encore faut-il faire des réserves sur ce point, car la composition chimique varie dans certaines limites, d'un muscle à un autre : l'inosite, par exemple, se trouve dans le cœur et manque dans la plupart des autres muscles.

l'élément contractile ou musculaire : la *fibre striée*, appartenant aux muscles de la vie animale, et la *fibre lisse* qui constitue les muscles de la vie organique. — Ces deux espèces de muscles présentent aussi entre elles des différences physiologiques. Le muscle strié, lorsqu'on excite le nerf qui l'anime, paraît se contracter avec une extrême rapidité et se relâcher aussitôt; le muscle lisse se contracte tardivement, lentement et d'une façon prolongée. On rattache aux muscles de la vie organique, ou à fibre lisse, un grand nombre de tissus contractiles d'apparences variées, mais qui tous renferment les cellules caractéristiques des muscles lisses, et de plus, partagent leur propriété de se contracter lentement et d'une façon prolongée; tels sont les muscles des vaisseaux et de la plupart des viscères qui possèdent à un degré plus ou moins manifeste la contractilité.

Cette distinction, établie sur la nature des fibres qui constituent un muscle et sur le mode de contraction de celui-ci, est assez naturelle; cependant elle n'établit pas un caractère distinctif absolu. Les travaux les plus récents sur le système musculaire nous ont appris que si l'on compare, au point de vue leur structure, les différents muscles d'un animal, on voit que certains d'entre eux présentent les deux ordres de fibres comme cela arrive sur l'œsophage. D'autre part, si l'on cherche la structure d'un même appareil musculaire dans des animaux d'espèces différentes, on voit que chez l'un cet appareil peut être formé de fibres striées, tandis que chez d'autres il ne renferme que des fibres lisses. C'est ainsi que, chez la Tanche, le gros intestin se rattacherait par sa structure aux muscles de la vie animale.

Enfin, au point de vue de la fonction elle-même, la distinction des muscles, suivant qu'ils réagissent plus ou moins rapidement lorsqu'on excite leur nerf, et suivant que le mouvement qu'ils produisent est bref ou prolongé, cette distinction, dis-je, à laquelle on attachait jusqu'ici une grande importance, tend aujourd'hui à s'effacer. En effet, parmi les muscles striés, ceux dont l'action est le plus soudaine et le plus brève, on en trouve dont le mouvement présente une longue durée et un retard considérable sur l'excitation qui le provoque. Les muscles striés étudiés dans la série animale présentent, dans leur fonction, tous les degrés de brièveté ou de lenteur. Bien plus, pour un même muscle strié et sur un même animal, il suffit de modifier quelques circonstances extérieures comme la température ambiante, de changer la rapidité du cours du sang, d'introduire dans la circulation une substance toxique, pour que l'acte musculaire perde ses caractères normaux et prenne ceux qu'on assignait aux mouvements de la vie organique.

Sans effacer entièrement la distinction traditionnelle entre les deux systèmes musculaires, la biologie tend à les rapprocher l'un de l'autre. Toutefois, pour restreindre et bien définir le sujet des études qui vont suivre, c'est l'appareil producteur des mouvements volontaires que je prendrai d'abord comme type et comme sujet d'expériences.

L'appareil producteur du mouvement se compose du

nerf qui transmet une excitation et du muscle qui se contracte sous l'influence nerveuse. En dehors des actions volontaires qui se transportent à travers les nerfs moteurs, il y a deux manières de faire contracter un muscle. La première consiste à irriter le nerf qui l'anime, soit par des agents chimiques, soit par l'électricité, le pincement, etc. La seconde est d'agir directement sur le muscle et de porter sur lui des agents de même nature que ceux qui ont servi pour l'irritation du nerf. De là on peut conclure que le nerf moteur possède une *excitabilité* en vertu de laquelle il agit sur le muscle, et que celui-ci est doué de *contractilité*, indépendamment de toute action nerveuse. Telle est l'opinion des physiologistes modernes, opinion déjà émise par Haller, mais qui était restée longtemps sans preuves suffisantes.

J. Müller et Sticker ont cherché à démontrer expérimentalement la distinction de ces deux propriétés des nerfs et des muscles. Ils ont vu que les nerfs, après qu'ils ont été coupés, perdent graduellement leur excitabilité, et que les agents électriques ou traumatiques appliqués sur ces nerfs ne provoquent dans les muscles correspondants aucune espèce de mouvement; cependant ces muscles sont encore irritables lorsqu'on fait agir sur eux les excitants d'une manière directe.

C'est à Longet surtout que l'on doit de bien connaître cette extinction graduelle de l'excitabilité dans le bout périphérique d'un nerf transversalement divisé. Ce savant expérimentateur a signalé qu'au bout de quatre jours déjà, le nerf a perdu ses propriétés, tandis que le muscle reste excitable par lui-même.

On pouvait faire à ces expériences une objection : c'est que les nerfs coupés perdent, comme on le sait, leur propriété d'abord à leur partie la plus rapprochée du centre ; qu'ils ne cessent que peu à peu d'être excitables dans leur partie périphérique, et que par conséquent on peut supposer à la rigueur que l'excitabilité existe toujours dans la partie intra-musculaire du nerf, et que c'est à cette cause que tiennent les mouvements du muscle directement excité.

Cl. Bernard a trouvé dans l'emploi du curare un autre moyen de démontrer l'indépendance des propriétés nerveuses et musculaires. Ce poison, en effet, abolit l'excitabilité du nerf en laissant encore persister la contractilité du muscle.

Kühne, en étudiant les agents chimiques qui provoquent des mouvements musculaires, a vu que certaines substances, la glycérine, par exemple, n'excitent que le nerf, tandis que l'ammoniaque n'agit que si elle est appliquée sur le muscle lui-même.

Enfin, Aeby a fait de remarquables expériences qui montrent que les nerfs ne font que porter à tous les points de la masse des muscles l'excitation qui met en jeu la contractilité de ceux-ci. J'aurai l'occasion de répéter devant vous ces expériences, et d'en faire ressortir la haute portée au point de la nature de l'acte musculaire.

D'après les idées généralement reçues, il convient donc d'étudier séparément la fonction des muscles et celle des nerfs moteurs. Or, comme c'est le mouvement produit dans le muscle qui constitue la principale manifestation extérieure de l'action nerveuse, c'est par la fonction musculaire, ou contractilité, que devront commencer nos recherches.

Dans les expériences biologiques, quand on fait agir l'électricité sur les nerfs ou sur les muscles, on remarque ordinairement que le mouvement obtenu diffère notablement de celui que l'on observe dans l'acte musculaire normal. Une décharge d'électricité statique, un courant induit, l'ouverture ou la rupture d'un courant voltaïque ou même du courant propre des muscles de la Grenouille, les irritations mécaniques, etc., produisent dans le muscle une secousse brusque, violente, qui ne ressemble en rien aux mouvements gradués et durables que provoque la volonté.

En effet, tout semble prouver aujourd'hui qu'une contraction véritable se compose d'une série plus ou moins prolongée de ces convulsions ou *secousses* que produit une excitation isolée; celles-ci sont à la contraction ce qu'une seule oscillation d'une corde tendue est au son proprement dit. Ainsi, de même qu'un son exige pour se produire une série de vibrations d'une certaine fréquence, de même aussi la contraction prolongée est constituée par une série de secousses. Deux voies différentes ont fourni aux biologistes des faits qui plaident en faveur de cette opinion. D'une part, l'analyse du son produit par les muscles qui se contractent a fait conclure que la contraction s'accompagne de vibrations ou de secousses fréquentes du tissu musculaire; d'autre part, l'expérimentation synthétique a prouvé à d'autres biologistes que si l'on provoque dans un muscle une série de secousses assez fréquentes, ce muscle paraît être dans un état de contraction permanente analogue au tétanos.

A. *Études analytiques du bruit musculaire.* — Le docteur Wollaston (1) s'occupa des sons qu'on perçoit en auscultant un muscle en contraction. Dans le son qui se produit alors, et que les traités d'auscultation médicale se bornent à signaler sous le nom de bruit musculaire, ou bruit rotatoire, Wollaston sut reconnaître une tonalité, et compara le son musculaire à celui que produit, pendant la nuit, le roulement des voitures de Londres.

Haughton (2) reprit ces recherches, et reconnut que certains bruits qui se passaient dans ses oreilles, et qu'il attribuait à la contraction du masséter, présentaient une tonalité qu'il rapporta à celle de 32 à 35 vibrations par seconde.

Or, en rapprochant ces évaluations, on trouve une concordance assez frappante : c'est que tous les observateurs attribuent au son de la contraction musculaire une tonalité qui suppose un nombre de 32 à 35 vibrations par seconde. — Le docteur Collongue, qui s'est occupé des mêmes recherches, a trouvé la même tonalité dans les muscles en contraction, et en soumettant sa remarque à notre habile acousticien Kœnig, il a fait détermi-

(1) Wollaston, mémoire lu à la Société royale le 16 novembre 1809.

(2) Haughton chercha à connaître quel devait être le nombre des vibrations qui constituent le son des voitures de Londres roulant sur le pavé. L'allure de ces voitures étant de 8 milles à l'heure et l'intervalle des pavés de 3 pouces anglais, l'auteur déduit qu'il doit en résulter environ 35 vibrations des roues à chaque seconde.

ner, avec le diapason, la tonalité du son perçu. Or, le diapason qui vibrait à l'unisson du muscle exécutait 32 vibrations par seconde. Il semble bien établi par toutes les expériences que je viens de citer que la contraction normale s'accompagne d'environ 32 à 35 secousses musculaires par seconde. — J'ai moi-même, après tant d'autres, constaté que telle est en effet la tonalité de mes muscles. Ceux-ci m'ont donné tantôt le *si*, tantôt le *do* de l'octave inférieure d'un piano. Tout le monde peut vérifier cette expérience qui présente une légère difficulté, celle de bien percevoir la tonalité des sons graves (1). Du Bois-Reymond, dans ses magnifiques recherches sur l'électro-physiologie, a montré qu'un muscle en état de tétanos est le siége de changements électriques incessants dont chacun est produit par une excitation du nerf, et que le nerf lui-même présente les mêmes oscillations dans son état électrique pendant la durée du tétanos.

Ces faits, rapprochés des précédents, concourent pour montrer que l'état tétanique est essentiellement complexe.

Vous verrez bientôt que l'on peut obtenir une démonstration directe de l'existence de vibrations multiples dans un muscle tétanisé. Au moyen d'un myographe plus sensible que ceux que l'on avait employés jusqu'ici, j'ai réussi à enregistrer ces vibrations sur des muscles

(1) Cette difficulté est assez grande pour qu'on ait peine à distinguer un ton de son octave supérieure ou inférieure ; le son musculaire qui me paraît être à l'unisson du premier *ut* d'un piano serait en réalité d'une octave audessous, s'il était produit par 32 vibrations par seconde.

qui semblaient être immobiles en état de raccourcissement tétanique.

B. *Production synthétique de la contraction permanente au moyen d'excitations successives.* — A côté des recherches analytiques dont nous venons de parler, d'autres expérimentateurs, employant la méthode synthétique, démontraient qu'une série d'excitations assez fréquentes donnait lieu à la contraction musculaire permanente, ou tétanos. — Heindenhain (1) employa les excitations traumatiques. Il se servait d'un petit marteau qu'une roue dentée faisait mouvoir et qui frappait sur un nerf des coups répétés d'une certaine fréquence. Il vit qu'en donnant à l'appareil une rotation assez rapide, il obtenait, non plus une série de secousses isolées, mais une contraction permanente. — Rood (2) obtint une contraction des muscles de l'avant-bras en tenant dans la main un cylindre qui tournait excentriquement autour de son axe avec une grande rapidité. — Enfin Helmholtz (3), après avoir constaté de nouveau que le son produit par la contraction du masséter correspondait à 32 vibrations par seconde, fit agir sur le même muscle une bobine d'induction qui donnait 32 décharges dans le même temps, et vit que le muscle entrait alors en contraction permanente. L'illustre physiologiste crut reconnaître que ce nombre était le minimum nécessaire

(1) Heidenhain, *Ein mecanischer Tetanomotor für Vivisectionem* (*Moleschott's Untersuch.*, Bd. IV, 1858, p. 124).

(2) Rood, *Ueber Muskelcontraction durch Contact mit vibrenden Korpern* (1861, *Pogg. Ann.*, Bd. 112, p. 159).

(3) Helmholtz, *Versuche über das Muskelgeraüsch* (*Monatsbericht der Berlin. Acad.*, 26 mai 1864).

pour produire l'état permanent de contraction, et signala de plus que toute série de décharges induites suffisamment fréquentes produit, dans un muscle, une contraction permanente accompagnée d'un son d'une tonalité plus ou moins élevée, en raison même du nombre des interruptions du courant. Il constata qu'alors le son rendu par le muscle est précisément celui que donne en vibrant l'interrupteur de la machine d'induction (1).

(1) J'extrais de la thèse de M. J. A. Bernard (Strasbourg, 1853) le passage suivant, où il résume les idées émises par Weber dès l'année 1846, p. 47 :

« Ed. Weber est parvenu à produire par un agent extérieur des contrac-
» tions permanentes aussi parfaites que celles produites sous l'influence de
» la volonté ou par le tétanos. En faisant suivre les secousses galvaniques
» assez rapidement pour que la deuxième secousse arrive, lorsque la con-
» traction produite par la première existe encore, on produit une contraction
» musculaire tellement parfaite et tellement continue, que, même sous le
» microscope, on ne remarque pas, dans la fibre musculaire, le moindre
» frémissement qui dénote une interruption dans la contraction. On obtient
» ce courant galvanique continuellement interrompu, au moyen de l'appareil
» à rotation magnéto-galvanique.

» Cependant, dit encore Ed. Weber, on peut aussi produire les contractions
» permanentes par des moyens mécaniques, en faisant suivre assez rapide-
» ment les excitations. Ainsi, j'ai trouvé qu'en introduisant un muscle dans
» l'anse d'un fil et en serrant celui-ci lentement et graduellement, mais
» sans interruption, on produit une contraction permanente, une espèce de
» convulsion tonique qui dure aussi longtemps que la pression du fil aug-
» mente. »

Ce fait, ajoute-t-il, que des secousses qui se suivent rapidement se réunissent en une contraction permanente, et que cette dernière ne peut même être produite que de cette façon, laisse à penser que de leur côté, les contractions permanentes, produites par la volonté et partant du cerveau, se forment sous une influence, non pas permanente, mais saccadée, qui agit sur les origines nerveuses dans le cerveau et dans la moelle. Aussi remarquons-nous que, lorsque l'activité du cerveau et de la moelle est affaiblie par l'âge, la paralysie (surtout la paralysie momentanée), ou simplement la fatigue, la contraction musculaire est imparfaitement permanente, tremblotante, absolument comme on l'observe quand on tourne lentement la roue de l'appareil à rotation.

Vous voyez, messieurs, que les expériences que je viens de citer montrent l'acte musculaire sous un jour entièrement nouveau.

Je voudrais pouvoir, en commençant l'exposition des faits si nombreux qui se rattachent à la fonction des muscles, vous donner par avance une théorie assez complète pour vous guider dans ces études; mais la théorie de l'action musculaire ne saurait être faite aujourd'hui. Cette théorie devra embrasser tous les phénomènes qui se passent dans les muscles, et, par conséquent, outre le mouvement lui-même, l'action chimique interstitielle qui est liée à la production du mouvement; les phénomènes électriques que Matteucci et du Bois-Reymond ont si bien étudiés dans les muscles en repos et en fonctions; la production de chaleur, qui paraît être, comme celle du mouvement, une conséquence immédiate des actions chimiques intra-musculaires. Enfin, s'ils existent, comme c'est probable, la théorie de la fonction musculaire devra signaler les rapports d'équivalence entre les actions chimiques d'une part, et de l'autre le travail mécanique et la chaleur produite.

Toutes ces questions sont à l'ordre du jour; les physiologistes travaillent avec ardeur à en préparer la solution; l'Allemagne surtout nous fournira des documents précieux par leur nombre et par leur importance.

Ne pouvant vous donner une théorie générale de l'action musculaire, je veux toutefois essayer d'exposer sommairement les phénomènes mécaniques dont les muscles sont le siége, laissant de côté, pour le moment présent, les phénomènes chimiques, électriques et thermiques qui accompagnent la production du mouvement. Cette notion préalable vous permettra de mieux saisir le plan des expériences que je répéterai devant vous, elle vous fera mieux apprécier la portée des résultats que nous obtiendrons.

Au point de vue mécanique, le muscle présente deux propriétés fondamentales : la *contractilité* et l'*élasticité*. La contractilité produit un changement dans la forme du muscle qui devient plus court et plus large, tout en conservant sensiblement son volume. Le raccourcissement du muscle se produit avec une certaine force par laquelle un travail mécanique est exécuté. Les muscles volontaires, attachés pour la plupart aux pièces du squelette, produisent en se raccourcissant le mouvement de ces leviers osseux. Les muscles de la vie organique dont les fibres sont, en général, disposées circulairement dans les parois de conduits membraneux, produisent, par leur raccourcissement, un rétrécissement de ces canaux; ce mouvement, à son tour, agit tantôt comme force impulsive sur le contenu des conduits contractés, tantôt il agit simplement en offrant une résistance au passage des liquides ou des gaz qui circulent dans ces canaux.

On peut appliquer aux muscles des excitants artificiels. Alors, une excitation unique provoque dans le muscle un mouvement unique lui-même : c'est un raccourcissement en général soudain et bref, mais dont les caractères varient suivant la nature du muscle, l'espèce animale à laquelle il appartient, les conditions biologiques ou chimiques dans lesquelles il se trouve. Ce mouvement que nous appellerons *secousse*, paraît avoir pour chaque muscle une durée, une intensité et une forme à peu près constantes, quelle que soit la nature de l'excitation employée, ce qui le distingue de la contraction volontaire qui peut prendre les formes, les intensités et les durées les plus variables.

Le mécanisme intime de la secousse musculaire semble être la formation sur chaque fibrille primitive d'un renflement qui se fait aux dépens de la longueur de cette fibrille ; le raccourcissement de toutes les fibrilles, c'est-à-dire du muscle lui-même, engendre la force motrice du muscle. Ce renflement n'occupe qu'une courte portion de la longueur de chaque fibrille, mais il se déplace sur chacune d'elles, et chemine à la manière d'une onde courant à la surface de l'eau. Lorsque cette onde a parcouru toute la longueur du muscle, elle disparaît, et le muscle reprend sa longueur normale.

Lorsqu'on applique à un muscle deux ou plusieurs excitations très-rapprochées les unes des autres, les secousses s'ajoutent entre elles et se confondent. Cela tient, probablement, à ce que l'onde musculaire produite par la première excitation n'a pas encore disparu de la fibrille quand une autre onde se produit. De la présence de plusieurs ondes simultanées dans chaque fibrille d'un muscle, résulte une plus grande diminution de longueur de ces fibrilles et du muscle lui-même.

Cette addition des secousses musculaires entre elles se fait, au point de vue du mouvement, par une véritable fusion de ces secousses dont les effets deviennent de moins en moins distincts à mesure que la fréquence des excitations augmente. On arrive ainsi à faire disparaître entièrement les vibrations dont chacune est produite par une excitation distincte. Le raccourcissement permanent que l'on provoque ainsi dans un muscle constitue ce qu'on appelle le *tétanos*. On peut démontrer que c'est ainsi que se produisent les tétanos provoqués par l'électricité, la percussion, les agents chimiques, la strychnine, etc. Tout porte à croire que la *contraction* proprement dite des muscles volontaires est un phénomène de même ordre.

L'élasticité des muscles joue un rôle important dans la fusion des secousses et dans la production de la contraction. Elle permet au muscle d'emmagasiner pour ainsi dire en lui-même la force motrice développée par chacune de ses petites secousses successives. On peut prouver expérimentalement que cette condition est favorable à la production du travail, et que sans l'élasticité du muscle, les effets de chacune de ses secousses viendraient tour à tour s'éteindre dans les résistances d'inertie de la masse à mouvoir.

Certains muscles, ceux de la vie organique et le cœur en particulier, semblent incapables de produire la contraction proprement dite. Chez eux, chaque mouvement n'est constitué que par une secousse dont le caractère serait d'être beaucoup plus longue que ne le sont, en général, celles des muscles de la vie animale. Les preuves de cette opinion ressortent principalement de l'étude des phénomènes électriques qui se passent dans les différentes sortes de muscles.

Telles sont les propositions fondamentales dont nous

trouverons la démonstration dans l'expérimentation biologique. En outre, vous verrez que le plupart des influences qu'exercent sur l'acte musculaire les différentes conditions biologiques ou physiques, l'action des différents poisons organiques ou minéraux, etc., peuvent être expliquées par cette théorie, et analysées avec une grande précision à l'aide de la méthode graphique qui signale et permet de comparer les modifications les plus légères survenues dans le mouvement que produit un muscle.

DOUZIÈME LEÇON.

Myographie.

Importance de la myographie. — Myographe de Helmholtz. — Dispositions variées employées par différents expérimentateurs : Volkmann, Boeck, Wundt, Valentin, Fick. — Impossibilité de comparer entre eux les résultats obtenus par les différents expérimentateurs. — Nécessité d'une entente parfaite entre les biologistes sur les méthodes et les appareils à employer. — Règles générales à suivre en myographie. — Unité d'amplitude et de vitesse. — Dispositions favorables à la comparaison des graphiques.

Messieurs,

Toutes les études expérimentales que nous aurons à faire sur le mouvement fonctionnel auront pour base la myographie, c'est-à-dire la méthode qui consiste à enregistrer les mouvements produits par les muscles sous l'influence de différents excitants. Les propriétés des nerfs eux-mêmes ne peuvent être étudiées avec fruit qu'à l'aide de la méthode graphique. C'est elle, en effet, qui a fourni à Helmholtz la notion de la vitesse avec laquelle se transmet l'agent nerveux ; c'est elle aussi qui a permis à Fick et à Pflüger d'apprécier les différents degrés de l'excitation nerveuse et de l'excitabilité des nerfs. L'importance de cette méthode ressortira d'elle-même lorsque je vous montrerai les résultats qu'elle fournit.

Un grand nombre de biologistes ont entrepris des

recherches sur les fonctions nerveuses et musculaires à l'aide des myographes, mais la construction de ces appareils a été modifiée par chacun d'eux, de telle sorte que les graphiques obtenus par des mouvements semblables sont tout à fait différents les uns des autres. Tantôt ces différences tenaient à des imperfections plus ou moins grandes de l'appareil, qui déformait, sous l'influence de causes que vous connaissez déjà, le mouvement qu'il avait reçus du muscle; tantôt les différences des graphiques tenaient à ce que tel expérimentateur se servait pour enregistrer ses courbes d'une surface animée d'une translation rectiligne, tandis que d'autres employaient un disque tournant ou une plaque animée d'oscillations pendulaires.

Il est donc désirable, indispensable même, qu'une entente s'établisse entre les expérimentateurs, et que l'on s'accorde à employer des appareils dont les indications soient facilement comparables entre elles.

Pour vous faire saisir les différentes phases que la myographie a déjà traversées, j'essayerai de retracer rapidement l'histoire de cette méthode.

C'est, vous le savez, à Helmholtz que l'on doit l'invention du myographe. Je crois que les premières expériences dans lesquelles le savant physiologiste employa son instrument furent des déterminations de la vitesse de l'agent nerveux. Le myographe fournissait alors un signal de l'action musculaire et donnait le graphique suivant (1).

(1) Cette figure est empruntée à un mémoire de Helmholtz (*Arch. für*

Il me semble, d'après le graphique obtenu dans ces expériences, que la construction du myographe devait

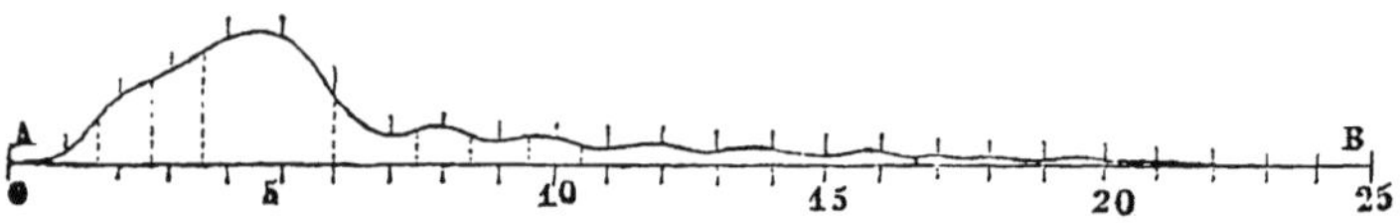

Fig. 58. — Une secousse musculaire d'après les premiers graphiques de Helmholtz.

différer un peu de celle que je vous ai décrite, et dont voici la figure.

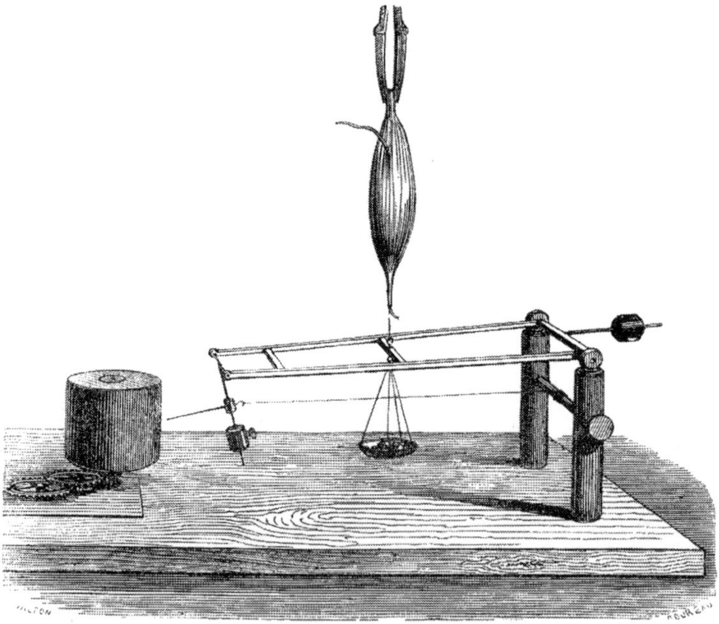

Fig. 59. — Myographe de Helmholtz.

Plus tard, Helmholtz publia d'autres graphiques de

Anal. Med. Physiol., 1850), analysé par Verdet dans les *Annales de chimie et de physique*, 3e sér., t. XLIV, p. 378.

la secousse que provoque dans un muscle une excitation électrique appliquée à son nerf moteur. Voici la courbe que l'instrument enregistrait.

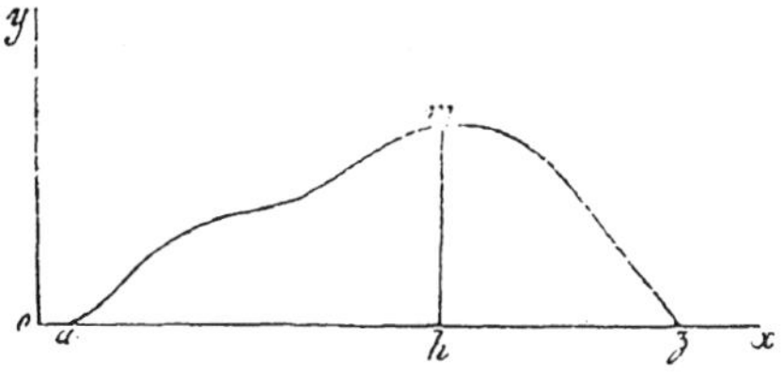

FIG. 60. — Graphique musculaire d'après Helmholtz.

Ox étant l'abscisse et *oy* l'ordonnée, la courbe *amz* était tracée par le mouvement musculaire. On trouve dans ce graphique trois éléments à considérer : 1° l'excitation ayant eu lieu à l'origine de l'abscisse au point *o*, il y a un intervalle *oa* qui s'écoule entre l'excitation du nerf et l'action du muscle ; 2° lorsque le muscle agit, on observe une première phase ascendante *am* de la courbe qui exprime la période de raccourcissement du muscle ; 3° enfin, une période descendante *mz* exprime le retour du muscle à sa longueur normale. Vous verrez que la durée de ces trois périodes peut varier avec certaines conditions dépendant de la construction du myographe.

Volkmann, l'un des premiers, comprit l'importance de la myographie, et recourut à cette méthode pour étudier la forme des secousses musculaires, ainsi que les effets de l'élasticité sur la fonction des muscles.

En 1855, Boeck (de Christiania) avait déjà construit un enregistreur applicable à l'étude d'un grand nombre de mouvements. Je n'ai pu voir la description de cet appareil, mais M. Cl. Bernard, qui possédait quelques graphiques du physiologiste norvégien, a eu l'obligeance de me les communiquer.

FIG. 61. — Graphiques de secousses musculaires obtenus par Boeck.

Voici des courbes qui représentent la secousse musculaire enregistrée par Boeck avec une amplitude beaucoup plus faible que celle des figures de Helmholtz. La vitesse de translation de la surface sur laquelle le graphique s'écrivait était probablement très-faible aussi.

On voit dans ces graphiques un fait important : c'est l'allongement de la secousse musculaire, et surtout de sa période descendante, sous l'influence de la fatigue du muscle. Les courbes inférieures ont été obtenues sur le muscle fatigué.

En 1858, W. Wundt (1) publia un travail sur les mouvements musculaires. On y trouve des figures obtenues à l'aide d'un appareil que l'auteur n'a pas représenté, mais qui devait ressembler par sa disposition mécanique à celui dont s'est servi Boeck. Voici un graphique de

(1) *Die Lehre von der Muskelbewegung nach eigenen Untersuchungen bearbeitet*. Braunschweig, 1858.

Wundt exprimant aussi la transformation du mouvement par la fatigue du muscle.

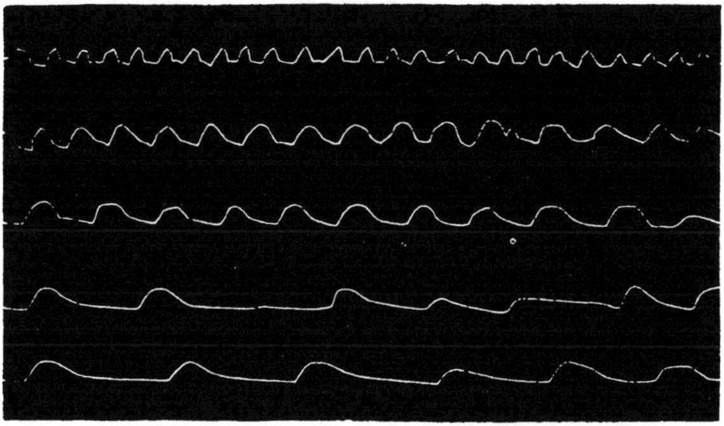

Fig. 62. — Graphiques de secousses musculaires obtenus par Wundt.

En 1863, Valentin (1) publia des études sur l'acte musculaire, et représenta des graphiques obtenus non plus comme cela avait été fait jusqu'ici sur la surface d'un cylindre, mais sur celle d'un disque tournant autour d'un axe vertical. De cette disposition de l'expérience, il résulte que l'abscisse, au lieu d'être rectiligne, devient circulaire, ce qui constitue un système de graphique particulier (2), et donne une apparence toute nouvelle à des courbes très-analogues à celles que vous avez déjà vues. La figure 63,

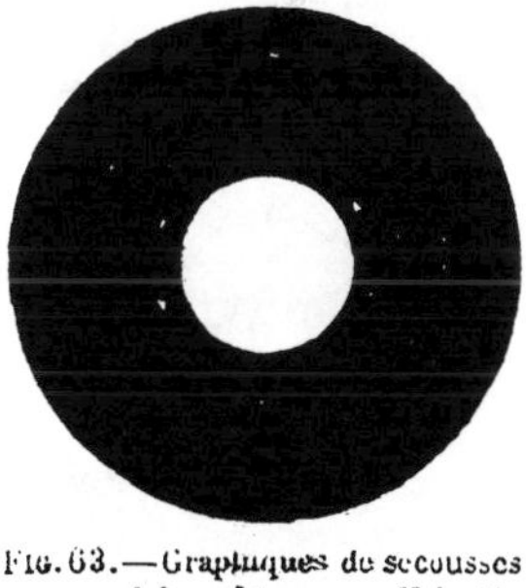

Fig. 63. — Graphiques de secousses musculaires obtenus par Valentin sur un disque tournant.

(1) *Die Zuckungsgesetze des lebenden Nerven und Muskels*. Bern, 1863.

(2) En géométrie, c'est ce que l'on appelle le système des coordonnées polaires.

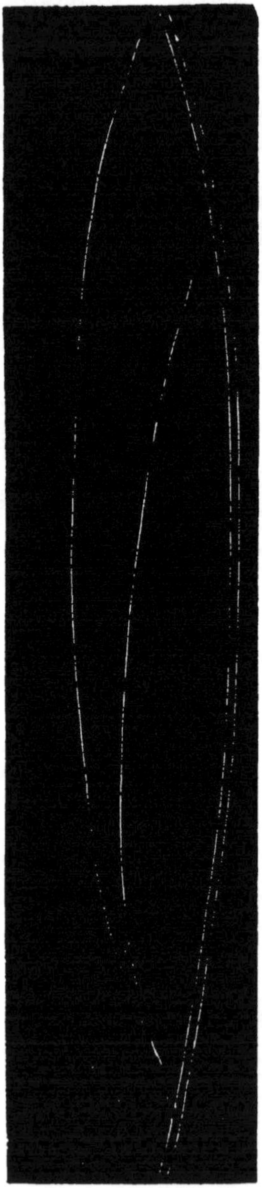

Fig. 64. — Graphiques de secousses musculaires obtenus par Fick sur une plaque oscillante.

empruntée à Valentin, représente trois secousses musculaires enregistrées sur un disque enfumé. Si cette figure était géométriquement ramenée au système d'ordonnées dont nous avons eu jusqu'ici à nous servir, elle différerait peu des graphiques de Boeck et de Wundt. Il est regrettable que l'éminent physiologiste de Berne se soit écarté de l'usage établi.

On peut faire le même reproche à Fick qui, en 1864, publia un travail (1) où l'on voit un graphique de secousse musculaire enregistré sur une plaque animée d'un mouvement pendulaire (fig. 64).

Les deux courbes parallèles correspondent à l'arc d'oscillation ; elles ont pour rayon la longueur du pendule. Ces courbes servent d'abscisses aux graphiques des secousses musculaires enregistrées. La vitesse d'oscillation étant beaucoup plus considérable que celle par laquelle tournaient les cylindres et les disques dans les expériences précédentes, il s'ensuit

(1) *Untersuchungen über electrische Nervreizung.*

que le graphique se déploie sur une très-grande longueur, ce qui l'éloigne encore plus de la forme de ceux que nous connaissons déjà.

Dans le même travail, Fick expose les influences que l'intensité des excitants exerce sur l'acte musculaire. Négligeant les autres caractères de la secousse, le physiologiste de Zurich se borne à en apprécier l'intensité, c'est-à-dire l'amplitude. Pour obtenir le graphique de l'amplitude des secousses (fig. 65), Fick fait tracer le myographe sur une surface immobile, sur un cylindre,

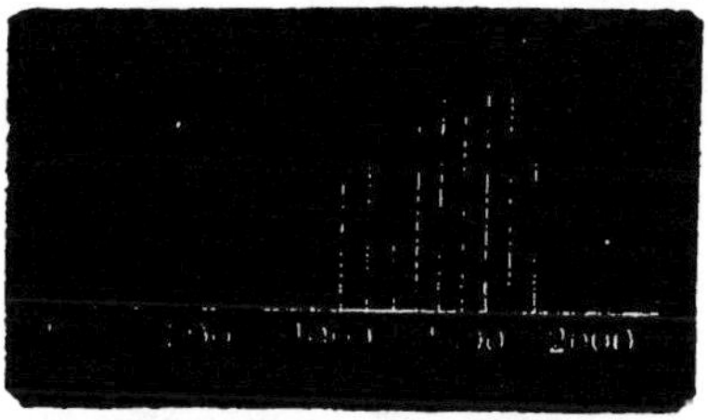

FIG. 65. — Graphique de l'amplitude des secousses musculaires.

par exemple, en ayant soin seulement, entre deux graphiques, de déplacer un peu le cylindre pour que les traits ne se confondent pas entre eux.

Cette méthode présente un avantage : c'est qu'elle permet de faire une longue série d'expériences sur une surface de papier peu étendue. Mais vous verrez qu'il n'est pas indispensable de sacrifier plusieurs éléments du graphique et de n'en conserver qu'un seul. On peut obtenir, sur une petite surface de papier, des courbes complètes fort longues et très-nombreuses. Il suffit pour cela de disposer les courbes entre elles dans certains rapports d'imbrication qui permettent de les condenser sur une faible surface sans les confondre. La figure 66 montre un spécimen de cette disposition.

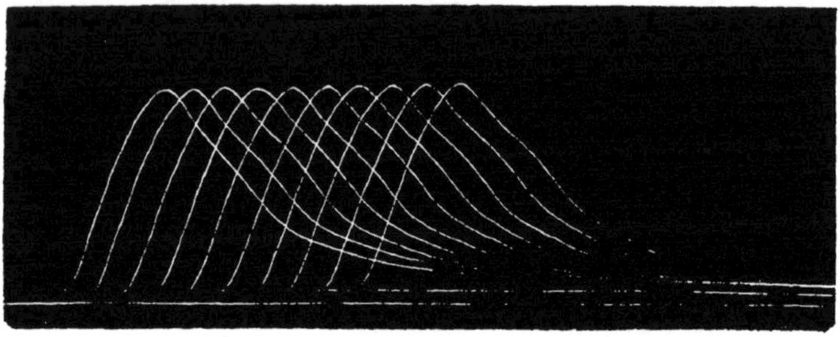

FIG. 66. — Secousses disposées en imbrication latérale.

En résumé, ce que je viens de vous montrer, relativement aux tentatives de myographie faites jusqu'à ce jour, me semble prouver qu'il existe un vice radical dans l'emploi de cette méthode : c'est le défaut d'entente, l'absence d'unité commune adoptée par tous les expérimentateurs. Il faudrait que l'on convînt des principes qui doivent régler la construction de l'instrument ; de la vitesse que l'on devrait donner à la surface qui reçoit le graphique, de l'amplification que les mouvements devraient subir pour être suffisamment nets et susceptibles de mesure ; enfin, que l'on convînt d'un certain nombre de dispositions à donner aux graphiques, suivant qu'il s'agirait de les comparer entre eux au point de vue de leur moment d'apparition, de leurs durées, de leurs amplitudes ou de leurs formes.

C'est à ce prix seulement que les efforts combinés des expérimentateurs de tous les pays pourront fructueusement concourir à un même but. Il serait précieux que dans un congrès de biologistes, on agitât des questions de ce genre. Elles intéressent les savants de toutes les nations, et il est d'autant plus urgent de prendre rapidement un parti, que si l'on tarde encore quelques années, la plus affreuse confusion régnera dans l'emploi du graphique. Chacun expérimentant avec des appareils particuliers, ou employant un système de coordonnées spécial, s'isolera des autres expérimentateurs.

Est-ce à dire qu'on puisse se contenter de l'un des appareils imaginés jusqu'ici et en généraliser l'emploi? Ce serait la solution la plus simple, mais vous verrez que la construction de tous ces appareils laisse beaucoup à désirer; bien plus, le myographe me semble être le plus difficile à construire de tous les appareils enregistreurs, celui dans lequel les causes d'erreur que je vous ai signalées précédemment se présentent avec l'intensité la plus grande.

La difficulté résulte de la rapidité extrême du mouvement qu'il s'agit d'enregistrer. Chez certains animaux, la secousse violente que l'électricité provoque dans un muscle ne paraît pas durer plus de 3 ou 4 centièmes de seconde, chez d'autres elle dure beaucoup plus, parfois une seconde entière. Le même appareil qui enregistre infidèlement la secousse rapide pourra donner un excellent graphique d'un mouvement plus lent. Heureusement les procédés des vérifications des appareils enregistreurs nous permettront d'être fixés sur la valeur réelle de ces appareils, et de déterminer jusqu'à quelle limite de vitesse on peut compter sur la fidélité de leurs indications.

Les questions que l'on devait se poser avant d'entreprendre la construction d'un nouveau myographe étaient les suivantes :

1° Dans quel système de coordonnées faut-il enregistrer les graphiques musculaires ?

2° Faut-il amplifier les mouvements qu'on enregistre, et dans le cas où cela est nécessaire, quelle amplitude faut-il donner au graphique ?

3° Quelle vitesse doit-on donner à la surface qui reçoit le graphique ?

4° Quelles sont les dispositions qu'on peut donner aux graphiques pour les rendre le plus facilement comparables entre eux ?

A. *Du système de coordonnées qu'il faut employer.* — Je crois que sur ce premier point, il n'y a pas d'hésitation possible, et que la myographie doit admettre le système employé dans tous les autres graphiques en biologie ; c'est-à-dire le système des coordonnées *rectilignes orthogonales*, dans lequel une droite horizontale forme l'abscisse et sert à compter les temps, tandis que les ordonnées se comptent sur une ligne verticale et servent à évaluer l'amplitude des mouvements.

Outre l'avantage que présente cette unification de la méthode en facilitant la comparaison des graphiques, elle permet en outre d'utiliser pour la myographie les enregistreurs ordinaires, c'est-à-dire les cylindres tournants et les surfaces planes animées d'une translation horizontale dans un plan vertical.

B. *De l'amplification des graphiques.* — Lorsqu'on opère sur certains muscles, le mouvement est assez étendu pour qu'on puisse l'enregistrer directement sans l'amplifier. Ainsi Volkmann se sert habituellement, dans l'étude des mouvement musculaires, de l'hyoglosse de la grenouille, et fait agir ce muscle directement sur la pointe écrivante. Comme l'hyoglosse est un muscle fort long, son raccourcissement, quand on l'excite, est assez considérable pour qu'on puisse l'enregistrer sans amplification. Mais, dans la plupart des cas, le mouvement est trop faible pour fournir directement un graphique bien distinct ; l'amplification au moyen du levier devient alors indispensable.

En somme, ce qui me semble le meilleur parti à prendre, c'est de disposer l'appareil de telle sorte qu'on puisse amplifier plus ou moins le mouvement, suivant le besoin. On peut alors donner à tout graphique musculaire une amplitude à peu près constante, ce qui permet de comparer facilement, au point de vue de leurs formes, les mouvements fournis par des muscles différents.

Pour arriver à ce résultat, je fais agir la force du muscle plus ou moins près de l'axe de mouvement du levier. Il suffit pour cela d'attacher le tendon du muscle sur une pièce mobile qui puisse glisser dans un sens ou dans l'autre, le long du levier enregistreur.

Une amplitude de 2 à 3 centimètres me semble parfaitement convenable. Du reste, il n'y a rien d'absolu relativement à l'amplitude que l'on doit choisir, car, dans les expériences que l'on fait sur les muscles, on voit sous différentes influences l'intensité des secousses, c'est-à-dire l'amplitude de leurs graphiques, augmenter ou décroître.

C. *De la vitesse que doit avoir le cylindre qui reçoit*

les graphiques. — Il est très-important d'être fixé sur ce point, car un même mouvement enregistré par le même levier donnera des courbes différentes d'aspect selon que le cylindre tournera plus ou moins vite.

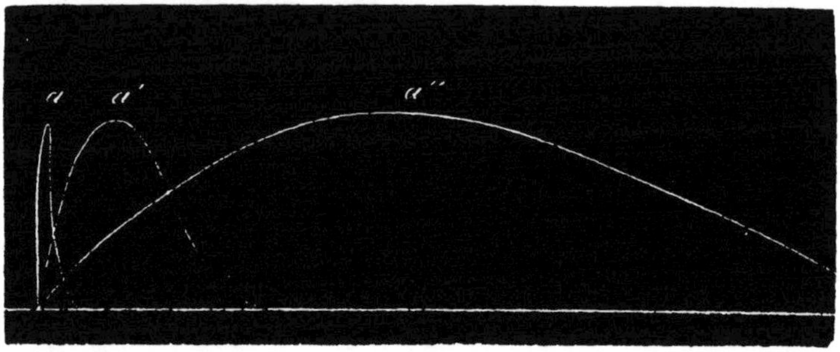

FIG. 67. — Secousse musculaire enregistrée avec trois vitesses différentes du cylindre.

Ainsi la courbe *a* (fig. 67), enregistrée sur un cylindre qui tourne avec une vitesse de moins d'un centimètre par seconde, devient *a'* si la vitesse est décuple, *a''* si la vitesse est quarante fois plus grande.

Mais on ne saurait, avec un cylindre qui n'aurait qu'une seule vitesse, faire toutes les expériences de la myographie ; le cylindre doit, dans certains cas, tourner vite, lorsque par exemple on cherche à apprécier les courtes durées ; d'autrès fois il faut tourner lentement lorsqu'on veut enregistrer un grand nombre de mouvements dans un petit espace.

Le régulateur de Foucault (fig. 68) fournit quatre vitesses différentes qui répondent assez bien à tous les besoins de la myographie.

L'appareil d'horlogerie est composé d'une série de rouages qui possèdent des vitesses de rotations différentes. Tous les axes tournent avec la parfaite unifor-

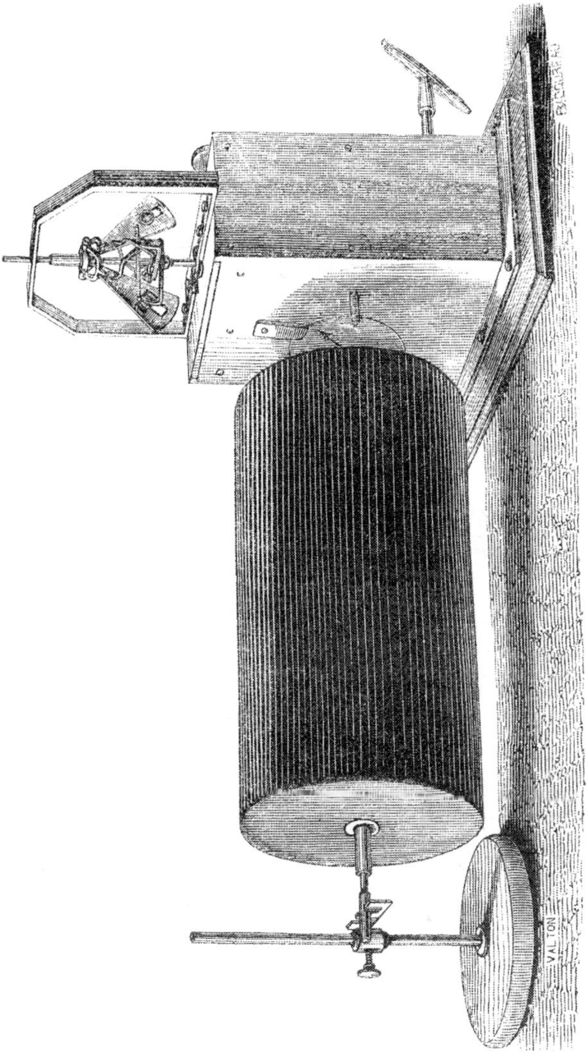

Fig. 68. — Régulateur de M. Foucault muni d'un cylindre enfumé pour recevoir les graphiques.

mité qui est la qualité si précieuse de cet appareil ; mais le premier tourne en une minute, le deuxième en dix secondes, le troisième en une seconde et demie. Enfin, le quatrième axe, celui qui porte le volant, fait huit tours par seconde. En prolongeant ces axes au dehors des platines qui enferment les rouages, je trouve en chacun d'eux un moteur régulier sur lequel j'adapte mon cylindre, et qui me fournit la vitesse dont j'ai besoin.

Le cylindre que j'emploie a 42 centimètres de circonférence, ce qui fait que la durée d'une seconde, comptée sur l'abscisse, donnerait les longueurs suivantes pour chacune des quatre vitesses fournies par l'appareil :

1er	axe, la seconde	....	0m,007
2e	id.,	id.	0m,042
3e	id.,	id.	0m,28
4e	id.,	id.	3m,36

Assurément on pourrait proposer des vitesses différentes de celles que j'indique, on en pourrait sans doute trouver de plus commodes pour les différentes expériences. Mais je crois que c'est un grand avantage d'employer un appareil qui existe déjà et que l'on trouve tout construit et réglé, de telle sorte que tous les appareils soient comparables entre eux. Aussi j'engage ceux d'entre vous qui voudront entreprendre des recherches de myographie, à se servir de ce régulateur (1) et à donner au cylindre qu'ils emploieront le diamètre de 42 centimètres que plusieurs expérimentateurs ont déjà adopté.

(1) Cet appareil se trouve chez M. Sécrétan, quai de l'Horloge, au coin du Pont-Neuf.

D. *De la disposition qu'il faut donner aux graphiques pour faciliter leur comparaison.* — Lorsque l'on compare deux figures géométriques, pour constater facilement la moindre dissemblance entre elles, on cherche à les superposer l'une à l'autre; on voit aussitôt si les traits dont elles sont formées se recouvrent exactement ou s'ils se séparent en quelques points.

Le même procédé peut servir en myographie pour apprécier la moindre différence entre deux graphiques fournis par un muscle. Supposons qu'on enregistre sur le cylindre les secousses que donne le muscle lorsque son nerf est excité par des courants induits d'intensités égales. Un premier graphique étant obtenu au premier tour du cylindre, la pointe écrivante qui termine le levier se retrouvera au second tour du cylindre exactement sur l'origine de ce graphique, et si une nouvelle secousse se produit et présente exactement la forme de la première, la plume traçant cette deuxième secousse repassera exactement dans le trait qu'elle a déjà tracé. La parfaite superposition des deux graphiques prouvera l'identité des deux mouvements enregistrés. Mais s'il y a quelque différence entre les deux mouvements inscrits, les traits qui les enregistrent se sépareront en quelques points.

Pour obtenir la superposition de deux graphiques musculaires, il faut que l'excitation électrique qui les provoque se produise toujours à un même instant d'une révolution du cylindre. Rien de plus facile que d'obtenir ce résultat. Il suffit de planter dans l'un des fonds du cylindre, et près de la circonférence, une goupille de métal qui, à chaque tour, viendra provoquer l'excitation électrique, en rompant un courant de pile, par exemple.

Enfin, si l'on veut comparer les uns aux autres un très-grand nombre de graphiques, on risque d'obtenir une confusion dans les courbes si on les superpose absolument. Mieux vaut faire en sorte qu'elles s'enregistrent verticalement les unes au-dessus des autres, séparées par des intervalles constants, assez larges pour empêcher la confusion des traits, assez courts pour que l'œil ne perde pas la facilité de comparer les courbes voisines entre elles. Nous appellerons cette disposition l'*imbrication verticale* des graphiques.

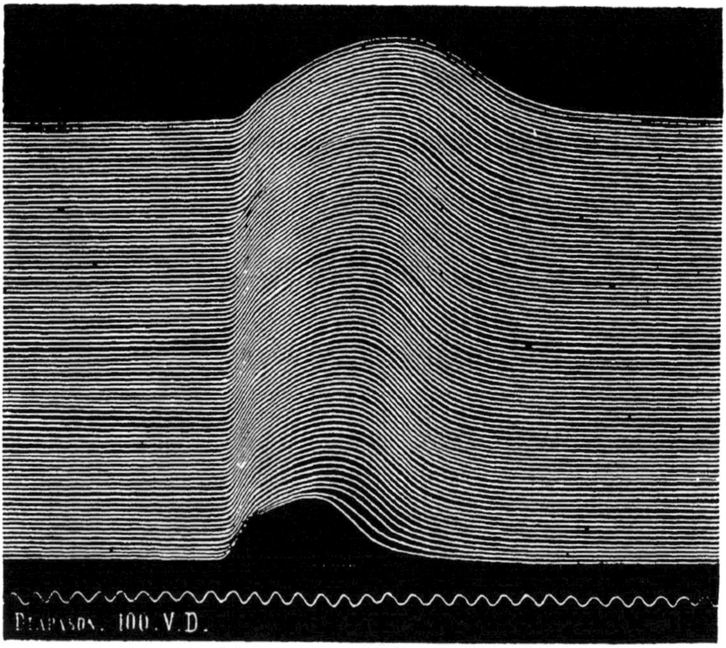

Fig. 69. — Graphiques de secousses musculaires imbriquées verticalement. — Un diapason enregistreur fournit la mesure des durées absolues de ces mouvements.

Voici (fig. 69) un graphique obtenu dans ces conditions. Il est formé d'une centaine de secousses musculaires dont les débuts se font à peu près sur une même verticale, puisqu'ils sont dus à des excitations électriques provoquées par l'action d'une goupille qui tourne avec le cylindre de la manière que j'indiquais tout à l'heure. De plus, afin d'éviter la confusion des courbes, je les ai toutes élevées légèrement les unes au-dessus des autres. Les abscisses elles-mêmes, tracées par le myographe au repos, subissent cette élévation graduelle qu'on obtient par un mouvement d'hélice dont je dois vous indiquer la disposition.

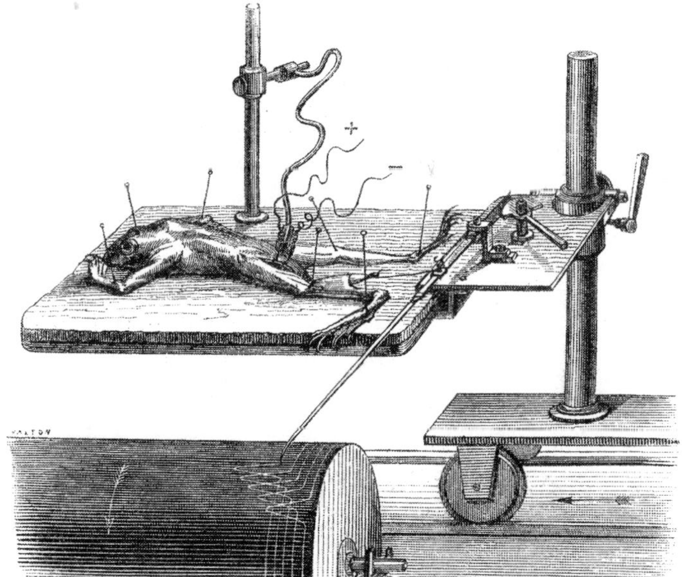

Fig. 70. — Myographe simple.

Soit (fig. 70) le myographe que vous connaissez déjà. Son levier, horizontalement dirigé, frotte par sa pointe sur la surface d'un cylindre enfumé qui tourne autour d'un axe horizontal, dans le sens indiqué par la flèche qui est dessinée sur ce cylindre. Négligez par la pensée la fonction du myographe, et supposez son levier immobile. Il est évident que la pointe tracera un cercle sur la surface tournante, et que, à chaque tour, la ligne tracée sera la même, la pointe repassant toujours dans le même trait. Mais vous voyez que le myographe est porté tout entier sur un chariot qui marche dans le sens indiqué aussi par une flèche, et roule sur un chemin de fer parallèlement à l'axe de rotation du cylindre. On conçoit, dès lors, que la pointe du levier ne repassera jamais dans le même trait, mais qu'elle décrira autour du cylindre une hélice d'un pas très-fin ou très-large, suivant le rapport de la vitesse du chariot avec celle du cylindre.

C'est cette disposition qui a été employée pour obtenir la figure 69. Le chariot marchait assez lentement pour ne donner entre les tours de l'hélice que les intervalles nécessaires pour éviter la confusion des traits. L'hélice ainsi obtenue correspond à une série de lignes droites très-serrées, quand le papier qui recouvrait le cylindre est étalé sur un plan. L'écartement que l'on observe entre les parties droites de ces lignes s'observe aussi dans la partie onduleuse qui constitue les graphiques musculaires.

Avant d'aborder l'exposé des différentes dispositions que l'on peut donner aux graphiques pour faciliter leur comparaison, je veux attirer votre attention sur l'extrême régularité de la figure 69. On y voit la secousse musculaire subir de bas en haut, c'est-à-dire du commencement à la fin de l'expérience, des modifications tellement lentes et tellement graduelles, que le parallélisme des courbes en semble à peine altéré.

Pour reproduire fidèlement la figure originale que m'avait fournie l'appareil, j'ai dû la photographier sur le bois, qui a été ensuite gravé : c'est un procédé que je vous recommande pour éviter autant que possible l'intervention de la main humaine dans la reproduction des graphiques en biologie. Bientôt, sans doute, les procédés d'héliographie viendront supprimer entièrement le décalque et le burin, qui ne peuvent qu'altérer la régularité des figures.

Ce n'est pas une inutile préoccupation que de rechercher dans les graphiques la régularité. Un graphique régulier indique toujours une bonne expérience. Il prouve à la fois que les appareils étaient parfaitement exacts et que les conditions dont on étudiait l'influence ont été méthodiquement graduées.

TREIZIÈME LEÇON.

Myographie (suite)

Disposition du graphique pour favoriser la comparaison des amplitudes : imbrication horizontale. — Disposition favorable à la comparaison des formes : imbrication oblique. — Description du myographe simple. — Discussion de la valeur des différents myographes. — Vérification expérimentale des myographes. — Myographe double ou comparatif. — Conditions dans lesquelles on doit l'employer. — Pince myographique. — Circonstances dans lesquelles elle est utile. — Limite de l'exactitude de ses indications. — Cet appareil est applicable à l'expérimentation sur l'homme.

Messieurs,

La disposition des courbes que vous m'avez vu employer dans la dernière leçon était très-apte à faire saisir les rapports de durée des graphiques. En effet, si l'on trace une ligne verticale à l'origine de ces courbes, on voit facilement si toutes commencent et finissent au même instant par rapport à la rotation du cylindre, c'est-à-dire par rapport à l'excitation électrique qui est liée à cette rotation elle-même. Dans le graphique (fig. 69) on pourrait s'assurer que les débuts de la secousse retardent très-légèrement, mais de plus en plus, du commencement à la fin de l'expérience.

On saisit également bien, par la même méthode, le rapport de durée que présentent entre elles les différentes secousses. Dans l'exemple que vous avez vu, elles s'allongent considérablement. Enfin on peut constater aussi dans la figure 69 que les sommets des courbes successives sont situés sur une ligne oblique qui se porte vers la droite, ce qui indique un retard de plus en plus grand de ces sommets sur le début de la courbe.

Mais ce qui est plus difficile à apprécier dans les figures ainsi disposées, c'est le rapport d'amplitude que les courbes présentent entre elles. On pourrait, en traçant l'abscisse prolongée, chercher à l'aide du compas de combien chaque courbe s'élève au-dessus de son abscisse ; mais il est préférable d'employer un moyen plus simple, qui révèle au premier coup d'œil cette relation des amplitudes.

Une disposition différente des graphiques m'a paru très-bonne pour juger des relations d'amplitude que présentent une série de mouvements successifs. C'est l'*imbrication latérale*, dont voici un spécimen :

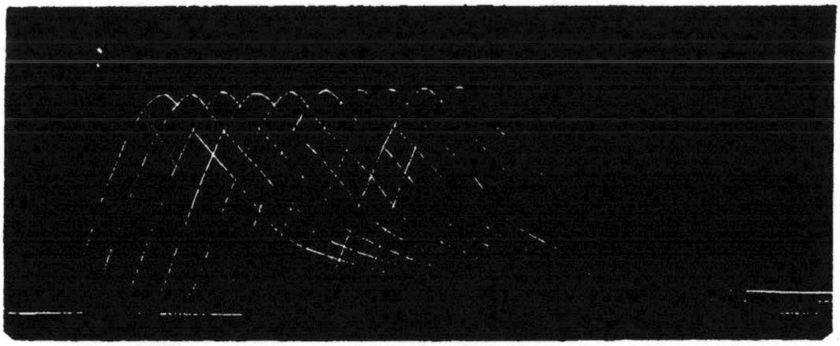

Fig. 71. — Graphique de secousses musculaires disposées en imbrication latérale.

Dans cette disposition, une première secousse étant tracée, on laisse le cylindre accomplir un peu plus d'une révolution complète ; alors une nouvelle excitation provoque une deuxième secousse, puis une nouvelle rotation augmentée encore d'un léger retard est suivie d'une troisième secousse. Pendant tout ce temps, le myographe est placé sur un pied fixe ; je supprime ici le mouvement d'hélice que vous connaissez, afin que tous les graphiques soient rapportés à une abscisse commune, ce qui va nous permettre de mesurer facilement la hauteur de chacun d'eux.

Traçons, à cet effet, une parallèle à l'abscisse qui soit tangente au sommet de la première courbe. Cette tangente nous servira de repère pour toute la série des graphiques, et nous jugerons facilement que dans la figure 71, par exemple, l'amplitude des secousses reste constante. Cette manière de procéder nous donne la notion des amplitudes avec une approximation aussi exacte que celle que Fick obtenait avec la disposition représentée figure 65. Nous avons de plus l'avantage de conserver la forme et les autres caractères de la courbe.

En somme, la disposition des graphiques par *imbrication latérale* me semble la meilleure pour juger des changements de forme et d'amplitude que présentent une série de mouvements successifs, tandis que la *superposition verticale* permet seule de bien apprécier les rapports de succession et de durée.

Je dois vous faire connaître la disposition que j'emploie pour obtenir ce retard constant des excitations électriques sur la rotation du cylindre qui produit l'imbrication latérale des tracés.

Une poulie à gorge est placée sur l'axe du cylindre qui reçoit le graphique ; à côté de cette poulie et dans le même plan, s'en trouve une autre d'un diamètre un peu plus grand que celui de la première. Une corde sans fin passant dans la gorge de ces deux poulies fait que toutes deux tournent à la fois ; mais comme elles n'ont pas le même diamètre, elles ne font pas un tour complet dans le même temps. La poulie située sur l'axe du cylindre a fini son tour lorsque la deuxième n'a pas tout à fait terminé le sien. Or, cette deuxième poulie est chargée de produire l'excitation électrique du nerf à chacun de ses tours ; il en résulte que cette excitation retardera toujours d'une certaine quantité sur la rotation du cylindre. C'est le résultat qu'il fallait obtenir.

En faisant varier le rapport des circonférences des deux poulies, on obtient des imbrications plus ou moins complètes, et l'on peut, au besoin, condenser dans un petit espace les tracés fournis par une expérience assez longue, sans pour cela qu'il y ait confusion entre eux.

Cette disposition doit la netteté des graphiques qu'elle donne à la parfaite régularité des effets successifs que produisent dans un muscle des excitations électriques parfaitement semblables. Mais si des excitations inégales en intensité étaient employées, ou si quelque cause perturbatrice intervenait, l'irrégularité des secousses amènerait dans la figure une confusion complète ; les traits s'entrecroiseraient, et l'on ne pourrait plus suivre facilement le contour de chacune des courbes.

Une troisième disposition des graphiques permet encore de montrer avec netteté des figures dont la forme est très-modifiée pendant la durée de l'expérience.

C'est l'*imbrication oblique*, dont la figure 72 nous fournit un exemple.

Cette figure est obtenue sur une grenouille empoisonnée par la vératrine. Sous l'influence du poison qui s'absorbe peu à peu, les mouvements, bien que provoqués par des excitations semblables, éprouvent une transformation graduelle qui se voit très-bien avec cette disposition dans laquelle chaque courbe vient se tracer à la suite de la précédente, et en même temps un peu plus haut qu'elle.

On obtient ce résultat en employant à la fois le mouvement hélicoïdal et le retard de l'excitation. C'est-à-dire que le myographe est placé sur le chariot, et qu'en même temps on provoque les excitations au moyen de l'interrupteur mécanique qui produit l'imbrication. La figure 78 représente précisément le myographe au moment où il trace une série de graphiques disposés en imbrication oblique.

Du myographe à ressort. — Après ce que je vous ai dit du besoin d'unité dans les appareils et les méthodes employées par les biologistes, vous devez supposer, messieurs, que ce n'est pas sans de graves raisons que je me suis décidé à construire un myographe nouveau, et à compliquer malgré moi l'instrumentation, déjà si compliquée. C'est qu'en effet aucun des appareils employés jusqu'ici ne me semblait suffisamment exact. Les uns présentaient une *inertie* exagérée, les autres fournissaient

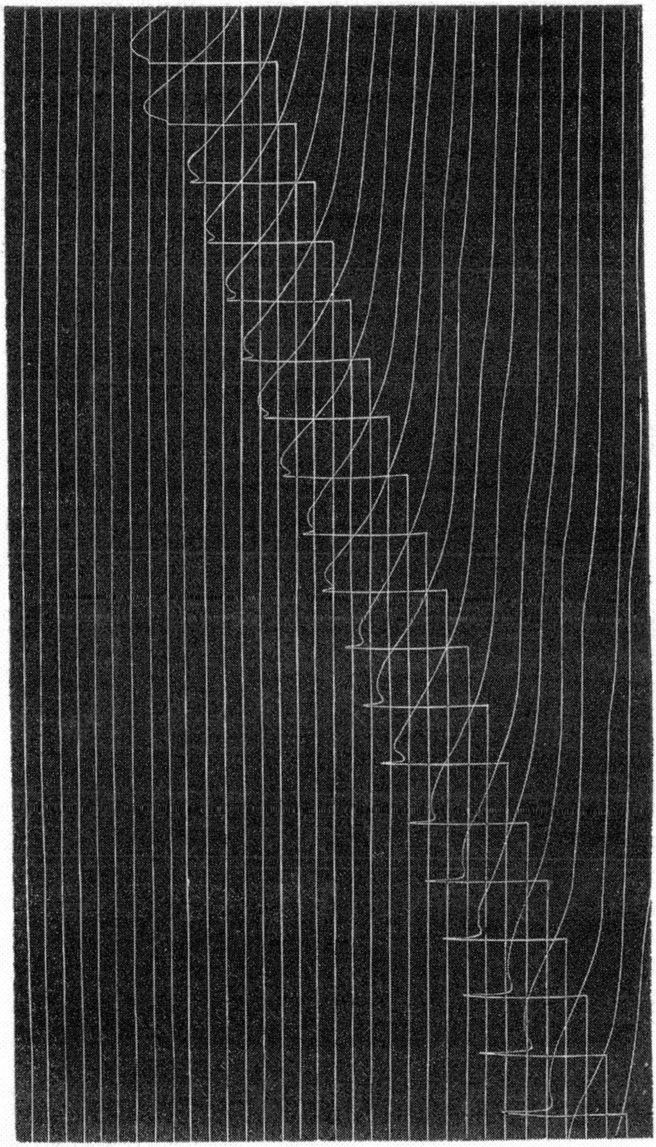

FIG. 72. — Graphique de secousses musculaires disposées en imbrication oblique. — Cette figure montre les effets de l'empoisonnement par la vératrine.

des graphiques d'une lecture difficile ou de trop grandes dimensions.

Je ne reviendrai pas sur les considérations théoriques qui m'ont fait rejeter les anciens appareils, et qui m'ont guidé dans la construction d'un nouveau myographe; je me bornerai à faire fonctionner cet appareil devant vous et à chercher un contrôle expérimental de la valeur de ses indications.

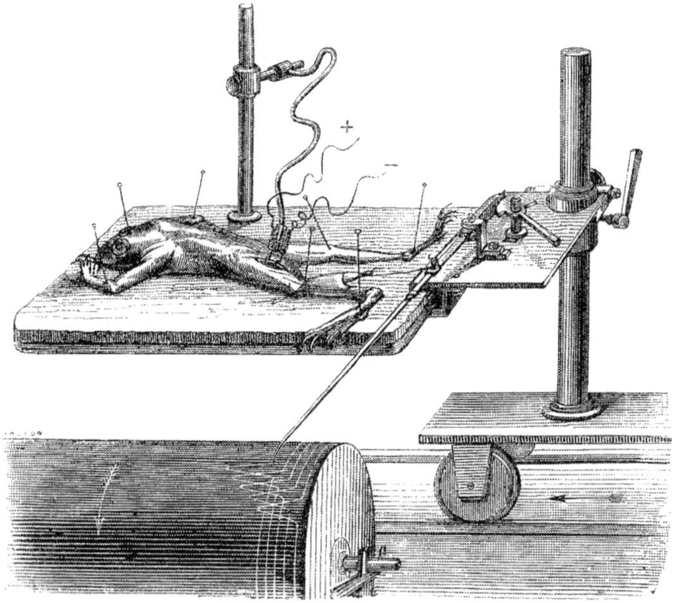

FIG. 73. — Myographe simple enregistrant des graphiques en imbrication oblique.

La figure 73 représente le myographe à ressort déjà décrit page 239. La grenouille qui fournit les graphiques est vivante ; toutefois elle a subi la section et la destruction partielle de la moelle épinière, afin qu'elle n'exécute pas de mouvements volontaires, ni de mouvements réflexes. En outre, le nerf sciatique a été mis à nu, et le tendon du gastrocnémien correspondant a été détaché et lié par un fil métallique très-fin à un crochet mobile que porte le levier enregistreur.

Pour obtenir l'amplification voulue des mouvements qu'on étudie, il suffit de faire glisser dans un sens ou dans l'autre ce crochet le long du levier. On applique ainsi la force motrice plus ou moins près de l'axe de mouvement de l'appareil.

Je ne puis encore exposer devant vous les différentes manières d'appliquer au nerf moteur l'excitation électrique ; ce sujet devra plus tard être traité avec les détails qu'il comporte. Il suffit de vous indiquer la disposition qui me sert à appliquer au nerf des courants induits successifs.

Les deux extrémités du fil d'une bobine induite sont adaptées aux deux petits fils qui, dans la figure, portent les signes + et —, et qui, isolés l'un de l'autre par de la gutta-percha, se terminent chacun par un petit crochet. C'est sur ces deux crochets que repose le nerf sciatique légèrement soulevé par eux ; ce nerf, fermant le circuit d'induction, est traversé par la décharge dans sa partie interpolaire. L'excitateur électrique, isolé comme je viens de le dire, est porté par un fil de plomb qui se fixe sur un support vertical au moyen d'une virole à glissement. Ce fil de plomb se prête à toutes les inflexions possibles bien mieux que les articulations à genou flexible qu'on emploie en général ; il permet de placer l'excitateur au contact du nerf et de l'y maintenir bien fixe.

Le muscle de la grenouille est attaché au levier par

son tendon, mais il faut encore que son extrémité supérieure soit solidement fixée. Pour cela, il suffit de traverser le genou de l'animal par une forte épingle d'acier qu'on enfonce à travers le liége jusque dans la planchette plus dure dont il est doublé.

Enfin, pour amener la pointe écrivante du levier au contact de la surface du cylindre, on fait glisser le myographe tout entier le long de son support au moyen d'une virole qui se fixe en place par une vis de pression. On peut alors augmenter ou diminuer le frottement de la pointe écrivante au moyen d'une petite clef latérale située près de l'axe du support, et qui permet de faire basculer le myographe tout entier. L'action de la même clef permet, au besoin, de soulever le myographe et de faire cesser le contact du levier avec le cylindre, lorsqu'on veut arrêter l'expérience.

Vérification expérimentale des tracés du myographe. —Vous savez, messieurs, que le principe général d'après lequel on vérifie les appareils enregistreurs, consiste à transmettre à ces appareils un mouvement connu, et à voir si le graphique fourni est bien l'expression exacte de ce mouvement.

Dans l'appareil de Donders (fig. 57), destiné à la vérification des tambours à levier enregistreur, un mouvement est transmis directement à un premier levier, et indirectement, par le système de tubes à air, au second levier dont on veut vérifier le graphique. C'est un procédé analogue que nous allons employer. Ici, bien évidemment, la machine de Donders n'est pas applicable, mais on peut sur le même principe baser une autre construction.

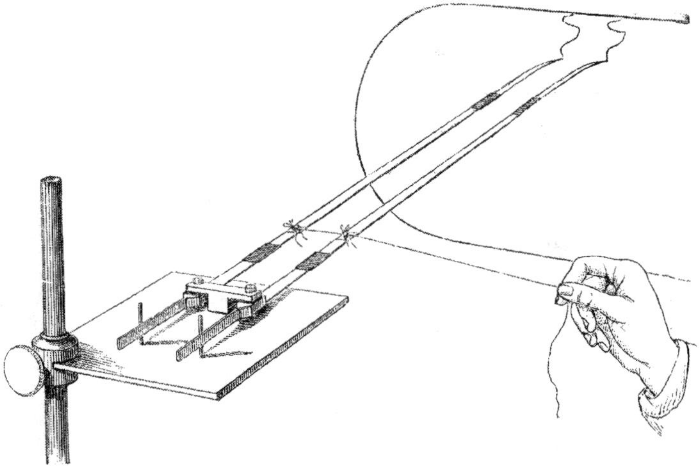

FIG. 74. — Appareil pour contrôler les indications du myographe à ressort.

Soient (fig. 74) deux leviers de myographes à ressort semblables entre eux et dirigés parallèlement dans le même plan. Relions ces leviers l'un à l'autre par un fil de soie, et imprimons directement, en tirant sur le bout de ce fil, des mouvements plus ou moins brusques au levier le plus rapproché de la main. Le levier le plus éloigné sera entraîné par le fil de soie intermédiaire, et suivra les mouvements qui lui sont communiqués. Or, ces mouvements du second levier seront identiques avec ceux du premier; on en pourra juger en les enregistrant tous deux sur un même cylindre, et en constatant le parallélisme constant et parfait des deux courbes tracées. Il est donc évident que le second levier ne peut être accusé de déformer par les *vitesses acquises* le mouvement qu'il a reçu, ni de revenir trop lentement sous l'influence de son ressort, lorsque la force qui le déviait a cessé.

Avant d'aller plus loin, nous pouvons constater déjà que la plupart des autres myographes ne sortent pas victorieux de la même épreuve ; que celui de Helmholtz est projeté par les mouvements violents, de manière à dépasser le but : on voit alors que le fil de soie qui lui a transmis le mouvement cesse d'être tendu pendant une partie de l'oscillation de l'appareil. En outre, le même myographe resterait en arrière dans les descentes très-rapides, inconvénient qui disparaît dans les instruments à ressort, ainsi que vous venez de le voir.

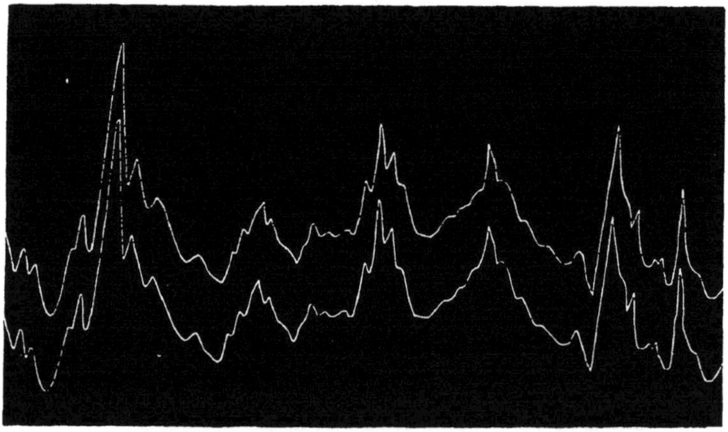

FIG. 75. — Graphique obtenu par les deux leviers réunis par un lien rigide.

En se plaçant dans les mêmes conditions que certains autres expérimentateurs, et en se bornant à transmettre le mouvement d'un levier semblable à ceux dont je me sers à un plateau chargé de poids, on voit que le plateau n'obéit pas plus fidèlement à la traction du fil. Si l'on enregistrait le mouvement du plateau, ce mouvement aurait une autre forme que celle qui est accusée par le graphique du levier à ressort. On peut donc conclure que si un muscle soulève brusquement un poids qui est suspendu à son tendon, le même accident devra se présenter.

Toutefois le succès de cette première expérience ne doit pas être considéré comme absolument décisif. Si vous vous rappelez l'une des propositions que j'ai émises relativement aux causes de déformation des graphiques par les appareils enregistreurs, vous savez que si le mouvement se transmet à un corps pesant, *par l'intermédiaire d'un corps élastique*, cette élasticité devient une cause de déformation du mouvement.

Or, un muscle est extrêmement élastique, et si nous supposons que la force de raccourcissement n'exclut pas l'existence de l'élasticité, nous devons conclure que le mouvement pourra être déformé. La déformation sera très-faible parce que la masse à mouvoir est très-faible elle-même, mais enfin elle existera et sera produite de la manière suivante :

D'une part, pendant la période de raccourcissement du muscle, le levier aura une légère tendance à retarder par son inertie et à s'élever plus lentement qu'il ne devrait. D'autre part, et surtout, le levier, pendant la période de descente, pourra être projeté et devancer l'allongement du muscle.

Pour juger expérimentalement de la réalité de ce danger, plaçons-nous dans les conditions véritables de l'expérience et répétons la vérification du graphique en remplaçant le fil de soie qui relie les leviers (fig. 74) par un muscle de grenouille. Sous l'influence de l'élasticité de ce muscle, on verra que les mouvements très-rapides ne sont pas traduits d'une manière identique par les deux leviers.

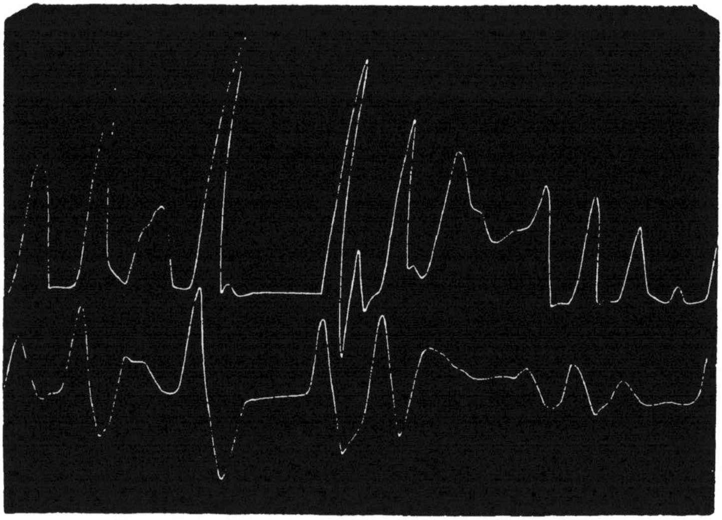

FIG. 76. — Graphique obtenu par les deux leviers réunis par un lien élastique.

La figure 76 montre les graphiques des deux leviers. La ligne supérieure est tracée par le levier qui est soumis à la traction saccadée par l'intermédiaire d'un fil rigide. La ligne inférieure est produite par le second levier qui reçoit le mouvement du premier par l'intermédiaire du muscle élastique qui les relie entre eux. On peut voir que les deux graphiques diffèrent l'un de l'autre sous divers rapports. D'abord les grands mouvements d'ascension du levier sont en partie éteints dans le graphique inférieur par l'élasticité du muscle intermédiaire.

En second lieu, la descente est plus prolongée dans le graphique inférieur, parce que le levier, qui prend dans ce mouvement une certaine vitesse, exerce sur le fil élastique une traction qui lui permet de dépasser la limite réelle de la descente. En somme, les mouvements les plus déformés sont ceux qui sont produits par les secousses les plus brusques imprimées à l'appareil. J'ai exagéré à dessein la brusquerie de ces secousses, afin de rendre plus sensible la déformation du mouvement par l'élasticité musculaire.

Dans les expériences de myographie, le moyen de réduire cette cause d'erreur, quand elle existe, c'est d'abord de diminuer l'amplitude des graphiques; on diminue ainsi la vitesse des mouvements du levier, et les chances de déformation par conséquent. En outre, il suffit d'augmenter les frottements du levier sur le cylindre pour éteindre en grande partie ces forces vives qui déformaient les tracés.

Avec ces précautions, on peut aborder l'étude de mouvements très-rapides sans avoir à craindre leur altération par la faute des appareils (1).

Myographe double ou comparatif. — La méthode la plus féconde en biologie, lorsqu'on veut saisir les effets que certains agents produisent sur une fonction, c'est de comparer cette fonction modifiée avec la fonction normale.

(1) Dans certains cas, on voit dans la période ascendante des graphiques musculaires une très-légère trémulation. Ce caractère, assez prononcé dans la figure 69, n'appartient pas au mouvement musculaire lui-même, mais à une très-légère vibration du levier qu'il est fort difficile d'éviter.

De même, en myographie, si l'on veut savoir quels changements produisent certains agents dans la fonction du muscle, il faut comparer les graphiques modifiés avec le graphique du muscle normal. Or, nulle condition n'est plus parfaite pour la comparaison que celle qui consiste à enregistrer à la fois les mouvements des deux pattes d'une grenouille, ou de tout autre animal, en laissant d'un côté les muscles dans leur état normal, tandis qu'on applique l'agent dont on étudie les effets sur les muscles de l'autre membre.

C'est ainsi que fonctionne le double myographe (fig. 77).

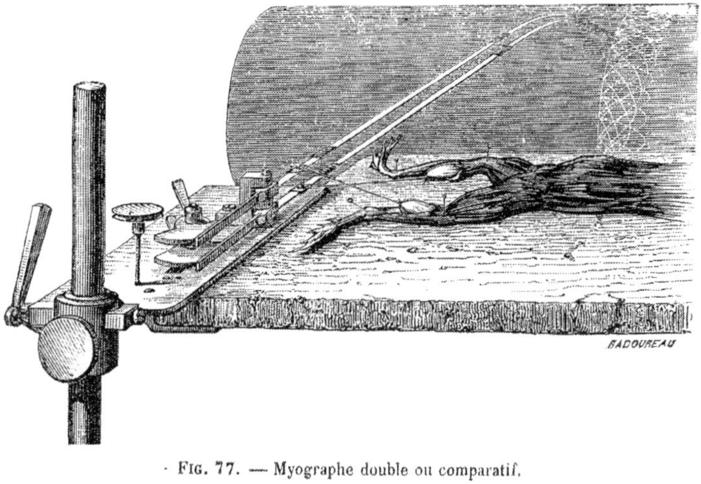

FIG. 77. — Myographe double ou comparatif.

Les deux pattes de la grenouille sont fixées sur la planchette et s'attachent chacune à un levier différent. Ces deux leviers, exactement superposés l'un à l'autre, ont leurs pointes recourbées de telle sorte qu'elles écrivent très-près l'une de l'autre, sans toutefois confondre leurs graphiques ni se gêner dans leurs mouvements. Si les deux pattes agissent simultanément et d'un mouvement semblable, le graphique semblera formé d'un trait redoublé; mais si une influence quelconque modifie le mouvement de l'une de ces pattes, les deux courbes se sépareront l'une de l'autre.

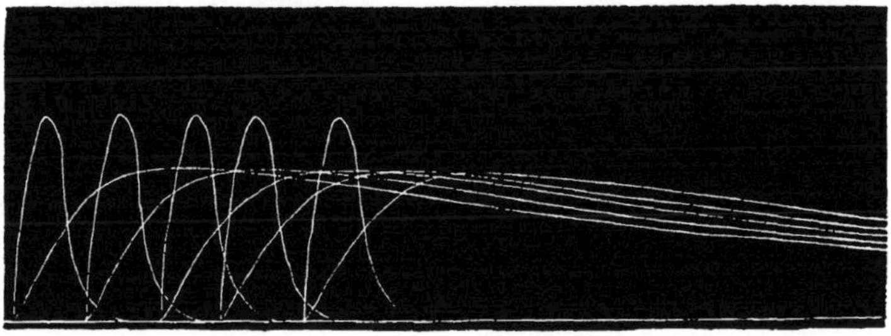

Fig. 78. — Influence du froid sur les mouvements d'une patte de grenouille.

La figure 78 montre, dans un graphique comparatif, ce qui arrive lorsque le froid agit sur un muscle de grenouille. On voit alors la patte refroidie exécuter des secousses d'une longueur toujours croissante, tandis que la patte non impressionnée par le froid ne modifie pas sensiblement son mouvement.

On peut multiplier à l'infini ces études comparatives, soit en faisant varier l'excitant appliqué sur l'une des pattes, soit en modifiant dans l'un des membres la vitesse de la circulation, soit en administrant un poison à l'animal et en restreignant l'action du poison à l'un de ses membres au moyen de ligatures appliquées selon la méthode de Cl. Bernard. Nous aurons plus tard à recourir à cette méthode comparative pour étudier les différentes influences qui modifient la fonction musculaire.

De la pince myographique. — Il est important, dans toute expérience, de produire le moins de mutilation possible de l'animal sur lequel on étudie une fonction. Bien que les myographes que je viens de vous montrer n'exigent que la dénudation du nerf et du tendon, c'est encore trop de vivisection, si l'on veut étudier la secousse musculaire avec son caractère parfaitement normal. On peut accuser l'expérience d'avoir produit par l'hémorrhagie un affaiblissement de l'acte musculaire. En tout cas, il est indispensable d'avoir un moyen d'étudier l'action des muscles intacts, si l'on veut reproduire et vérifier sur l'homme les phénomènes que l'on a découverts par l'expérimentation sur les animaux.

C'est ce qui m'a conduit à la construction d'instruments qui enregistrent non plus le raccourcissement du muscle, mais le gonflement qui accompagne leur contraction. Vous savez tous que si nous contractons fortement le biceps, ce muscle augmente de volume et se durcit sous la main qui le presse. De même, les temporaux se gonflent pendant la mastication, les muscles des cuisses et des jambes pendant la marche. Or, ce gonflement des muscles, non-seulement accompagne leur contraction, mais varie en intensité absolument comme le raccourcissement lui-même. Vous verrez, dans la prochaine leçon, qu'un muscle, en se contractant, ne fait pour ainsi dire que changer de forme, et qu'il gagne sensiblement en largeur ce qu'il perd en longueur. Si donc on peut enregistrer le gonflement d'un muscle, on obtiendra un graphique qui traduira aussi très-exactement son changement de longueur.

Vous avez vu, à propos de la cardiographie humaine, que les changements de la pression que le cœur exerce contre les parois de la poitrine, et qui constituent le battement ou pulsation du cœur, peuvent s'enregistrer assez fidèlement pour qu'on trouve dans leur graphique l'expression exacte de toute la circulation cardiaque. Un procédé très-analogue m'a servi à enregistrer sur l'homme ou sur l'animal non mutilé les changements de volume des muscles pendant leur action. Et d'abord on pourrait construire un myographe dans lequel le gonflement musculaire agirait directement sur le bras du levier enregistreur. Mais cet appareil, facilement applicable à la grenouille ou à un très-petit animal, ne pourrait servir pour l'étude de la fonction des muscles sur les animaux de grande taille. J'ai dû recourir à un appareil *explorateur* du mouvement qui pût s'appliquer sur un muscle, et transmettre par les tubes à air, suivant la méthode générale, les mouvements de ce muscle au levier d'un polygraphe.

J'appelle *pince myographique* cet appareil explorateur du mouvement.

Supposez qu'un muscle soit transversalement saisi entre les branches d'une pince à larges mors. A chaque fois que le muscle, se raccourcissant, subira le gonflement dont je vous ai parlé, les mors seront écartés l'un de l'autre plus ou moins fortement et d'une manière plus ou moins rapide. C'est ce mouvement des mors de la pince que j'applique au premier tambour d'un polygraphe, d'où il se transmet par le tube au deuxième tambour et au levier enregistreur.

J'avais d'abord employé une disposition par laquelle une sorte de bascule ou de fléau de balance, soulevée à

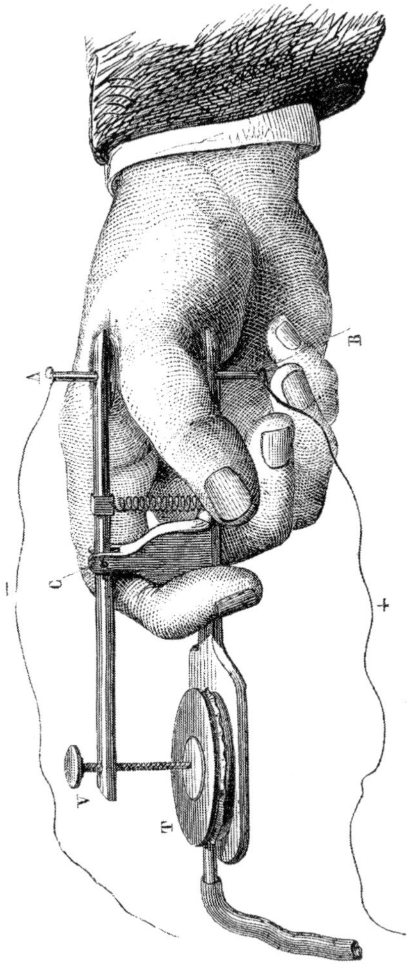

FIG. 79. — Première disposition de la pince myographique appliquée aux muscles adducteurs du pouce.

l'une de ses extrémités par le muscle, pressait par son autre extrémité sur la membrane du premier tambour.

Cette disposition est représentée figure 79. Deux

branches A et B, s'articulant au point C, sont disposées de telle sorte que le soulèvement de l'extrémité A par le gonflement des muscles adducteurs du pouce sur lesquels il repose, fasse presser la vis V sur la membrane du tambour T mis en communication avec un polygraphe. Deux excitateurs électriques recevant les fils d'une bobine d'induction servent à produire l'excitation du muscle.

On peut ne mettre qu'un de ces excitateurs en communication avec la bobine induite, et compléter le circuit en mettant un point quelconque du corps en communication avec l'autre fil. C'est là un moyen d'étudier comparativement l'influence du pôle positif et du pôle négatif agissant isolément sur le muscle.

Cette première disposition de la pince myographique a été utilisée par Helmholtz pour obtenir sur l'homme une manifestation de la secousse musculaire que le savant physiologiste employa, suivant sa méthode ordinaire, à la détermination de la vitesse de l'agent nerveux.

J'ai récemment modifié la disposition de la pince myographique en faisant agir d'une manière plus directe la force développée par le muscle sur la membrane du tambour.

A cet effet, j'ai disposé les deux branches de la pince sur un support commun, verticalement placé dans la figure 80.

La branche inférieure s'élève et s'abaisse à volonté pour saisir et presser contre la branche supérieure le muscle dont on veut explorer le mouvement. Cette branche supérieure est formée d'un ressort d'acier dont on gradue la pression au moyen d'un excentrique de réglage, qui, par l'intermédiaire d'une petite tige, appuie sur la

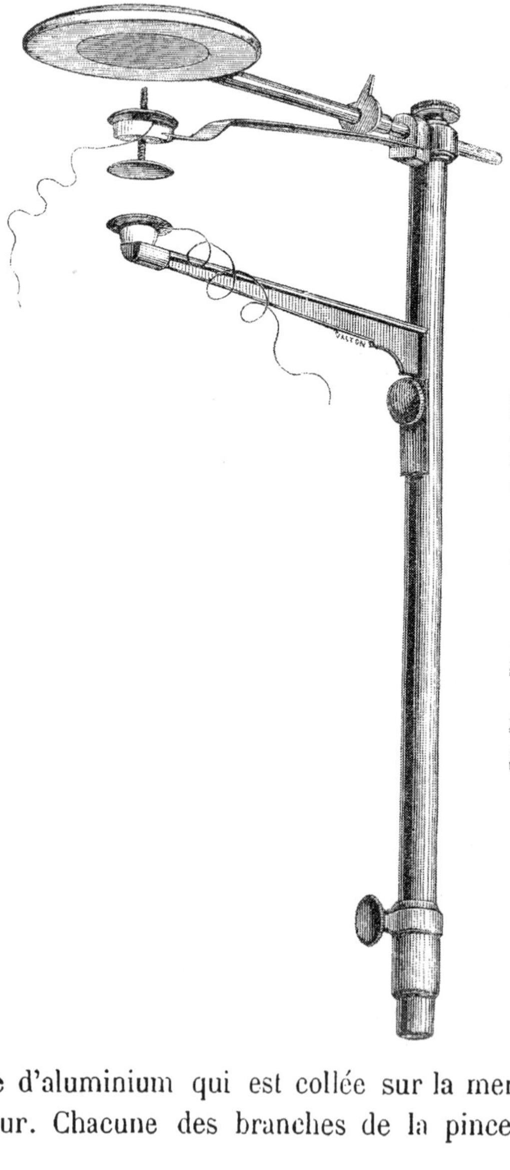

Fig. 80. — Pince myographique applicable à différents muscles.

plaque d'aluminium qui est collée sur la membrane du tambour. Chacune des branches de la pince porte un excitateur électrique isolé par une pièce d'ivoire des parties métalliques de l'appareil.

Cette disposition se prête à l'exploration d'un grand nombre de muscles, tandis que l'ancienne pince, représentée figure 79, ne s'appliquait guère qu'aux muscles de la main.

Dans l'emploi de la pince myographique, le mouvement du muscle se transmet facilement à la membrane du tambour; mais dans la transmission de ce mouvement à distance au levier du polygraphe, il y a une cause possible

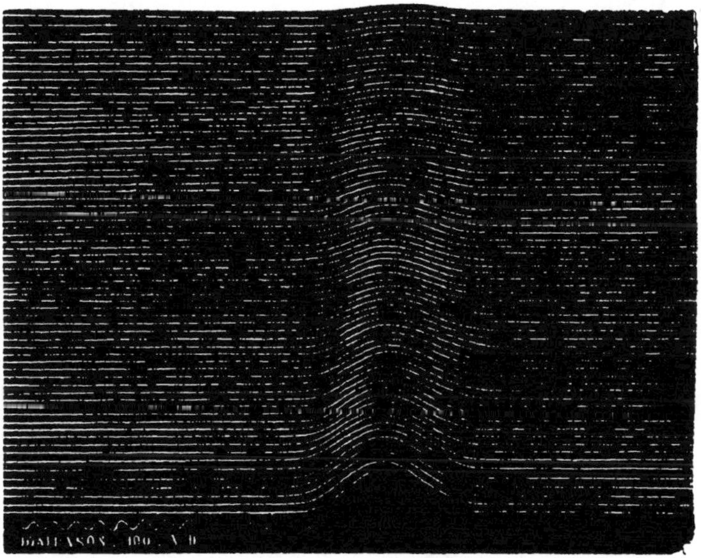

FIG. 81. — Tracé obtenu avec la pince myographique sur un lapin récemment tué.

d'altération du graphique. Une déformation s'observe assez souvent dans le graphique des secousses musculaires très-rapides. Aussi doit-on, dans l'étude des secousses, préférer l'emploi du myographe ordinaire, si l'on veut connaître la forme absolue de ces mouvements.

Mais à côté de cette imperfection, la pince myographique présente de grands avantages. Elle traduit fidèlement les mouvements qui ne sont pas trop rapides, comme ceux qui sont représentés figure 81. Cette figure est formée par l'imbrication verticale de secousses successives obtenues sur un lapin récemment tué. Enfin, la pince myographique donne une courbe exacte du tétanos et de la contraction permanente des muscles. Nous aurons souvent occasion d'utiliser cet appareil dans les expériences qu'il faudra faire au sujet de la contraction musculaire. En effet, les mouvements vibratoires sont enregistrés avec une fidélité parfaite au moyen de la pince myographique; ils se transmettent à de très-longues distances à travers les tubes flexibles qui relient cette pince au levier enregistreur. L'expérience suivante va vous en convaincre.

Voici un diapason qui vibre cent fois par seconde; voici, d'autre part, un tambour à membrane semblable à celui de la pince myographique. Ce tambour est relié au polygraphe par un tube de 15 mètres de long. Je vais appliquer à la membrane du premier tambour les vibrations du diapason; ces rapides mouvements s'enregistreront fidèlement, malgré l'extrême longueur du tube qui doit les transmettre.

Pour cela, je saisis le manche du diapason entre les mors d'un étau (fig. 82). Un autre étau maintient le tambour, tout en lui permettant de basculer et d'amener sa membrane au contact du diapason vibrant. Aussitôt que ce contact est établi, le polygraphe enregistre des vibrations rapides et parfaitement régulières.

Pour se convaincre que ces vibrations sont bien identiques avec celles du diapason, il suffit d'enregistrer directement les vibrations de cet instrument sur le papier du polygraphe, à côté du graphique que nous venons d'obtenir par transmission. On voit alors que ces vibrations sont exactement de même nombre que celles qui s'étaient enregistrées dans l'expérience précédente.

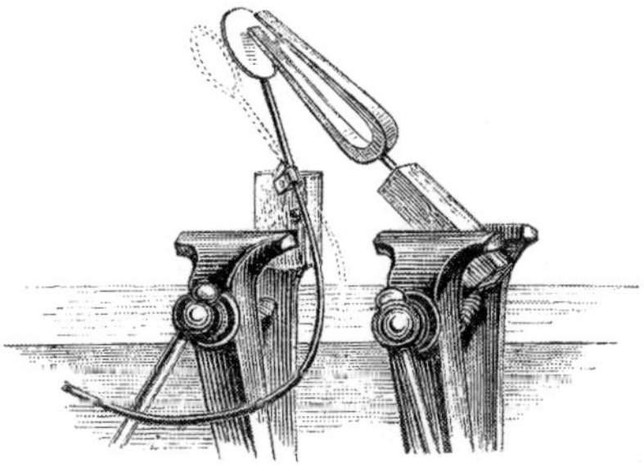

FIG. 82.

Nous pourrons donc avoir confiance dans les indications de la pince myographique, lorsqu'il s'agira d'apprécier le nombre de secousses dont la succession sera très-rapide, ainsi qu'il s'en produit sous l'influence de courants interrompus et dans les différentes formes du tétanos.

Vous connaissez maintenant, messieurs, la plupart des appareils qui serviront à l'étude de l'acte musculaire. Si la description en a été longue, c'est qu'elle était indispensable.

Je vous ai signalé certaines imperfections des appareils que je n'ai pu faire entièrement disparaître. Mais s'il est difficile d'obtenir l'expression absolue des mouvements extrêmement brusques que certains muscles exécutent, on peut toujours avoir une indication exacte des relations que plusieurs mouvements présentent entre eux. Rien ne nous empêchera de juger, avec toute l'exactitude désirable, les transformations que les mouvements subissent sous diverses influences, tantôt par l'effet des variations de l'excitant qui les provoque, tantôt par l'action de certains poisons, de certains agents physiques, etc. Or, en biologie, les mesures absolues ont bien moins de valeur que les évaluations relatives. Vous vous convaincrez de plus en plus de cette vérité.

QUATORZIÈME LEÇON.

De la contractilité musculaire.

Nature de la contractilité. — Le muscle contracté change-t-il de volume? Expériences de Swammerdam; expérience de Matteucci tendant à prouver la fixité absolue du volume du muscle. — Expériences de Erman, Marchand, Weber, Valentin, prouvant qu'il se fait une légère condensation des éléments du muscle pendant la contraction. — Mécanisme de la contraction musculaire. — Théorie sanatomiques de la contraction : Hamberger, Sténon, Borelli, Magendie, E. Weber, admettent un raccourcissement général et instantané des fibres musculaires ; Baglivi, Haller, Dumas, Ficinus, admettent la formation d'une onde qui chemine. — Démonstration de cette théorie. — Observations microscopiques. — Expériences de Aeby au moyen de la méthode graphique.

Messieurs,

Deux propriétés du muscle régissent les phénomènes mécaniques de sa fonction : ce sont la contractilité et l'élasticité. Avant d'étudier les actions musculaires au point de vue de leur intensité, de leur durée, de leur forme et des agents qui les modifient, il est indispensable d'avoir une notion de ces deux propriétés du muscle qui sont pour ainsi dire les deux facteurs du mouvement.

La *contractilité* ne peut guère se définir que par l'exposition des différentes manières dont réagit un muscle soumis à divers excitants. Pour cela, nous trouverons dans l'emploi de la myographie la méthode la plus parfaite. Toutefois une question préalable se pose et préoccupe depuis longtemps les biologistes. En quoi consiste ce raccourcissement du muscle qui est la cause immédiate du mouvement? Est-ce un simple changement dans la forme de l'organe qui gagnerait en largeur ce qu'il perdrait en longueur; ou bien y a-t-il condensation des éléments du muscle, c'est-à-dire diminution absolue de son volume?

Au XVIIe siècle, Swammerdam avait essayé de résoudre cette question par l'expérience. Le célèbre Hollandais imagina pour cela une méthode fort ingénieuse; mais, comme vous allez le voir, une grossière erreur de physique se glissa dans son expérience et en faussa les résultats.

Swammerdam prenait le cœur d'une grenouille, et pour savoir si, à chacune de ses systoles, cet organe changeait de volume, il l'enfermait avec un liquide coloré dans une sorte de petite seringue de verre à bec très-effilé. Poussant alors le piston jusqu'à ce que l'eau s'élevât dans l'intérieur de la canule, il observait, dans cet espace rétréci, le niveau du liquide, qui devait rester immobile dans le cas où les mouvements de cet organe ne produisaient pas de changement dans le volume du muscle, tandis que si des changements avaient lieu, ce niveau devait s'élever et s'abaisser alternativement. Le cœur de la grenouille battait visiblement au milieu du liquide, mais le niveau de celui-ci ne variait pas.

Swammerdam pensa alors que les contractions du cœur ne pouvaient s'exécuter normalement, à cause de la vacuité de cet organe. Il eut la malencontreuse idée d'insuffler d'air les cavités cardiaques et de répéter l'expérience dans ces conditions. Le niveau du liquide dans la canule s'abaissait alors à chaque systole du cœur et s'élevait à chaque diastole. La conclusion que Swammerdam crut devoir tirer de ce fait fut que la contraction s'accompagne de diminution du volume du muscle.

Or, personne, aujourd'hui, ne donnerait une pareille interprétation au résultat de cette expérience. On comprendrait que l'air ainsi enfermé dans le cœur, étant éminemment compressible, doit changer de volume sous l'influence des systoles cardiaques, ce qui explique d'une manière satisfaisante les variations du niveau du liquide dans la seconde expérience de Swammerdam. La fixité de ce niveau dans la première tentative ferait conclure à juste titre que le muscle cardiaque, dans ses mouvements, ne faisait sensiblement que changer de forme, sans diminuer ni augmenter de volume dans ses alternatives de contraction et de relâchement.

C'est, du reste, la conclusion à laquelle sont arrivés la plupart des expérimentateurs qui ont employé la méthode de Swammerdam. Ainsi Matteucci n'a observé aucun changement de volume dans les muscles d'une grenouille qui se contractaient sous l'influence de courants de pile alternativement fermés ou rompus.

Je vais répéter devant vous cette expérience, qui est classique et facile à exécuter.

Soit (fig. 83) un flacon de verre A rempli de sérum de sang ; nous y renfermons une patte de grenouille fraîchement préparée, dont le nerf D est mis en rapport avec les deux pôles d'un élément de pile B. Un bouchon de verre ferme ce flacon ; il est muni d'une mince tubulure C dans laquelle vous pouvez voir le niveau du liquide. Si l'on excite le nerf par des ruptures et des

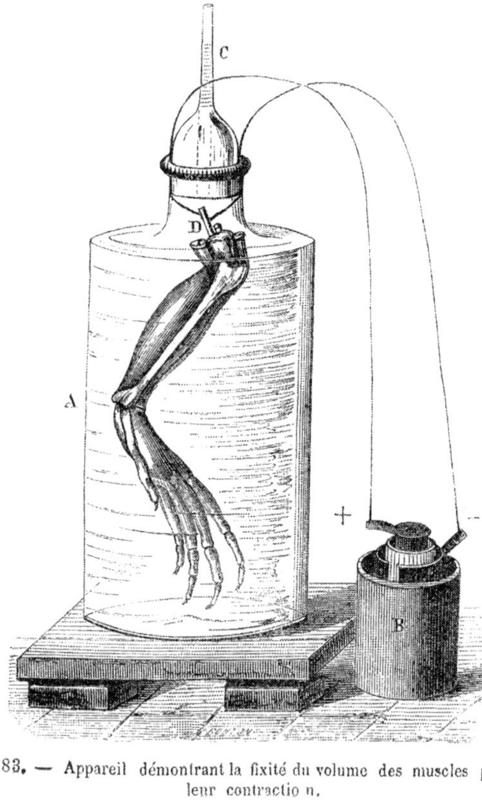

FIG. 83. — Appareil démontrant la fixité du volume des muscles pendant leur contraction.

clôtures successives du courant de pile, on voit la patte se contracter dans l'intérieur du flacon ; pendant ce temps, le niveau du liquide reste sensiblement invariable. Ce fait n'a rien de surprenant lorsqu'on réfléchit à la constitution du tissu musculaire, qui est, en grande partie, composé de liquides, et qui doit partager l'incompressibilité presque absolue de ceux-ci.

Toutefois le muscle, pas plus que les liquides eux-mêmes, ne possède une incompressibilité absolue. Erman, Marchand et Weber ont pu constater qu'un tronçon d'anguille plongé dans un flacon, comme nous l'avons fait pour la patte de grenouille, présente une diminution de volume extrêmement faible, mais constante, au moment où il se contracte.

On pouvait objecter aux deux premiers expérimentateurs que des bulles d'air logées dans les interstices des fibrilles musculaires subissaient la compression, comme dans l'expérience de Swammerdam, et changeaient seules de volume. Weber, pour se mettre à l'abri du même reproche, soumit le flacon au vide de la machine pneumatique, et, malgré cette précaution, trouva que le muscle subissait, pendant ses contractions, une condensation très-légère, mais proportionnée à l'effort même qu'il avait développé. Ainsi, l'excitant restant le même, les mouvements, comme on sait, s'affaiblissent graduellement sur un muscle détaché de l'animal; sous cette influence, on voit faiblir aussi d'une manière graduelle l'abaissement de la colonne liquide, qui traduit l'intensité de la condensation du muscle.

Dans ces derniers temps, Valentin (1) reprit ces expériences par une autre méthode : par la comparaison des densités du muscle au repos et en contraction. Il est bien évident que si une diminution se produit

(1) *Beiträge zur Kenntniss des Winterschlafes der Murmelthiere*, vierzente Abtheilung, § 26.

dans le volume d'un muscle, il en résultera une augmentation correspondante de sa densité.

Or, en expérimentant sur des masses musculaires assez volumineuses, Valentin put constater que la contraction provoquée par des excitations électriques s'accompagnait d'augmentation de la densité de ces muscles. Cette augmentation est bien faible, puisque, d'après Valentin, elle ne serait que de $\frac{1}{1300}$; mais elle est importante à constater, car peut-être trouvera-t-on un jour, dans l'étude de ces changements de la densité des muscles, un élément nouveau pour mieux comprendre les phénomènes intimes de l'acte musculaire.

Les propriétés physiques d'un muscle sont si intimement liées à sa fonction dite vitale, que rien, parmi elles, n'est indifférent pour le biologiste. Ainsi Ranke, dans un remarquable travail dont j'aurai plus tard à vous parler, a signalé que la conductibilité d'un muscle pour l'agent électrique varie avec le travail exécuté par ce muscle. Trouvant dans les modifications chimiques la cause de ce changement de la conductibilité, l'auteur a été amené à employer le galvanomètre pour apprécier à chaque instant les actions chimiques qui se passent au sein de la substance musculaire. C'est là un exemple remarquable de l'importance que peut avoir la connaissance de l'une des propriétés physiques d'un organe pour l'étude de sa fonction. Peut-être, dans le faible changement de densité qui accompagne l'action du muscle, trouvera-t-on, quelque jour, un élément important pour établir la théorie de sa fonction.

Ces réserves posées, nous pouvons négliger entièrement les changements si légers du volume du muscle pendant ses mouvements. Au point de vue mécanique, nous sommes autorisés à considérer le gonflement transversal du muscle comme égal à son raccourcissement. C'est précisément sur cette égalité qu'est fondée la disposition de la pince myographique, dont je vous ai décrit dans la dernière leçon la disposition et les usages.

Mécanisme de la contraction musculaire. — Pour pénétrer plus loin dans la connaissance de la contraction musculaire, beaucoup d'auteurs ont demandé à l'histologie la solution du problème; ils ont cherché à distinguer comment se comporte l'élément primitif, la fibre, au moment de la contraction. Les opinions les plus variées ont été émises à ce sujet; mais, à mesure que les instruments d'observation se perfectionnaient, les théories s'accordaient mieux entre elles et donnaient une explication plus satisfaisante du phénomène.

Les auteurs les plus anciens : Hamberger, Borelli, Sténon, croyaient que chaque fibre du muscle subissait le raccourcissement dans toute son étendue au même instant. Cette idée a même été soutenue à une époque assez récente par Magendie et E. Weber. D'autres observateurs pensaient, au contraire, que chaque fibre du muscle est le siége d'une ondulation qui la traverse d'une extrémité à l'autre avec une grande rapidité. L'*onde musculaire* consisterait en un gonflement de la fibre produit aux dépens de la longueur de celle-ci.

L'œil se prête mal à l'étude de ces mouvements faibles et rapides; aussi, trouve-t-on un désaccord complet entre les observateurs quand il s'agit de déterminer le sens et la vitesse des mouvements de cette onde. Baglivi, Haller, Dumas, Ficinus, admettent ces mouvements : mais l'un les fait naître au milieu de la fibre et se propager ensuite vers les extrémités; l'autre les fait marcher des extrémités au centre ; celui-ci fait osciller alternativement l'onde musculaire dans les deux directions.

Les progrès de l'histologie devaient éclairer ces phénomènes obscurs. En choisissant pour l'observation les muscles des insectes dont les fibres présentent un développement considérable, il est facile de se convaincre de l'existence d'une onde qui chemine longitudinalement. Cette onde consiste en un élargissement partiel de la fibre dont les stries deviennent en ce point plus rapprochées (voy. fig. 87), ce qui indique une condensation de la substance musculaire dans le sens longitudinal. On voit en même temps ces ondes courir à la surface du muscle : dans le sens où elles s'avancent, les stries musculaires se rapprochent les unes des autres, tandis que dans le sens opposé, elles s'écartent et reprennent leur position normale. Ce phénomène est très-facile à suivre sur les muscles d'un insecte récemment tué, car le mouvement spontané persiste encore assez longtemps dans les fibres musculaires de ces animaux.

Les notions anatomiques que l'on possède aujourd'hui sur la structure des muscles s'accordent assez bien avec la formation des ondes musculaires.

C'est à Bowman d'abord, puis à Brücke, qu'est due la théorie à peu près généralement acceptée. On croyait, avant ces auteurs, que les fibres musculaires étaient elles-mêmes formées de fibrilles plus petites présentant une striation transversale. Bowman montra que cette apparence était due aux réactifs qui servent à la préparation microscopique; que, sous l'influence d'autres agents, la fibre peut se dissocier en sens inverse, c'est-à-dire transversalement, et se décomposer en disques empilés pour ainsi dire les uns au-dessus des autres et formés de corpuscules nombreux qu'il nomma *sarcous elements*. Brücke signala dans les disques de Bowman des différences d'aspect qui tiennent à leur réfringence inégale. Il vit que, de deux en deux, l'un de ces disques présente la double réfraction. De sorte que, dans la lumière polarisée, on voit alternativement un disque brillant et un disque opaque sur toute la longueur de la fibre. Ce savant reconnut enfin que les disques pourvus de la double réfraction contenaient seuls les *disdiaclastes*, sorte de petits prismes accolés les uns aux autres, et que c'est précisément à la présence de ces corps qu'est dû le phénomène de la double réfraction.

Enfin, Brücke a signalé, dans certaines fibres que l'on croyait tout à fait lisses, une striation analogue à celle des muscles de la vie animale; seulement, cette striation est beaucoup plus fine et n'est visible qu'avec un grossissement considérable.

Pour Kühne, les *sarcous elements* seraient probablement le seul élément solide contenu dans la fibre musculaire, le reste serait liquide et logé dans une enveloppe mince, mais assez résistante, le sarcolemme.

Un heureux hasard permit à ce savant de reconnaître cette particularité de la structure du muscle. En observant les muscles d'une grenouille au microscope, il vit qu'un ver parasite (1) s'était introduit dans l'intérieur d'une fibre musculaire. Or, ce ver s'y mouvait assez librement, comme dans une substance demi-liquide; il poussait devant lui les disques qui prenaient alors la forme conique et se laissaient crever assez facilement, tandis que, derrière le passage de l'animal, les disques reprenaient leur forme plane et se refermaient plus ou moins régulièrement, comme par une nouvelle coaptation des *disdiaclastes.* Au bout de quelque temps, le contenu de la fibre se coagula; le ver ne pouvait plus alors cheminer dans cette substance devenue trop compacte, mais il se logeait entre le sarcolemme et son contenu qu'il décollait l'un de l'autre. Kühne eut deux fois l'occasion d'observer ce singulier phénomène. Il est regrettable qu'on ne puisse pas provoquer à volonté le développement d'un parasite analogue dans les muscles des animaux, et répéter à son gré ces observations si bien appropriées à l'étude de la structure musculaire.

Des mouvements de l'onde musculaire. — Étant admis les faits que nous venons d'exposer rapidement au sujet de la structure des muscles et des mouvements ondulatoires que le microscope révèle dans leurs fibres, il s'agissait de déterminer comment ces ondes apparaissent et se propagent dans chacune des fibres.

Aeby (2) entreprit cette recherche, et réussit à élucider cette question par une série d'expériences très-ingé-

(1) Ce ver, examiné par des naturalistes, appartiendrait au genre *Myorycles.*

(2) *Untersuchungen über die Fortpflanzungsgeschwindigkeit der Reizung in der quergestreiften Muskelfaser.* Braunschweig, 1862.

nieuses. Comme l'œil ne saurait suivre et surtout mesurer la translation si rapide de ces ondes dans la substance musculaire, Aeby recourut à la méthode graphique pour signaler le passage des ondes en deux points différents de la longueur d'un muscle. Voici comment il procéda.

Admettons d'abord que si toutes les fibres d'un muscle étaient traversées, d'une extrémité à l'autre, par des ondes semblables entre elles et cheminant avec la même vitesse, il en résulterait un renflement du muscle tout entier. Ce renflement se propagerait d'un bout à l'autre du muscle. Or, dans certaines conditions, ce phénomène peut se produire, ainsi que Schiff et Valentin l'avaient déjà constaté. Cela arrive, lorsqu'au lieu d'exciter le nerf moteur qui anime un muscle, on excite seulement une petite partie du muscle lui-même. On voit alors un gonflement qui se produit au point excité et se propage, comme je viens de le dire, dans le reste du muscle. Or, Aeby s'est servi de cette onde mobile pour agir sur deux myographes de Helmholtz dont chacun signalerait le passage de l'onde en un point du muscle. La machine de Aeby, représentée dans son mémoire, était d'une complication extrême, mais nous pourrons reproduire son expérience dans des conditions d'une grande simplicité.

Voici (fig. 84) deux leviers de myographe sous lesquels j'étale un long muscle de grenouille; une rainure peu profonde loge à demi le muscle dans sa cavité, tandis que les leviers, croisant la direction du muscle, reposent sur lui par un point très-rapproché de leur axe de mouvement. Si l'on excite le muscle à l'une de ses extrémités,

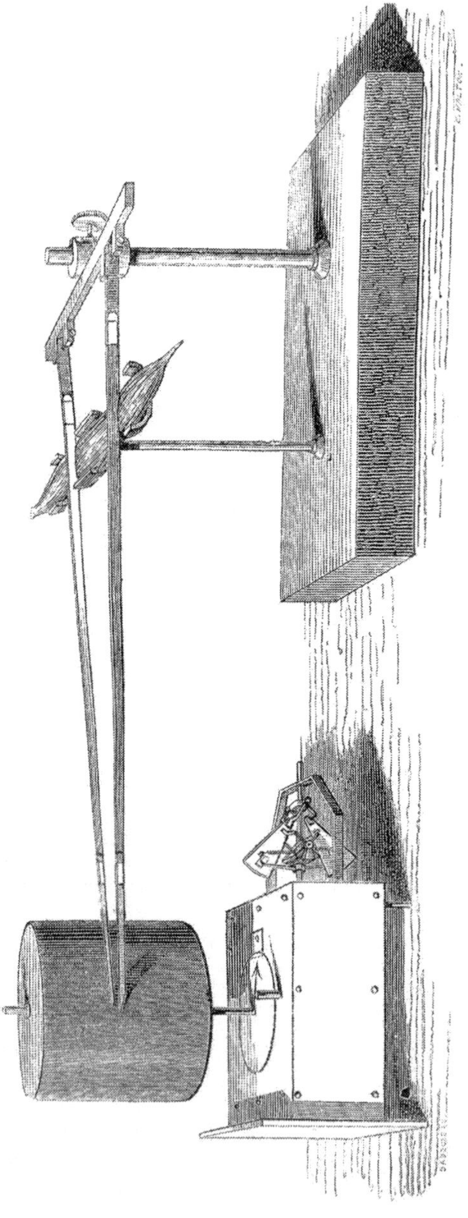

Fig. 84. — Deux leviers simples disposés pour enregistrer le passage de l'onde musculaire.

au moyen d'un courant d'induction, l'onde se forme au point excité; puis, s'en va passer sous le premier levier qu'elle soulève, va soulever à son tour le deuxième levier, et s'éteint enfin en arrivant à l'extrémité du muscle.

Il s'agit d'enregistrer les soulèvements de chacun des leviers. Pour cela, j'incline les leviers l'un vers l'autre, de façon que leurs pointes convergent et soient verticalement placées l'une au-dessus de l'autre, je les fais alors frotter sur la surface du cylindre enfumé qui tourne autour d'un axe vertical. Dans cette position, les deux leviers ont leurs pointes très-voisines, mais indépendantes l'une de l'autre, comme dans le myographe comparatif décrit figure 77.

Le cylindre étant en mouvement et tournant avec une rapidité assez grande, j'excite l'une des extrémités du muscle. Les deux leviers se soulèvent tour à tour, et j'obtiens le graphique suivant :

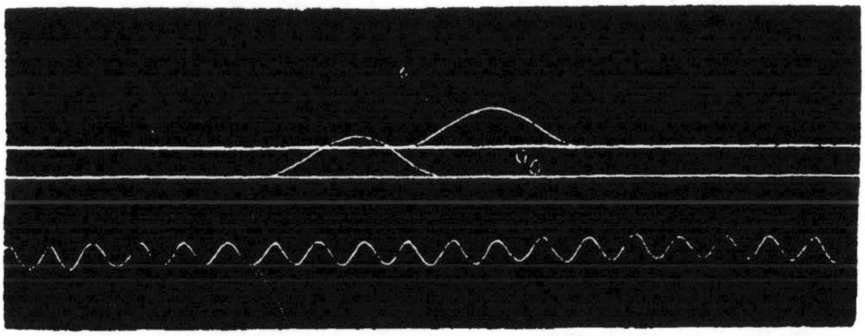

FIG. 85. — Graphique montrant la vitesse de translation de l'onde musculaire.

On voit que le levier le plus rapproché du bout du muscle qui a reçu l'excitation s'est soulevé un certain temps avant l'autre, sans quoi les deux courbes seraient exactement superposées comme les pointes qui les ont écrites. Pour mesurer l'intervalle qui sépare ces deux mouvements, j'emploie comme de coutume le diapason, et je compte le nombre de vibrations auxquelles correspond l'intervalle mesuré. Cela me donne exactement la fraction de seconde que l'onde musculaire a mise à cheminer d'un levier à l'autre. Connaissant exactement la longueur du muscle intermédiaire aux deux leviers, j'en déduis la vitesse absolue du transport de l'onde musculaire ; cette vitesse est d'environ un mètre par seconde. Ce résultat est identique avec celui que Aeby a obtenu sur les muscles de grenouille à l'état normal.

Mais Aeby a signalé en outre un fait d'une haute importance : c'est que si au lieu d'irriter le muscle par l'une de ses extrémités, on l'excite dans toute sa longueur, en mettant chacune de ses extrémités en rapport avec un des fils du courant induit, on ne voit plus, comme tout à l'heure, le passage d'une onde se faire d'un bout à l'autre du muscle, mais on constate que les deux leviers se soulèvent simultanément. Ce résultat annonce que les fibres musculaires se raccourcissent en tous leurs points lorsque tous ces points sont excités à la fois.

La même chose arrive aussi quand on excite le nerf moteur d'un muscle. L'expérience qui a donné la figure 86 en fournit la preuve; ce graphique a été obtenu par l'excitation du nerf.

Les deux courbes tracées par les leviers sont exactement superposées, ce qui indique un synchronisme parfait entre les deux soulèvements.

Ces faits ont conduit Aeby à une théorie de l'action des nerfs et des muscles qui me semble très-satisfaisante.

Suivant la distinction générale entre la contractilité du muscle et l'excitabilité du nerf, l'auteur admet que la fibre musculaire entre directement en action dans tous les points qui sont excités, et que l'action se transmet de proche

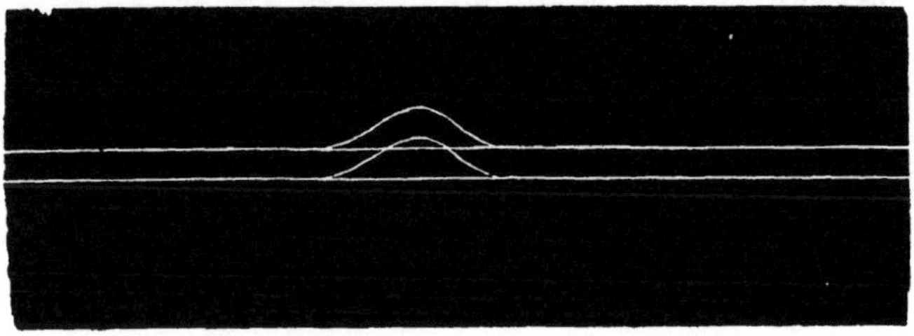

Fig. 86. — Graphique montrant le gonflement instantané de tout le muscle sous l'influence de l'excitation du nerf.

en proche dans toutes les directions, suivant la longueur de la fibre. Le rôle des nerfs serait de porter l'excitation, par leurs filets terminaux, dans les points de chaque fibre musculaire où ils traversent le sarcolemme. Or, les extrémités nerveuses se distribuant dans des points très-différents du faisceau musculaire, on voit nécessairement le gonflement apparaître à la fois dans tous les points du muscle, absolument comme quand le muscle est soumis tout entier à l'action de l'électricité.

Cette instantanéité presque parfaite de l'excitation des fibres dans tout le muscle tient à la grande rapidité du transport de l'action nerveuse. Celle-ci, comme on le verra plus tard, chemine près de vingt fois plus vite que l'onde musculaire. Une élégante expérience montre bien la rapide transmission de l'excitation au muscle lorsqu'elle chemine par l'intermédiaire des cordons nerveux, et la lente communication du mouvement lorsqu'il se propage de proche en proche à travers les fibres. Aeby prend un muscle de grenouille dans lequel le nerf moteur pénètre en se bifurquant; il coupe l'une des branches de ce nerf, de telle sorte que l'excitation du tronc principal ne se communique par continuité nerveuse qu'à l'une des moitiés du muscle. Soumettant à son appareil les deux moitiés de ce muscle, cet expérimentateur reconnut que la moitié qui est en communication nerveuse entre en mouvement tout entière au même instant lorsque le nerf est excité, tandis que dans la partie correspondant à la branche coupée, l'onde se propage avec sa vitesse normale, partant de la région qui a conservé ses nerfs, pour arriver jusqu'à l'extrémité opposée du muscle.

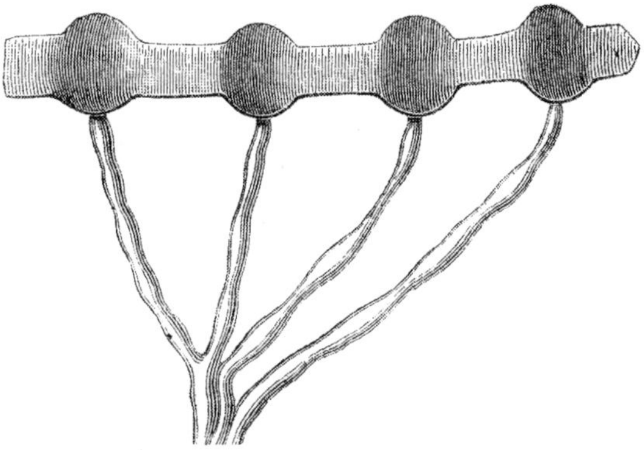

FIG. 87. — Schéma de l'onde musculaire, d'après Aeby.

La figure 87 est un schéma emprunté à Aeby; il donne la forme générale des ondes qui apparaissent à la surface des fibres musculaires, au point où celles-ci ont été excitées. L'auteur a représenté plusieurs filets nerveux portant chacun au muscle une excitation distincte. Sous l'influence de chaque excitation, une onde se forme à la surface du muscle, la striation transversale devient plus fine au niveau de l'onde, en même temps le diamètre de la fibre devient plus considérable. J'aurai plus tard à revenir sur ces intéressants phénomènes, à propos de la théorie du tétanos, qui s'explique fort bien par la formation successive d'une série d'ondes cheminant simultanément les unes à la suite des autres dans chacune des fibres du muscle tétanisé. Mais avant d'exposer cette théorie, je dois étudier avec vous une autre propriété du muscle : l'élasticité, dont le rôle dans la fonction est aussi important que celui de la contractilité elle-même.

QUINZIÈME LEÇON.

De l'élasticité musculaire.

Définition de l'élasticité et de ses caractères physiques. — Rôle de l'élasticité dans la contraction d'après Schwann. — Expériences de Weber ; ses conclusions. — Expériences de Donders et van Mansveldt faites sur l'homme ; conclusions. — Emploi de la méthode graphique dans l'étude de l'élasticité musculaire. — Formule de Wertheim. — Courbe de l'élasticité des matières inorganiques et des tissus organisés. — Emploi des appareils enregistreurs pour obtenir les courbes de l'élasticité musculaire.

Messieurs,

Les muscles sont des organes élastiques, c'est-à-dire que si on les soumet à une traction longitudinale, ils cèdent et se laissent allonger ; puis reviennent à leur dimension primitive, quand la force qui les étendait a cessé d'agir. Cette propriété du muscle modifie beaucoup les effets de sa contraction, elle peut absorber pour ainsi dire entièrement la force motrice développée par l'activité musculaire. Supposons que les deux insertions osseuses d'un muscle soient immobilisées ; nous voyons que le muscle se tend lui-même, en se contractant, et qu'il acquiert une autre consistance. Ainsi, lorsque je fixe mon avant-bras et que je contracte fortement le biceps, ce muscle se tend et durcit sans produire aucun mouvement extérieur. Mais si je cesse de fixer mon avant-bras, l'élasticité de mon biceps restitue la force qu'elle avait absorbée pour se tendre, et le mouvement se produit subitement.

En présence de ce fait bien connu, certains auteurs ont considéré l'élasticité musculaire comme la cause prochaine du mouvement chez les animaux. La contraction du muscle n'aurait pour effet que de donner à cet organe une élasticité nouvelle en vertu de laquelle le mouvement serait imprimé aux leviers osseux et aux masses que nous mettons en mouvement. Schwann, le premier, formula cette opinion sur le rôle de l'élasticité musculaire; les expériences de Weber, Volkmann, Donders et van Mansveldt, ont éclairé d'une vive lumière la fonction des muscles considérés comme organes élastiques.

Comme toute étude approfondie ne consiste en définitive qu'en mesurations exactes, je dois retracer ici les méthodes et les appareils que ces auteurs ont employés pour déterminer l'élasticité du muscle et ses variations sous différentes influences.

Avant tout, il est indispensable de bien définir l'élasticité et de dégager le sujet de certaine confusion de langage que l'habitude a introduite.

On dit habituellement qu'un corps est très-élastique lorsqu'il se laisse facilement distendre par une traction, ou déformer par une pression, et qu'il reprend ensuite sa forme primitive. Le caoutchouc, par exemple, serait un corps très-élastique. Les physiciens se sont au contraire bien moins préoccupés de l'allongement que de la force avec laquelle un corps revient sur lui-même quand il a été déformé ; de sorte qu'une grande élasticité exprimerait pour eux une grande force développée par le corps lorsqu'il reprend sa forme, ce qui suppose qu'une grande force a dû être employee pour la lui faire perdre préalablement. A ce point de vue, par conséquent, le caoutchouc serait très-peu élastique, autrement dit, il aurait une élasticité très-faible.

C'est dans ce sens que la plupart des auteurs, les Allemands surtout, ont employé le mot élasticité; j'ai pensé qu'il était indispensable de vous en prévenir pour vous faciliter la lecture de leurs mémoires. Pour éviter toute confusion, je me servirai du mot *extensibilité* pour exprimer la propriété que le muscle possède de se laisser étendre ; l'extensibilité sera d'autant plus grande, que l'allongement du muscle par une certaine traction sera plus considérable.

Pour les autres caractères de l'élasticité, la confusion n'est plus possible ; aussi dirons-nous avec tout le monde qu'un corps possède une *élasticité parfaite* lorsque après avoir été étendu, il revient exactement à sa forme primitive.

On appelle *limite d'élasticité* le degré de distension qu'un corps ne saurait dépasser sans perdre définitivement sa forme; au delà de cette limite, le corps n'est plus qu'imparfaitement élastique et ne revient plus complétement lorsque la force qui le déformait a cessé d'agir.

On nomme *force élastique* d'un muscle l'effort développé par ce muscle lorsqu'il a été allongé. Cet effort qui peut produire un travail, c'est-à-dire soulever un poids à une certaine hauteur, sera d'autant plus grand que l'extensibilité sera plus faible. La force élastique n'est, en somme, que la restitution de la force empruntée par le corps pour s'allonger; si un muscle est parfaitement élastique, la réaction sera égale à l'action, et la force élastique équivaudra à la force empruntée pour l'allongement du muscle.

Enfin, il reste à considérer un dernier caractère, c'est ce que les Allemands appellent le *module* d'élasticité (1). Ce module exprime les divers degrés d'allongement des corps soumis à des charges de plus en plus grandes, autrement dit, le rapport de cet allongement avec la charge qui le produit. A ce sujet, les tissus organiques présentent un caractère important qui a été signalé par Wertheim. C'est que le module de l'élasticité de ces tissus change sans cesse, et que plus ils ont été préalablement allongés, moins ils peuvent subir d'allongement par l'addition d'un nouveau poids. Ce caractère les distingue de la plupart des corps inorganiques dont l'allongement est proportionnel à la charge qu'ils supportent, tant que la limite d'élasticité de ces corps n'a pas été dépassée.

(1) En physique, la notion du coefficient d'élasticité du corps équivaut à celle du module. J'ai préféré cette dernière expression, parce que les physiciens ne s'accordent pas encore suffisamment sur la manière d'estimer le coefficient d'élasticité du corps. En effet, certains auteurs prennent pour coefficient : le *poids* qui serait capable de doubler la longueur d'une barre de la substance expérimentée, barre dont le diamètre aurait un millimètre carré de section. D'autres définissent ce coefficient : l'*allongement* d'une tige de longueur égale à l'unité sous une charge égale à son poids.

E. Weber, le premier, comprit toute l'importance qu'il y avait à déterminer par des expériences précises l'élasticité des muscles, tant pendant le repos de ces organes que pendant leur action. Les expériences de ce savant furent faites pour la plupart sur le muscle hyo-glosse de la grenouille, attendu que ce muscle présente une assez grande longueur, et qu'il est formé de fibres parallèles, ce qui fait que son allongement présente une régularité plus grande, la direction des forces antagonistes restant toujours la même.

Un muscle de grenouille suspendu par l'une de ses extrémités, et portant à son bout inférieur un plateau chargé de poids variables; derrière le muscle, une échelle divisée sur laquelle se lisaient les différents allongements produits par des charges variées : telle était la disposition fort simple qui a servi aux expériences de Weber.

En comparant entre eux le muscle vivant et le muscle mort, Weber a vu que le muscle à l'état de rigidité cadavérique résistait davantage à l'allongement, mais qu'il revenait moins complétement à ses dimensions primitives après que le poids qui l'allongeait eut été enlevé. La mort diminue donc l'extensibilité et rend l'élasticité moins parfaite.

D'après le même auteur, l'action prolongée du muscle modifie peu son élasticité, toutefois elle le rend un peu plus extensible.

Enfin, Weber, comparant le muscle relâché au muscle contracté, constata que ce dernier s'allonge beaucoup plus si on le charge d'un même poids. Ce fait, en apparence invraisemblable, a d'abord été combattu par Volkmann, qui se rangea plus tard à l'opinion de Weber, et admit que l'extensibilité d'un muscle augmente au moment de sa contraction.

Le fait est parfaitement démontrable. Prenons un muscle de grenouille, et après avoir noté sa longueur, chargeons-le d'un poids de 20 grammes, par exemple; nous voyons qu'il s'allonge de 2 millimètres.

Provoquons au moyen de courants interrompus la tétanisation de ce muscle, et voyons quel allongement lui fera subir maintenant l'addition du poids de 20 grammes. Nous trouvons qu'il s'allonge de 6 ou 7 millimètres.

L'interprétation de ce fait mérite d'attirer votre attention. Weber en tira une conclusion que les autres physiologistes semblent unanimement rejeter : c'est que, dans certains cas, le muscle excité à se contracter cédera plus facilement à la charge qu'il porte que lorsqu'il était au repos; dès lors il pourra s'allonger pendant son état actif et se raccourcir au moment où il rentrera dans l'inactivité.

Je n'insiste pas sur la réfutation de ce paradoxe; vous verrez tout à l'heure combien il est facile de donner une autre explication des faits signalés par Weber, et de montrer que la *longueur absolue* que prend un muscle sous une certaine charge est toujours plus grande pendant le repos que pendant l'activité.

Donders et van Mansveldt ont étudié sur l'homme vivant les modifications que l'élasticité musculaire éprouve pendant des contractions plus ou moins énergiques. Voici la méthode employée dans ces remarquables recherches. Ces auteurs ont constamment expérimenté sur les muscles fléchisseurs de l'avant-bras sur le bras, c'est-à-dire sur le biceps et le brachial antérieur.

Le coude étant solidement appuyé sur une sorte de support matelassé, l'humérus était placé dans la direction verticale, et l'avant-bras, plié à angle droit, était par conséquent horizontalement dirigé. Un quart de cercle divisé en degrés, et dont le coude occupait le centre, permettait d'apprécier exactement les différentes flexions que prendrait ultérieurement l'avant-bras. Enfin, autour du poignet, était fixé un bracelet de cuir auquel, par l'intermédiaire d'un fil, pendait un poids de plusieurs kilogrammes.

Supposons que nous tenions l'avant-bras horizontalement demi-fléchi, nous bornant à faire équilibre au poids suspendu à notre poignet. La contraction musculaire nécessaire pour supporter le poids aura donné aux muscles une nouvelle élasticité en vertu de laquelle l'avant-bras se fléchirait subitement si le poids venait à disparaître. Pour s'assurer de ce fait, il suffit de couper ou de brûler le fil; le poids tombe, et l'avant-bras s'élève tout à coup, se fléchissant d'un certain nombre de degrés qu'on estime au moyen du cadran. Dans ces expériences, plus le poids auquel la contraction fait équilibre est considérable, plus la flexion de l'avant-bras est grande quand le poids se détache.

Or, on peut considérer cette nouvelle position de l'avant-bras comme produite par la longueur naturelle acquise par le muscle qui s'est contracté avec une certaine énergie. Dès lors la position horizontale n'était obtenue que par un allongement que le poids faisait éprouver au muscle contracté.

L'écart entre l'horizontalité du bras et sa flexion au moment de la soustraction du poids exprime donc l'allongement que ce poids avait fait subir au muscle.

L'expérience a montré à Donders et à van Mansveldt que cet écart croît avec le poids dont on charge l'avant-bras. Voici du reste les principales conclusions qui ressortent de ces expériences :

« 1° L'allongement du muscle est dans certaines limites » proportionnel au poids.

» 2° Le coefficient (module) d'élasticité est à peu près » le même aux différents degrés de la contraction.

» 3° La fatigue du muscle diminue le coefficient de son élasticité (c'est-à-dire augmente son extensibilité). »

A l'appui de ces diverses propositions, les auteurs ont publié des tableaux numériques indiquant, comme l'avait fait Weber dans ses expériences, le poids employé et la longueur du muscle chargé et non chargé. Il est très-difficile de saisir à l'inspection de ces tableaux la manière dont varie l'élasticité musculaire; aussi je crois pouvoir dire que l'élasticité des muscles est leur propriété la plus difficile à bien connaître et à faire comprendre. Mais avec le secours de la méthode graphique, on peut introduire une clarté très-grande dans ces difficiles questions.

Wertheim avait déjà dit que si l'on compare l'élasticité des corps inorganiques à celle des tissus organisés, on voit que l'expression géométrique de la première serait une ligne droite plus ou moins obliquement inclinée sur l'abscisse, tandis que celle des tissus organisés, si l'on excepte les os, serait une courbe très-voisine de l'hyperbole.

Essayons de rendre plus claire cette définition en construisant les graphiques de l'allongement que subissent ces différents corps sous l'influence des poids graduellement croissants. Cette construction se fait d'après des mesures obtenues dans des expériences successives; elle est analogue en cela à celle du tableau que nous connaissons déjà et qui exprime la solubilité des sels aux différentes températures (voy. p. 98). Pour le graphique de l'allongement des corps sous différentes charges, la longueur sera comptée sur la ligne des ordonnées, et la charge sur l'abscisse.

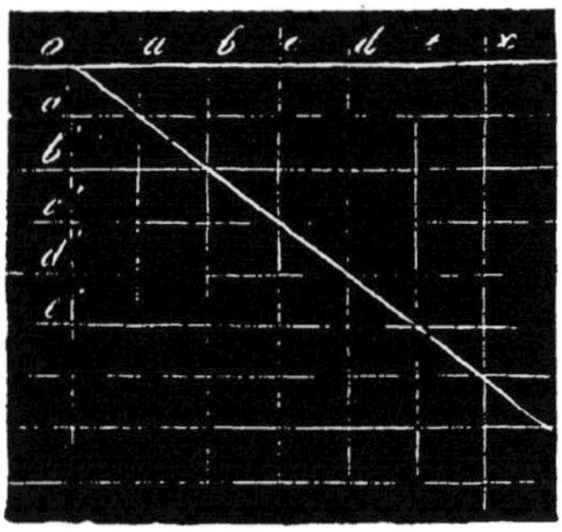

FIG. 88. — Graphique de l'élasticité des corps inorganiques.

Soit *ox* (fig. 88) l'abscisse sur laquelle nous prenons des longueurs *a*, *b*, *c*, etc., correspondantes aux poids de 1 gramme, 2 grammes, 3 grammes, etc.; soit l'ordonnée (1) sur laquelle les longueurs *a'*, *b'*, *c'*, etc., mesurent l'allongement que prend le corps sous les charges *a*, *b*, *c*, etc. La ligne qui exprime le graphique de l'élasticité du corps en expérience passera par les intersections des lignes horizontales et verticales

(1) J'ai compté les allongements sur l'ordonnée prolongée au-dessous de l'abscisse, et par conséquent négative, parce que dans les graphiques déjà représentés, dans les courbes musculaires par exemple, le raccourcissement du muscle est le phénomène positif, celui qui se compte au-dessus de l'abscisse.

menées par toutes les divisions de l'ordonnée et de l'abscisse; ce sera donc l'oblique qui descend de gauche à droite dans la figure 88. Cette ligne est une droite, ce qui tient à ce que l'allongement du corps sous des charges graduellement croissantes se fait lui-même d'une manière constante, ainsi que le prouve l'égalité des intervalles *oa'*, *a'b'*, *b'c'*, etc.

Ce graphique correspond à l'élasticité d'un corps inorganique, d'un fil de métal, par exemple, soumis à des charges régulièrement croissantes.

Construisons de la même façon le graphique de l'élasticité d'un muscle. Dans la figure 89, l'abscisse *ox* sera divisée proportionnellement aux charges employées, mais l'ordonnée ne sera plus comme tout à l'heure, divisée par des droites équidistantes, car on aura un allongement du muscle très-grand pour les premiers poids qui lui seront appliqués, puis de moins en moins grand pour les accroissements successifs de la charge. Le graphique de l'élasticité du muscle, passant par les intersections des divisions prolongées de l'ordonnée et de l'abscisse, deviendra la courbe représentée ci-dessus, et dans laquelle on peut retrouver sensiblement les propriétés de l'hyperbole.

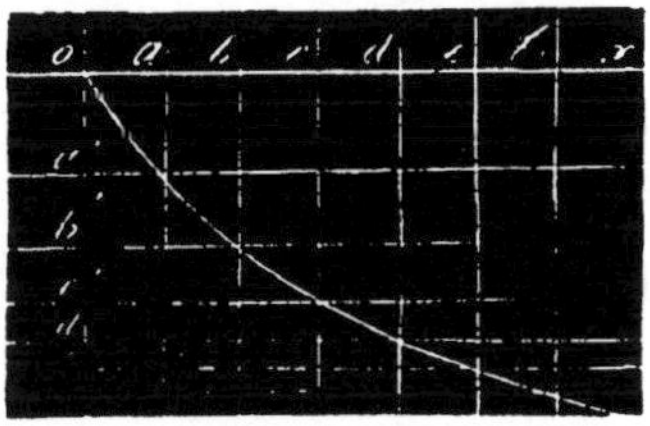

FIG. 89. — Graphique de l'élasticité des tissus organisés.

Ces deux graphiques expriment clairement et au premier coup d'œil le fait capital qu'il s'agissait de faire ressortir de l'expérimentation, à savoir : que les corps inorganiques s'allongent proportionnellement à la charge, tandis que les corps organisés s'allongent de moins en moins à mesure qu'ils ont déjà subi une plus grande élongation.

J'ai cherché à introduire plus directement encore la méthode graphique dans l'étude de l'élasticité musculaire, et cela, en employant des appareils enregistreurs pour obtenir l'expression réelle de l'allongement des muscles sous l'influence de charges graduées. C'est en répétant les expériences de Weber et de Wertheim que j'ai pu me convaincre de la difficulté d'arriver, par des mensurations successives, à déterminer le module de l'élasticité musculaire.

En effet, un muscle, vivant ou mort, soumis à la traction d'un poids, ne prend pas immédiatement une longueur qu'il conserve tant que le poids restera invariable, mais il s'allonge peu à peu tant que cette charge lui est appliquée. Il faut donc faire entrer en ligne de compte, dans ces estimations, la durée d'application des poids, de sorte que, pour éviter cette cause d'erreur, on devrait charger le muscle de poids égaux, à des intervalles parfaitement égaux. Est-il besoin de vous dire combien il serait difficile, dans une expérience analogue à une série de pesées très-délicates, de consacrer toujours le même temps à la mesure des allongements et à l'addition de nouveaux poids ; ajoutez qu'il faut encore éviter les saccades et les tractions brusques sur les muscles, ce qui amènerait des perturbations dans la progression de son allongement.

Pour parer à cet inconvénient, j'ai recouru d'abord au procédé suivant :

Un muscle étant suspendu par une de ses extrémités, je fixe l'autre à un levier semblable à ceux que vous avez vus déjà tant de fois, et je suspends sous ce levier un petit vase dans lequel s'écoulera du mercure par un jet bien uniforme. Sur le prolongement du levier je place un contre-poids qui fasse équilibre à ce levier, et au petit vase qu'il supporte; puis, les choses étant ainsi disposées, j'approche la plume qui termine le levier de la surface enfumée d'un cylindre vertical tournant avec rapidité. La plume trace d'abord une ligne horizontale; mais au moment où le mercure se met à couler dans le petit vase et constitue une charge graduellement croissante qui agit sur le muscle, vous voyez le levier s'abaisser en indiquant à chaque instant la quantité dont le muscle s'allonge. De la rotation du cylindre et de l'abaissement du levier il résulte une hélice qui se forme de haut en bas.

A mesure que le muscle s'allonge, on voit que le pas de l'hélice se resserre de plus en plus; ce qui exprime une diminution graduelle de l'allongement, malgré l'augmentation constante de la charge.

Si l'on déploie le papier qui recouvrait le cylindre, on obtient une série de lignes horizontales (fig. 90) dont chacune est une fraction d'un tour de l'hélice; ces lignes sont de plus en plus rapprochées les unes des autres à mesure que le muscle est plus allongé. Comme la rotation du cylindre est uniforme, et l'écoulement du mercure qui produit la charge croissante uniforme lui-même, chacune des lignes successives correspond à un moment où le muscle subit une charge augmentée d'une même quantité par rapport à celle qu'il portait au moment où se traçait la ligne précédente. Ces lignes sont donc obtenues dans des conditions qui les assimilent aux

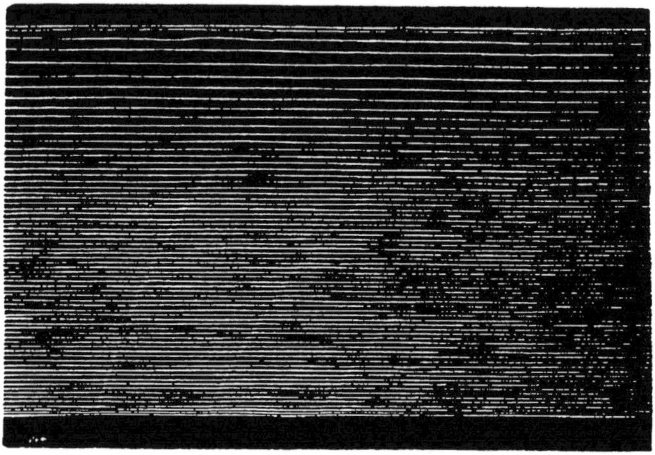

FIG. 90. — Graphique des allongements successifs d'un muscle sous une charge graduellement croissante.

divisions *a'*, *b'*, *c'* de l'ordonnée, dans la figure 89. Et si l'on traçait perpendiculairement à l'abscisse une série de lignes équidistantes correspondant à la série des charges successives, la courbe qui passerait par l'intersection de ces deux ordres de lignes aurait beaucoup d'analogie avec celle qui est représentée figure 89.

La grande rapidité de la rotation du cylindre dont je viens de me servir, m'a seule empêché d'obtenir directement la courbe de l'élasticité du muscle. En effet, si ce cylindre, au lieu d'exécuter du commencement à la fin de l'expérience un nombre de tours considérable, n'eût fait qu'une petite portion de tour dans le même temps, le levier eût tracé lui-même cette courbe cherchée, sauf la déformation que ce graphique eût subie à cause de l'arc de cercle décrit par le levier.

En présence de cette cause de complication du graphique, j'ai recouru, pour obtenir de bonnes courbes de l'élasticité musculaire, à un appareil enregistreur qui se prête également à différents autres usages, par exemple au graphique des changements de poids. Cet appareil enregistre les mouvements qu'on lui transmet en les amplifiant autant qu'on le désire, et ne produit aucune déformation de ces mouvements.

Un cylindre horizontal (fig. 91), d'une circonférence de 42 centimètres, fait un tour en une demi-heure environ. Parallèlement à l'axe de ce cylindre, sont tendus deux fils d'acier très-fins qui servent de rails à un petit chariot roulant sur trois poulies en guise de roues. Ce chariot porte une pointe écrivante qui frotte sur le cylindre, avec une extrême légèreté, et trace une ligne droite parallèle à l'axe, si, pendant l'immobilité du cylindre, on fait courir le chariot sur les fils. Au-dessous du chariot se trouve une petite plaque mince verticalement placée et percée d'une ouverture triangulaire, dont un des angles est tourné en bas. Dans cette ouverture s'engage l'extrémité cylindrique et bien polie du levier qui sera chargé d'amplifier les mouvements que l'on veut enregistrer.

Dans l'appareil destiné à déterminer la courbe de l'élasticité des corps, ce levier porte à sa base une pièce métallique formant un quart de cercle dont le centre de courbure serait précisément le centre de mouvement du levier lui-même. Cette pièce est une portion de poulie

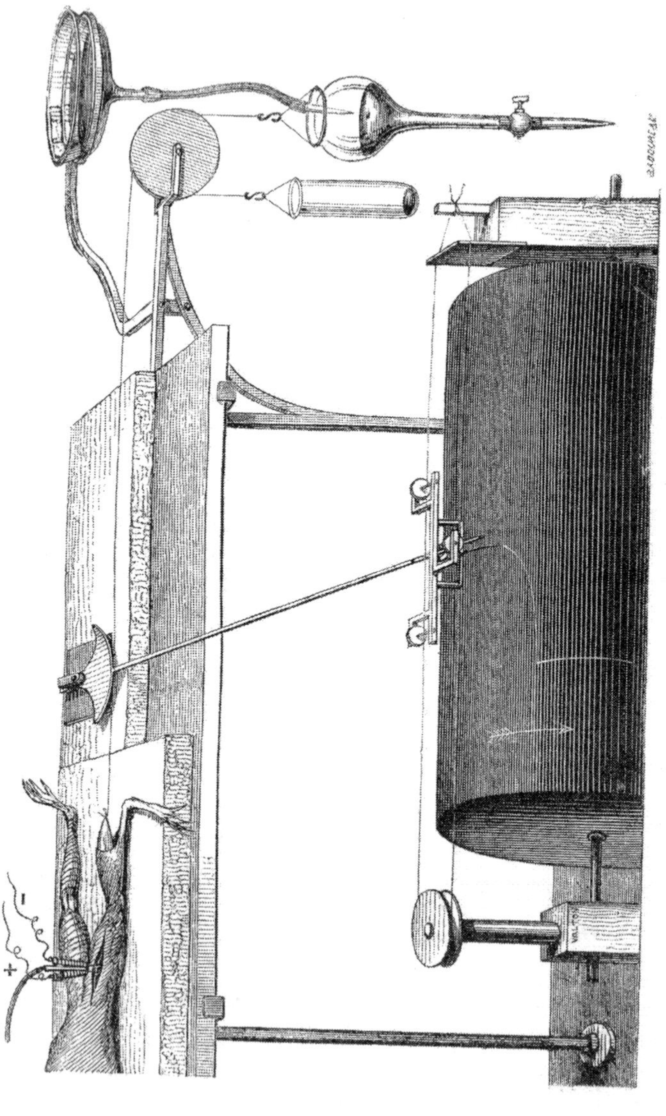

Fig. 91. — Appareil enregistreur de l'élasticité des corps.

dont la gorge, occupant la convexité, logerait deux fils destinés à produire des tractions de sens contraire. L'un de ces fils, fixé à l'extrémité droite de cette gorge, la traverse en se dirigeant à gauche; l'autre fil part de l'extrémité gauche de la poulie et traverse la gorge, à côté du fil précédent, pour se porter à droite.

L'un de ces fils s'attache au tendon du muscle gastro-cnémien d'une grenouille; l'autre se réfléchit sur une poulie placée dans un plan vertical, et porte le poids graduellement croissant, qui devra allonger le muscle.

Il résulte de cette disposition que la traction exercée par le poids sur le muscle en expérience se communique au levier dans des conditions mécaniques toujours semblables. La direction des deux fils étant toujours tangente à la poulie, le bras de levier de cette force motrice sera toujours le même.

Les choses étant ainsi disposées, supposons que le cylindre tourne sans que le muscle soit chargé d'aucun poids (1), le chariot, immobile sur ses rails, tracera par sa pointe une circonférence parfaite autour du cylindre; ce sera, sur le papier déployé, l'abscisse de notre courbe. Je fais arriver, par un écoulement régulier, le mercure dans le flacon; aussitôt le chariot entre en marche, entraîné par la déviation du levier qui le pousse, et la pointe trace sur le cylindre une courbe qui exprime toutes les phases de l'allongement du muscle. Dans la figure 92, on voit, au-dessous de l'abscisse ox, une des courbes ainsi obtenues.

(1) Dans l'appareil, le poids du léger vase qui recevra le mercure est équilibré par un contre-poids suspendu de l'autre côté de la poulie.

Voulant savoir si la force élastique du muscle produisait exactement la courbe inverse, dans le cas où le poids tenseur diminuerait régulièrement dans le même espace de temps, j'ai disposé les choses de telle sorte que le mercure s'écoulât régulièrement du flacon lorsque la courbe

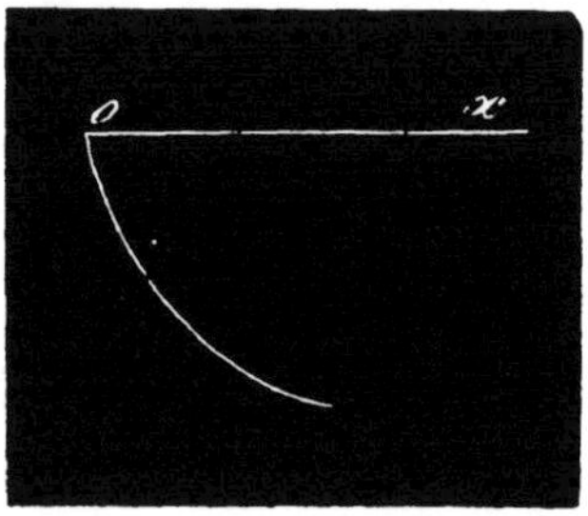

Fig. 92. — Courbe de l'élasticité d'un muscle obtenue avec l'appareil enregistreur.

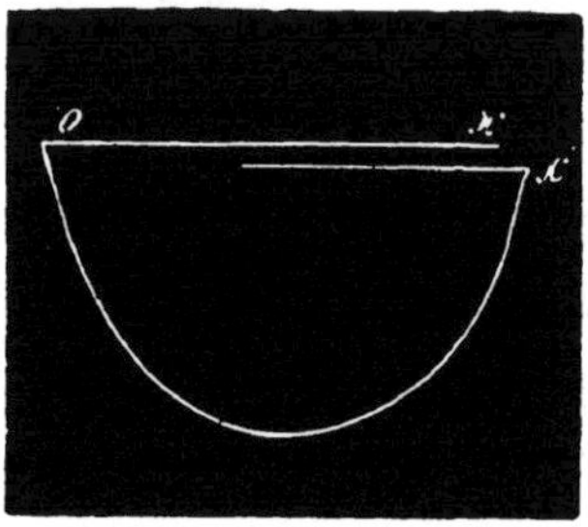

Fig. 93. — Courbes d'élasticité d'un muscle avec addition et soustraction graduelles de la charge.

descendante était terminée. J'ai pu ainsi obtenir la figure 93, dans laquelle une ascension de la courbe accompagne le départ graduel du poids, et présente, en sens inverse, la même forme que la courbe d'allongement.

Le poids maximum employé dans cette expérience avait été de 90 grammes, la durée totale d'application avait été de deux minutes.

On voit, dans la figure 93, que le muscle débarrassé du poids n'est cependant pas tout à fait revenu à sa longueur normale, comme l'indique la ligne x' que le chariot trace, si l'on imprime un mouvement au cylindre lorsque le muscle est revenu à son état de repos. Il s'est donc produit un allongement définitif du muscle; nous avons dépassé la limite en deçà de laquelle son élasticité serait parfaite.

Il m'a toujours semblé que cette limite était très-facilement dépassée, car un poids de 1200 grammes ayant pu, sans rupture, être supporté pendant deux minutes par un gastrocnémien d'une forte grenouille; l'autre muscle du même animal, soumis pendant le même temps à un poids d'environ 100 grammes, ne revint pas exactement à sa longueur primitive.

On ne saurait fixer d'une manière absolue la charge que peut supporter un muscle de grenouille en conservant la faculté de revenir exactement à sa longueur normale. Cette charge me paraît être, en général, inférieure à 50 grammes, mais elle varie avec le volume du muscle et avec les conditions de santé et de vigueur dans lesquelles se trouve l'animal.

Si vous voulez juger de la forme spéciale des graphiques d'élasticité fournis par les tissus non organisés. Nous allons répéter l'expérience en substituant au muscle de grenouille un morceau de caoutchouc vulcanisé, présentant à peu près le même volume et la même longueur que le muscle.

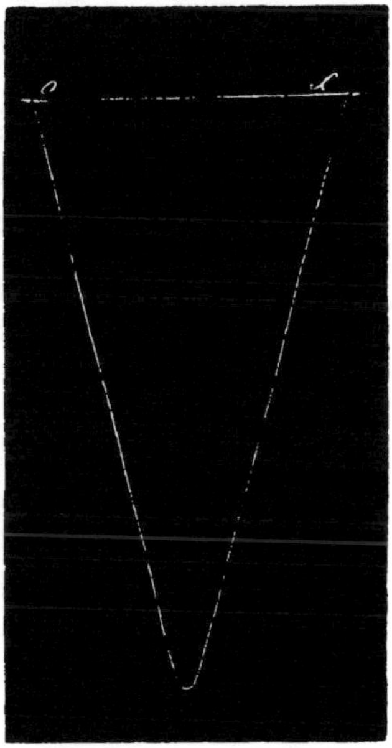

FIG. 94. — Graphique de l'élasticité du caoutchouc obtenu avec l'appareil enregistreur.

Voici (fig. 94) le graphique fourni par ce morceau de caoutchouc, sous l'influence de l'arrivée et du départ graduels d'un poids de 100 grammes. Les lignes de descente et d'ascension sont des droites sensiblement parfaites, comme Wertheim l'a signalé d'après ses expériences que je viens de vous citer.

Enfin, il est curieux d'observer les modifications que présente la courbe d'élasticité d'un muscle lorsque le poids employé est considérable, et que, la limite d'élasticité de cet organe étant complétement dépassée, on poursuit l'expérience jusqu'à ce que la rupture se produise.

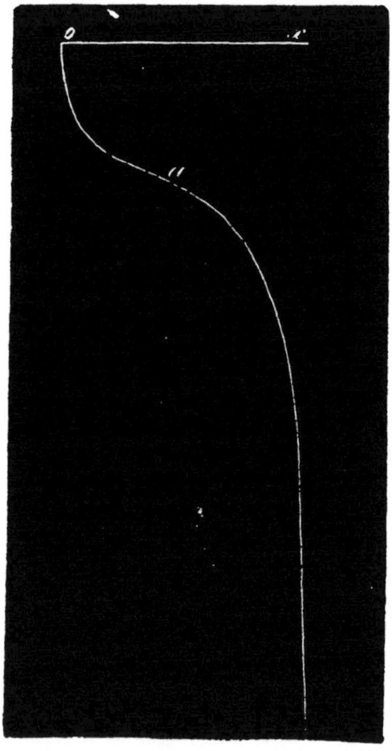

Fig. 95. — Graphique de l'allongement et de la rupture d'un muscle sous une charge indéfiniment croissante.

Voici (fig. 95) le graphique obtenu sur le gastrocnémien d'une petite grenouille. La rupture s'est produite sous une charge d'environ 750 grammes.

On voit au point *a* une inflexion de la courbe, qui, de concave à droite qu'elle était précédemment, devient graduellement convexe; plus tard, arrive un allongement de plus en plus rapide du muscle, qui finit par se rompre, après avoir imprimé au chariot une marche si vive, qu'elle se traduit par une ligne presque verticale.

Cette légère inflexion qui se remarque en *a* se produit bien avant que le muscle ait perdu toute force élastique, mais elle permet à coup sûr de prévoir que ce muscle a dépassé sa limite d'élasticité et qu'il ne reviendra plus à sa longueur normale.

Pour terminer ce qui est relatif à l'élasticité musculaire, ou du moins pour achever de vous donner les notions les plus indispensables au sujet de cette propriété, il me reste à examiner avec vous quelle est la courbe de l'élasticité du muscle actif comparée à celle qu'il nous a fournie lorsqu'il était à l'état de repos.

Après avoir obtenu sur un muscle au repos la courbe *ax* (fig. 96), dont l'origine est sur l'abscisse *ox*, je fais tourner le cylindre en arrière, afin de ramener la plume au point de départ (1). Je tétanise alors le muscle en appliquant à son nerf des courants induits fréquemment répétés; le raccourcissement considérable qui se produit porte le chariot en *o'*. Alors je recommence l'expérience avec le même écoulement de mercure que tout à l'heure, et j'obtiens la courbe *o'a'*, dans laquelle vous voyez quel énorme allongement s'est produit dans le muscle tétanisé, sous l'influence du même poids qui tout à l'heure l'allongeait d'une quantité bien moindre; mais vous remarquerez aussi que cet allongement est en grande partie formé aux dépens du raccourcissement tétanique, de telle sorte que la partie la plus basse de la nouvelle courbe est encore très-sensiblement au-dessus de la courbe obtenue sur le muscle au repos.

(1) Comme la limite d'élasticité a été dépassée, la nouvelle abscisse *ax* représente la longueur actuelle du muscle au repos et sans charge.

Je crois cette figure très-propre à fournir la véritable explication des faits signalés par Weber, et à montrer comment et dans quelles limites il faut admettre que le

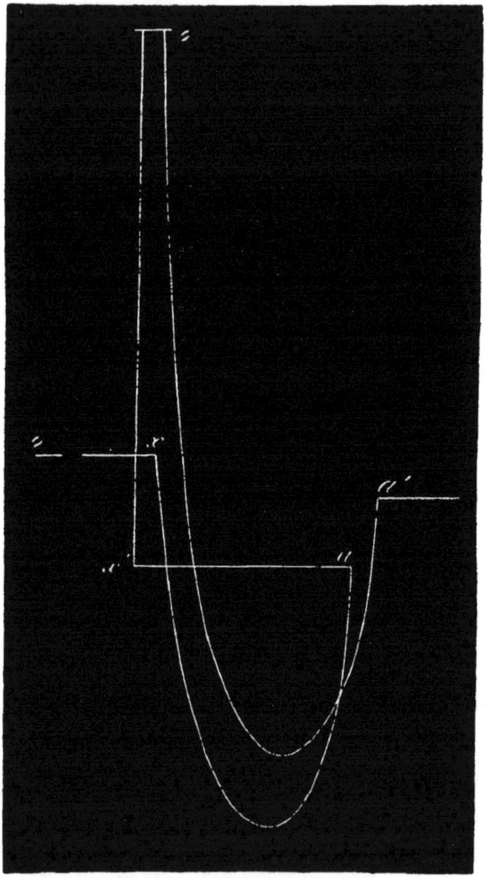

Fig. 96. — Graphique comparatif de l'allongement produit par une même charge sur un muscle au repos et sur un muscle tétanisé.

muscle contracté puisse être plus extensible que le muscle au repos.

Toutes ces questions relatives à l'élasticité auront besoin

d'être reprises plus tard, lorsque nous étudierons la nature de la contraction musculaire; c'est alors seulement que nous aurons les éléments nécessaires pour pousser plus loin ces études.

SEIZIÈME LEÇON.

Des excitants artificiels du mouvement.

Des différents excitants des nerfs et des muscles; excitants simples et multiples. — Traumatisme. — Électricité : ses différents modes d'application. — Description des appareils électriques qui seront employés dans les expériences ultérieures : pile, commutateur, rhéochorde, galvanomètre, levier-clef, bobines d'induction, excitateur, interrupteurs.

Messieurs,

En dehors des excitants physiologiques du muscle qui émanent des centres nerveux, soit pour produire des mouvements volontaires, soit pour donner lieu à des mouvements réflexes, il est certains agents que l'on peut appeler des excitants artificiels, et qui provoquent des mouvements de diverses sortes; c'est en employant ces excitants artificiels, en variant leur nature et leur intensité, que nous acquerrons un certain nombre de notions sur les conditions dans lesquelles se produit ce mouvement.

Ces agents peuvent être appliqués aux nerfs. Ils mettent en jeu l'excitabilité de ces organes et les provoquent à envoyer aux muscles l'ordre de se contracter. C'est là ce qu'on appelle l'excitation indirecte du muscle.

D'autres fois, les mêmes agents sont appliqués aux

muscles eux-mêmes et stimulent directement leur contractilité.

Presque tous les agents physiques ou chimiques agissent de la même façon, soit qu'ils s'adressent aux nerfs, soit qu'on les ait appliqués directement sur le muscle. Toutefois, en général, l'intensité de l'excitation doit être plus forte pour produire un mouvement, lorsque c'est le muscle qui reçoit directement l'excitation.

Il est une distinction très-importante à établir relativement à la durée des excitations que l'on emploie. Ce n'est qu'avec les excitations brèves que l'on obtient la secousse. Ainsi, la percussion d'un nerf ou d'un muscle, la section d'un nerf avec un instrument tranchant, l'application de décharges électriques de différentes natures, constituent ce qu'on peut appeler des *excitations simples*. Au contraire, les actions chimiques, la dessiccation du nerf, l'influence de la chaleur, la constriction lente et prolongée du nerf ou du muscle dans un lien circulaire, etc., semblent se décomposer en *excitations multiples* successives, plus ou moins rapprochées, et donnent lieu à une série de secousses musculaires. Tantôt celles-ci sont assez éloignées les unes des autres pour rester apparentes; tantôt elles se suivent d'assez près pour se fusionner en un tétanos parfait.

Puisque je ne m'occupe aujourd'hui que de la secousse musculaire, je laisserai de côté les excitants multiples dont l'action sera étudiée avec le tétanos qu'ils provoquent.

Parmi les excitants simples, les principaux sont : la

percussion, la section du nerf avec un instrument tranchant, l'application de décharges électriques de différentes sortes.

La *percussion du nerf* est un précieux moyen pour provoquer les secousses musculaires. En effet, dans certains cas, l'emploi de l'électricité est difficile à localiser dans son application; il se forme des diffusions de cet agent à travers les tissus de l'animal sur lequel on expérimente, et l'on peut, parfois, obtenir des secousses lorsque le nerf sur lequel on croit avoir appliqué la décharge électrique n'est plus excitable.

Heidenhaim s'est beaucoup servi de la percussion du nerf comme moyen d'excitation; il a construit un appareil au moyen duquel on peut graduer à volonté les effets du traumatisme et obtenir avec eux, soit des secousses isolées, soit un tétanos parfait.

La section du nerf au moyen de ciseaux bien tranchants ou avec une lame bien affilée produit aussi une excitation unique et ne provoque dans le muscle qu'une secousse; mais si les ciseaux ne divisent pas très-vite la substance nerveuse, il se produit une série d'excitations successives du nerf, et l'on voit le muscle se contracter d'une manière prolongée, ou donner des secousses multiples. Certains auteurs affirment qu'ils ont pu, avec un rasoir bien tranchant, diviser un nerf sans provoquer son excitation; je n'ai jamais réussi, pour ma part, à répéter cette expérience, ou du moins, les nerfs qui se laissaient diviser sans provoquer des mouvements dans le muscle me semblaient toujours suspects d'avoir perdu en grande partie leur excitabilité.

L'*électricité* est, de tous les excitants physiques, celui dont on se sert le plus habituellement en biologie ; c'est, en effet, celui dont l'intensité peut être graduée de la manière la plus parfaite. Mais c'est aussi l'agent dont les effets varient le plus suivant la manière dont il est employé. Pour cette raison, l'excitant électrique exigerait une mention spéciale. Toutefois, comme l'électro-physiologie est une des branches les plus avancées et les plus complexes de la science, je dois en réserver l'exposition pour une autre partie de ce cours, et me borner ici à l'exposé des notions les plus élémentaires sur ce sujet.

L'*électricité dynamique*, celle des piles, qui se traduit par un courant continu, ne possède pas d'action excitante sur les nerfs ni sur les muscles. Tant qu'un courant voltaïque continu traverse ces organes, on ne voit se produire aucun mouvement ; mais au moment où le courant s'établit et à l'instant où il est rompu, l'excitation a lieu si la pile employée est forte. De là cette légitime conclusion, qui est aujourd'hui l'une des lois les mieux établies de l'électro-physiologie, à savoir : que *les nerfs et les muscles ne sont stimulés par l'électricité qu'autant qu'il se produit une variation brusque dans l'état électrique*. On appelle, en physique, *états variables* d'un courant le moment de son apparition et celui de sa fin. C'est là, précisément, les seuls instants où le courant voltaïque possède sa propriété excitante.

Du Bois-Reymond, l'un des biologistes qui ont le plus contribué à l'établissement de l'électro-physiologie, a donné une nouvelle confirmation de la loi que j'énonçais tout à l'heure, en montrant qu'on peut exciter un nerf en faisant varier brusquement l'intensité d'un courant de pile qui le traverse, sans pour cela interrompre le courant d'une manière absolue.

Voici comment l'expérience était disposée : Entre deux bornes de métal est tendu un fil métallique assez fin pour créer une résistance au passage de l'électricité. Le fil traverse un tube de fer fermé par deux bouchons et rempli de mercure ; ce tube est donc en communication électrique permanente avec le fil. Les deux pôles d'une pile sont mis en rapport, l'un avec le tube de fer, et l'autre avec l'une des bornes entre lesquelles le fil est tendu. On peut donc, en faisant glisser le tube sur le fil dans un sens ou dans l'autre, augmenter ou diminuer la longueur du fil résistant, et par conséquent, faire varier l'intensité du courant de la pile. Or ce courant est appliqué au nerf d'une grenouille qui devra être excité par ses variations.

Si l'on déplace avec la main le tube qui glisse sur le fil, on ne peut pas lui imprimer de mouvements assez rapides et par suite on ne fait pas varier assez subitement l'intensité du courant de la pile pour produire une excitation du nerf de la grenouille. Mais du Bois-Reymond a réussi à exciter ce nerf en imprimant au tube des glissements d'une grande rapidité au moyen de la disposition suivante. Ce tube est attaché à un ressort boudin qui tend à le rapprocher de la borne qui représente l'autre pôle de la pile. On éloigne alors le tube en tendant le ressort boudin et on le fixe au moyen d'une sorte de crochet à détente. Dans cette position, la résistance du fil est à son maximum et le courant de la pile est très-faible. A un moment donné, on presse sur la détente : le tube, sous l'action du ressort, franchit toute la longueur du fil avec une extrême rapidité : le courant passe de son minimum à son maximum d'intensité dans un si court espace de temps que le nerf de la grenouille reçoit une excitation et que la patte fournit une secousse.

Les courants voltaïques ne produisent donc l'excitation des nerfs que pendant leur état variable ou quand on les fait varier avec une très-grande brusquerie (1).

L'*électricité statique*, celle des machines, agit sur les nerfs toutes les fois qu'une décharge, même très-légère, traverse une partie de ces nerfs. Or, cette décharge constitue essentiellement un *état variable*.

Il en est de même de ces courants passagers qu'on appelle *courants induits* et qui se produisent dans les fils métalliques lorsqu'on ferme ou qu'on ouvre un courant de pile qui circule dans leur voisinage. De ces

(1) Toutefois, il est une exception apparente à cette loi. Pflüger a démontré que si l'on fait traverser le nerf d'une grenouille par un courant de pile faible, dirigé à travers une très-grande longueur du nerf et marchant en *sens direct*, c'est-à-dire des centres à la périphérie, on peut mettre le muscle en état de tétanos, absolument comme si le nerf était traversé par une série de courants interrompus. Plusieurs interprétations ont été données pour expliquer ce fait : l'une des mieux accueillies par les biologistes consiste à supposer que le courant de pile en traversant le nerf y produit des actions chimiques par électrolyse, et que c'est à ces actions qu'est dû le tétanos. On sait, en effet, que certaines substances acides ou alcalines appliquées sur un nerf vivant font entrer le muscle en tétanos.

Telle est la seule exception à la loi de du Bois-Reymond sur les conditions de l'excitation électrique des nerfs ; tous les effets qui se produisent quand on recourt à d'autres sources d'électricité ne font que confirmer cette loi.

courants induits, l'un est dit de clôture, parce qu'il se produit au moment où l'on ferme le circuit voltaïque inducteur, et l'autre est nommé courant de rupture, parce qu'il se produit dans les conditions inverses. Ces deux courants représentent un même flux d'électricité au point de vue quantitatif, mais ce flux circule avec des vitesses variables ; il constitue un changement d'état d'autant plus grand que sa durée est plus courte.

Les physiciens ont étudié les phases diverses des courants voltaiques et des courants induits de différents ordres. La figure 97 exprime graphiquement les variations de la tension électrique dans le fil inducteur et dans le fil induit.

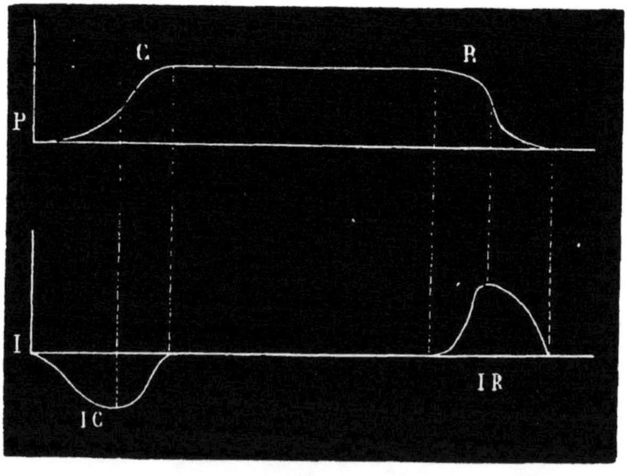

FIG. 97. — Graphique exprimant les phases diverses du courant inducteur et des courants induits de clôture et rupture.

La courbe supérieure P est le graphique des tensions dans le fil de pile. C indique l'état variable de clôture. Après une double phase d'accroissement de la tension accéléré d'abord puis diminué, l'état variable fait place à l'état permanent du courant de pile ; celui-ci est représenté par une ligne horizontale. La rupture R du courant de pile présente en sens inverse les mêmes phases que la clôture.

Le graphique inférieur I correspond aux deux courants induits ; IC est le graphique du courant induit de clôture, ou courant inverse ; IR représente le courant induit de rupture ou direct. Il est facile de voir que la courbe ascendante de IR indique, dans la tension électrique, une variation plus brusque que la courbe descendante de IC. Les superpositions, dans la figure 97, indiquent les rapports de temps entre les états variables du courant de pile et les courants induits. On voit que l'état permanent du courant voltaïque ne donne lieu à aucun phénomène d'induction.

D'après ce que nous savons de l'influence qu'exerce la brusquerie du changement d'état électrique, vous pouvez prévoir que c'est le courant induit de rupture qui produira sur les nerfs les effets les plus prononcés ; or, c'est en effet ce qui arrive. Le courant induit de rupture étant l'excitant électrique le plus sûr, c'est lui que nous emploierons, en général, dans les expériences que nous ferons sur les phénomènes musculaires.

Enfin, les courants *magnéto-électriques* ressemblent entièrement aux courants induits pour leurs effets excitateurs du mouvement. L'action de ces courants est d'autant plus forte que le mouvement imprimé à l'aimant est plus rapide. On peut donc graduer ces courants avec une grande précision, et tout porte à croire qu'ils seront de plus en plus généralement employés à l'avenir.

Mais, pour le moment, le biologiste est en possession

d'un moyen d'excitation suffisamment parfait, le courant induit à intensité graduée. C'est ce moyen que nous emploierons dans les expériences de myographie. Je vais vous indiquer avec quelques détails la disposition des appareils qui fournissent ces courants.

L'appareil électrique que nous employons se compose de pièces nombreuses. — La *pile* et son circuit avec le *rhéochorde* qui permet de dériver du courant voltaïque une partie plus ou moins considérable, suivant les effets d'induction que l'on veut produire. — L'*appareil d'induction*, composé de ses deux bobines que l'on rapproche plus ou moins l'une de l'autre, selon l'intensité des excitations qu'on veut obtenir. — L'*excitateur* qui va porter le courant induit sur le point précis auquel on le destine. — Enfin, l'*interrupteur* qui rompt le courant inducteur à intervalles plus ou moins rapprochés et provoque les excitations.

Une disposition très-commode consiste à distribuer sur une petite table spéciale la plupart des pièces dont je viens de parler et à les y laisser à poste fixe. On transporte facilement cette table dans le voisinage de l'animal mis en expérience et l'on met celui-ci en communication, au moyen de fils conducteurs, avec la source d'électricité que l'on veut employer. On obtient alors, à volonté, des courants voltaïques continus ou variables, de toute intensité et de sens différents; des courants induits gradués; des extra-courants; des courants induits à succession rapide pour produire le tétanos, etc. La figure 98 représente la disposition de cette table.

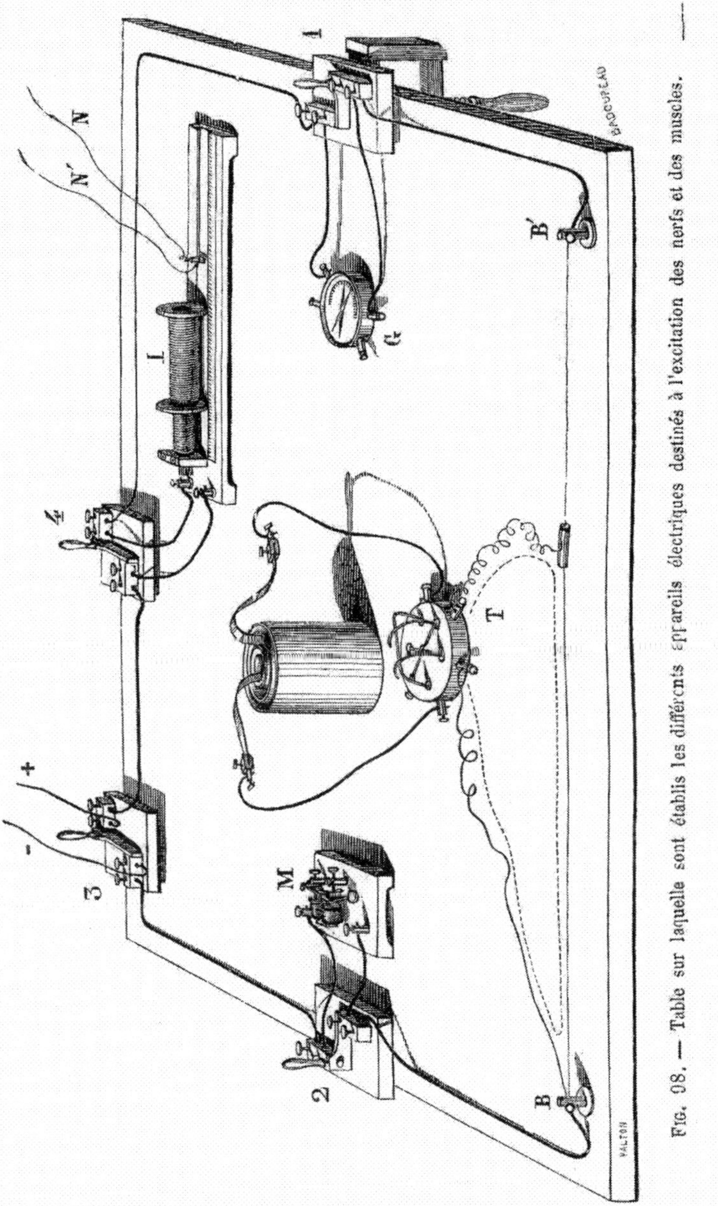

Fig. 98. — Table sur laquelle sont établis les différents appareils électriques destinés à l'excitation des nerfs et des muscles.

Au centre, est la *pile;* c'est un élément Daniell qui fournit un courant d'une constance assez grande. On peut, en cas de besoin, augmenter le nombre des éléments.

En sortant de la pile, le courant traverse un *commutateur* qui permet de changer sa direction, ce qui renverse le sens des courants dans toute la série des appareils situés au delà du commutateur.

Plus loin, les fils de pile se portent, l'un en B, l'autre en T, et comme ces deux points sont réunis par un fil intermédiaire, le circuit se trouve fermé et un courant circule dans la direction indiquée par la ligne ponctuée. C'est à ce circuit principal qu'on emprunte par dérivation un courant plus ou moins intense qui sera utilisé. Cet emprunt se fait au moyen du rhéochorde.

Le *rhéochorde*, appareil destiné à graduer l'intensité des courants voltaïques, est ainsi disposé : Entre deux bornes de métal B et B' vissées dans la table et distantes d'un mètre environ, est tendu un fil d'acier très-fin et par conséquent très-résistant au passage de l'électricité. Ce fil traverse un tube de fer T, rempli de mercure, et placé en communication électrique avec l'un des pôles de la pile, tandis que la borne B communique avec l'autre. Le mercure qui est contenu dans le tube T assure son contact avec le fil du rhéochorde, lors même que ce tube glisse sur le fil dans un sens ou dans l'autre. Vous voyez déjà que l'on peut faire varier les résistances au courant de pile en faisant glisser le tube T, soit vers la borne B, soit vers la borne B'. Dans le premier cas, la résistance est au minimum et le courant est fort; dans l'autre, le courant est très-faible, puisqu'il est entravé par une grande longueur de fil résistant.

Des bornes B et B' partent encore des fils qui traversent différents appareils que je décrirai plus tard, et se réunissent, en définitive, pour former un circuit fermé ; c'est là le circuit de dérivation dont nous utiliserons les effets. A chaque changement de position du tube T sur le fil du rhéocorde, le courant dérivé subit des variations comme le courant principal, mais en sens contraire.

En effet, tel glissement du tube qui augmente la longueur B T du fil résistant que le courant principal devra traverser diminue la longueur T B' qui résiste au passage du courant dérivé. On pourra donc donner à ce courant dérivé toutes les intensités possibles, depuis le maximum qui arrive au contact du tube T avec la borne B' jusqu'au minimum qui se produit quand le tube touche à la borne B.

Le long fil qui constitue le circuit dérivé et qui s'étend de B en B' est aussi peu résistant que possible ; il est fait de cuivre rouge et son diamètre est d'un millimètre environ. Sur le trajet de ce circuit sont divers appareils à travers lesquels on peut faire passer le courant. C'est d'abord dans le voisinage de B' le galvanomètre G. Un petit appareil imaginé par du Bois-Reymond, le *levier-clef* 1, permet de lancer à travers ce galvanomètre le courant dont on veut apprécier ou régler l'intensité.

Le *levier-clef* est ainsi construit : Soient *a* et *b* (fig. 99) deux prismes rectangulaires de cuivre posés sur une planchette isolante, et munis chacun de deux bornes qui recevront les fils électriques. Une pièce de cuivre intermédiaire, couchée horizontalement, établit le contact entre les deux prismes; c'est la clef proprement dite. Au

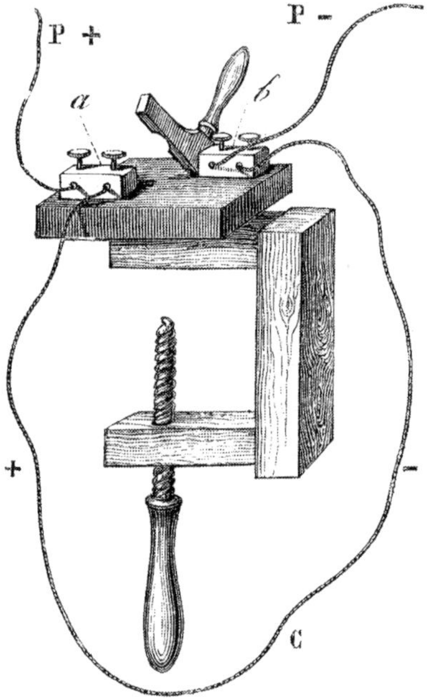

FIG. 99. — Levier-clef de du Bois-Reymond.

moyen d'un manche d'ivoire, on peut redresser cette pièce verticalement en la faisant pivoter autour du prisme *b*, alors le contact entre les deux prismes est rompu. Or, les deux prismes reçoivent, d'une part les fils de pile P par leurs extrémités les plus éloignées et, de l'autre bout, sont mis en rapport avec les fils du circuit C. Lorsque la clef est fermée, le courant la traverse avec une telle facilité que rien ne passe à travers le circuit C qui offre une résistance relativement considérable. Mais dès que la clef est ouverte, toute communication entre *a* et *b* ne peut plus exister qu'à travers le fil C; qui, dans la figure 98, est adapté au galvanomètre, celui-ci dès lors est traversé par le courant.

Le levier-clef de du Bois-Reymond est un des appareils les plus simples et les plus indispensables pour les expériences d'électro-physiologie. Nous en ferons un fréquent usage.

En sortant de la borne B, le courant rencontre un autre levier-clef 2 qui permet de l'envoyer à travers un *interrupteur électro-magnétique* M. Vous connaissez tous la disposition de cette pièce qui est annexée à tous les appareils dits électro-médicaux, dans lesquels on se sert d'une pile.

Au delà de l'interrupteur électro-magnétique, dans lequel nous supposons que le courant ne passe pas en ce moment, se trouve un autre levier-clef 3. Celui-ci, lorsqu'il est ouvert, envoie le courant dérivé dans les fils qui portent les signes + et — et qui, dans la figure 98, sont représentés rompus après un court trajet; en réalité, ces fils, qui constituent une *prise de courant*, se prolongent plus ou moins, soit pour aller porter directement sur un nerf l'excitation du courant dérivé, soit pour s'adapter à des interrupteurs de dispositions variées que je décrirai plus tard.

Supposons que le courant ait traversé cette troisième clef fermée; il en rencontre une quatrième 4 dont l'ouverture le force à passer par l'*appareil d'induction* représenté en I, figure 98, et dont voici la disposition : Une bobine formée d'un fil gros et court est traversée par le courant dérivé. Cette première bobine exerce son action inductrice sur une seconde qui est formée d'un fil long et fin ; c'est la bobine induite dont les deux fils *n* et *n'* sont appliqués par un excitateur au nerf sur lequel on veut agir. La bobine induite peut glisser sur un chariot de manière à s'éloigner plus ou moins de l'inductrice ; elle peut, inversement, s'en rapprocher et la loger tout entière dans la cavité dont elle est percée. Plus la bobine inductrice est engagée dans l'autre, et plus les effets d'induction, s'exerçant à courte distance, présentent d'intensité. Cette disposition permet déjà de régler dans de certaines limites l'énergie des courants induits.

Un autre moyen de les graduer consiste dans l'introduction, à l'intérieur de la bobine inductrice, d'un faisceau de fils de fer doux qui s'aimantent pendant le passage du courant, et réagissant par leur magnétisme sur les courants induits, augmentent l'intensité et la durée de leurs effets. L'action de ce fer doux peut elle-même être graduée, suivant que leur faisceau est plus ou moins profondément enfoncé dans la bobine.

C'est à Rognetta qu'est dû cet appareil qui règle les courants d'induction ; du Bois-Reymond l'a perfectionné et l'a introduit dans l'expérimentation biologique dont il constitue l'un des plus précieux instruments.

L'*excitateur électrique* est formé tout simplement par les deux bouts des fils du courant que l'on emploie. Ces fils sont recourbés à leurs extrémités en crochets sur lesquels on place le nerf que l'on veut exciter, ainsi que cela se voit dans la figure 77, représentant mon myographe. Avant leur terminaison, ces fils sont fixés l'un à l'autre, mais isolés par de la gutta-percha. Un tube de plomb est lié à cet excitateur et fixé par son autre extrémité à un support solide. Grâce à la flexibilité du plomb et à son défaut d'élasticité, on peut diriger en toussens les fils excitateurs, et ceux-ci conservent parfaitement la position qu'ils ont reçue.

De l'interrupteur électrique. — Lorsque l'on veut appliquer à un nerf ou à un muscle des excitations parfaitement égales entre elles, il ne suffit pas que la pile employée soit constante et que rien ne soit changé dans la conductibilité des circuits; il faut encore que les ruptures et les clôtures, au moyen desquelles on produit l'excitation, se ressemblent d'une manière parfaite au point de vue de la vitesse avec laquelle elles se produisent.

Voici, par exemple, un muscle de grenouille appliqué sur le myographe. L'excitateur du courant induit est adapté au nerf, et je vais produire avec la main des clôtures et des interruptions du courant inducteur. Pour cela, je trempe un des bouts du fil de la pile dans un godet plein de mercure mis en communication avec le fil opposé, puis je retire le fil, ce qui produit une rupture à la suite d'une clôture. Je répète plusieurs fois cette manœuvre en retirant le fil du mercure avec des vitesses très-différentes; il se produit alors, dans le muscle de la grenouille, des secousses très-inégales entre elles.

Pour remédier à cet inconvénient, les biologistes ont

recouru à différents appareils qui tous avaient pour but de produire des clôtures et des ruptures de courant s'effectuant avec la même vitesse. Le marteau de Pflüger, le pendule, et surtout le métronome interrupteur, ont été employés à cet usage.

Le métronome présente de grands avantages : on le trouve partout, et pour le transformer en appareil interrupteur, il suffit d'adapter à sa tige oscillante un fil de métal dont la pointe vient tremper à chaque oscillation dans un godet de mercure recouvert d'alcool et relié à un fil de la pile. L'autre fil de la pile est mis en communication avec une des pièces métalliques du métronome ; alors il y a clôture du courant toutes les fois que, dans une oscillation, le fil vient plonger dans le mercure ; il y a rupture du courant lorsque l'oscillation inverse fait émerger le fil. La vitesse des oscillations du métronome pouvant se régler à volonté, on a ainsi un excellent interrupteur toutes les fois que l'on veut obtenir des excitations régulières et équidistantes.

Mais lorsque les excitations doivent se produire à un instant déterminé par rapport à la rotation du cylindre sur lequel les mouvements s'enregistrent : par exemple, lorsqu'on veut obtenir un des systèmes d'imbrication des secousses que vous connaissez déjà, l'emploi du métronome n'est plus possible. Il nécessiterait des tâtonnements infinis, et ne donnerait jamais d'aussi bons résultats que les interrupteurs dont le mouvement est lié à celui du cylindre.

Deux cas peuvent se présenter : le plus simple est celui où les interruptions doivent avoir lieu toujours à un même moment de la rotation du cylindre, comme dans l'imbrication verticale des secousses (voy. fig. 69). Pour obtenir l'effet cherché, il faut, comme Helmholtz l'a fait, adapter à l'un des fonds du cylindre une petite cheville qui, à chacun des tours, vienne battre sur un levier et rompre le circuit inducteur.

Dans le cas où l'on veut que les graphiques se disposent en imbrication latérale ou oblique, il faut que chaque excitation retarde un peu sur la rotation du cylindre. Alors je recours à la disposition suivante dont je vous ai déjà donné une description sommaire.

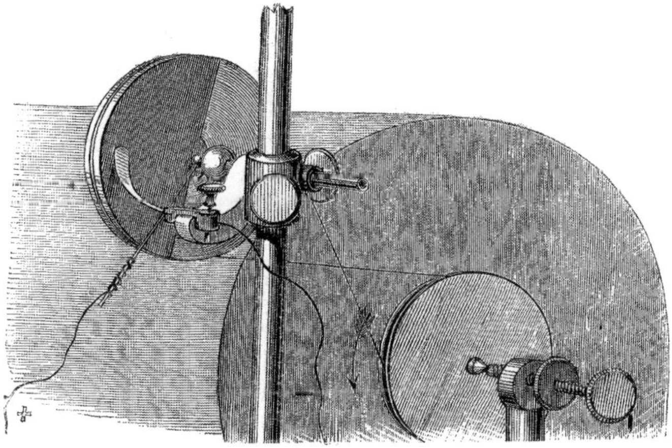

FIG. 100. — Interrupteur électrique pour produire l'imbrication latérale ou oblique des secousses musculaires.

La figure 100 représente l'interrupteur approprié à cet usage. Sur l'axe du cylindre est une poulie *a* qui entraîne au moyen d'un petit câble sans fin une autre poulie de bois *b*, dont le diamètre est un peu plus grand que celui de la première. Il s'ensuit que le cylindre et la poulie *a* ayant fait un tour, la poulie *b* n'aura fait le sien qu'un instant plus tard. Or cette poulie *b* porte sur une de ses faces une partie métallique qui en recouvre exactement la moitié, tandis que sur le reste de sa surface le bois est à nu. Un ressort métallique frotte sur cette face de la poulie, et se trouve alternativement en contact avec le bois et avec le métal. Les extrémités du courant inducteur étant mises en communication, l'une avec la partie métallique de la poulie et l'autre avec le ressort à frottement, on aura pour chaque tour de la poulie une clôture et une rupture du courant inducteur, ce qui produira deux courants induits de sens différents.

Comme le courant induit de rupture agit plus fortement sur les nerfs que le courant de clôture, il est facile de régler l'appareil électrique de telle sorte que le courant de rupture agisse seul ou que tous deux agissent à la fois.

DIX-SEPTIÈME LEÇON.

De la secousse musculaire.

Définition de la secousse. — Le graphique d'une secousse révèle à la fois tous ses caractères extérieurs : amplitude, durée et forme. — Correction des graphiques musculaires. — Durée de la période active dans la secousse musculaire. — Influences qui modifient les caractères de la secousse : nature du muscle ; direction et longueur de ses fibres ; intensité de l'excitant employé ; point du nerf qui reçoit l'excitation. — Influences de la fatigue, du repos et de l'état de la circulation.

Messieurs,

Dans l'aperçu rapide que je vous ai donné de la fonction des muscles, j'ai distingué soigneusement le mouvement brusque et de courte durée que provoque une excitation simple d'un nerf moteur, et la contraction proprement dite, celle que la volonté commande. J'ai appelé *secousse* le mouvement rapide qui suit une excitation ; ce mot m'a semblé correspondre assez exactement à celui de *Zückung* que les auteurs allemands emploient pour désigner un semblable mouvement. Je vous ai dit aussi que la secousse doit être considérée comme l'élément primitif de la contraction, celle-ci étant constituée par une série de secousses très-rapides fusionnées entre elles qui disparaissent dans une résultante générale, comme les vibrations sonores disparaissent, pour nos sens, dans le son continu qu'elles engendrent.

D'après la théorie que je vous ai proposée et d'après les expériences remarquables d'Aeby que j'ai répétées devant vous, le raccourcissement passager qui produit la secousse du muscle serait dû à la formation sur chacune de ses fibres d'une onde qui parcourt cette fibre dans toute sa longueur. Cette onde, constituée par une sorte de tassement des disques de Bowman, s'accompagnerait d'une augmentation de largeur de chacun d'eux. Le rapprochement des disques durerait très-peu de temps pour chaque point de la fibre; mais, comme le tassement se propage de proche en proche, le raccourcissement de la fibre durerait aussi longtemps que l'onde qui se déplace existerait dans la fibre.

Pour vérifier cette théorie et pour connaître plus complétement la nature de la secousse musculaire, nous allons instituer certaines expériences au moyen de la méthode graphique. Nous obtiendrons ainsi les caractères physiques et mécaniques de ce mouvement, et nous rechercherons comment et sous quelles influences ces caractères sont modifiés.

Caractères physiques de la secousse musculaire. — Les caractères principaux de tout mouvement sont : l'*amplitude*, la *durée* et la *forme*. Dans la secousse, comme dans tous les autres mouvements, ces caractères peuvent varier de différentes manières, soit avec la cause qui excite le mouvement, soit avec les conditions dans lesquelles se trouve le muscle qui l'exécute. Ces conditions sont si nombreuses et si variables, qu'on ne saurait admettre un type absolu pour la secousse musculaire; tout ce qu'on en peut dire, c'est qu'elle constitue un mouvement simple, un raccourcissement du muscle suivi d'un retour de cet organe à sa longueur naturelle.

Mais s'il est impossible d'assigner à la secousse un type absolu, il est facile, au contraire, de déterminer la façon dont agissent les influences qui la modifient; vous verrez même qu'il est possible d'introduire dans ces études une rigueur que les expérimentations biologiques n'avaient jamais atteinte.

La méthode graphique, employée comme vous l'avez vu au moyen des appareils précédemment décrits, nous fournit à la fois tous les caractères du mouvement que nous voulons étudier. Nous ne serons donc pas forcés de rechercher successivement les modifications que l'amplitude, la durée et la forme présentent sous telle ou telle influence; chaque expérience nous renseignera sur tous ces points à la fois.

Le graphique d'une secousse résumant tous les caractères de ce mouvement, il importe de bien être fixé sur l'interprétation que ce graphique doit recevoir.

Relativement à l'*amplitude* des mouvements qu'il traduit, le myographe à ressort étant un appareil amplificateur, il faut, quand on veut connaître l'étendue réelle d'un mouvement d'après son graphique, tenir compte de la longueur du bras de levier auquel la force motrice est appliquée, et comparer cette longueur à celle du levier tout entier. Le rapport de ces longueurs entre elles indique exactement celui du mouvement réel au mouvement enregistré.

La *durée* des secousses se déduit de la longueur du graphique comptée sur l'abscisse; cette évaluation suppose connus le diamètre du cylindre et la durée de sa révolution. Vous avez vu du reste combien il est facile d'estimer directement les longueurs des graphiques en durées, soit en enregistrant les oscillations d'un pendule qui bat les secondes, soit en faisant écrire sur le cylindre un diapason chronographe.

Les rapports de durée de la période ascendante de chaque secousse et de sa période descendante s'estiment de la même manière en abaissant une perpendiculaire du sommet réel de la secousse sur l'abscisse.

Enfin la *forme* des secousses n'a pas besoin d'être définie autrement que par le graphique lui-même, qui en constitue l'expression la plus parfaite, à la condition qu'on tienne compte de certaines déformations inhérentes à la construction de l'appareil, et dont je vous ai déjà parlé à propos des appareils enregistreurs en général. L'importance et l'actualité du sujet me forcent à le traiter ici avec un peu plus de détails. Ces déformations sont dues : l'une à ce que le levier employé décrit un arc de cercle, et non une verticale, lorsqu'il s'élève et s'abaisse en enregistrant les secousses. La seconde tient à ce que ce levier, dans ses mouvements rapides, exécute parfois des vibrations qui se combinent avec la courbe réelle. Voici comment on peut corriger la première sorte de déformation; celle qui tient à l'arc de cercle.

Soit o (fig. 101) l'origine de la courbe; si le cylindre était immobile et si le levier s'élevait jusqu'au niveau du maximum x, il décrirait, non pas la verticale qui part du point *o*, mais l'arc de cercle qui se détache du même point. Plus le levier s'élèverait, plus il s'écarterait de la verticale pour se porter sur la droite. Or, pendant que le cylindre tourne, le levier décrit toujours le même arc; il déforme le tracé en déviant chaque point de la courbe sur la droite, et cela d'autant plus fortement, que le levier s'élève plus haut. On peut diminuer cette cause d'erreur en augmentant la longueur du levier, mais alors intervient une autre influence fâcheuse, celle des vibrations qui se produisent d'autant plus facilement, que le levier est plus long.

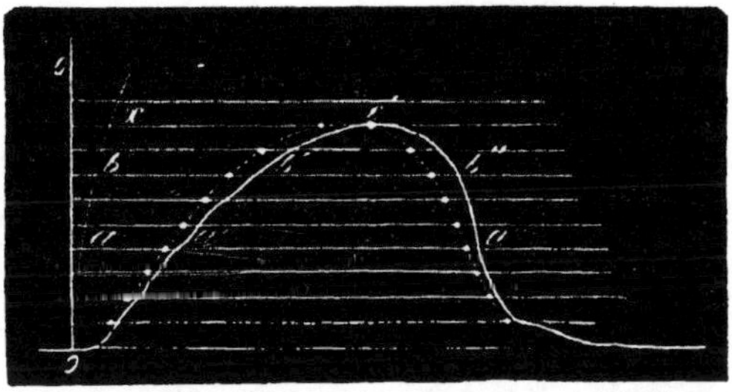

FIG. 101. — Correction de l'arc de cercle dans le graphique d'une secousse musculaire.

Voici comment il faudrait procéder si l'on voulait corriger l'erreur que produit dans ce graphique l'arc de cercle décrit par le levier de l'instrument. On prend au compas la longueur du levier, et avec cette longueur comme rayon, on trace un arc de cercle dont le centre serait sur la ligne des abscisses prolongée et qui s'élèverait du point *o*, origine de la courbe. Menons parallèlement à la ligne des abscisses autant de droites que nous voudrons; chacune d'elles coupe à la fois la verticale, l'arc de cercle et la courbe tracée par le muscle; cette dernière est même coupée en deux points par chaque ligne horizontale. Or, les points du graphique coupés par chacune de ces lignes sont tous situés à une même hauteur et auront tous subi une déviation semblable; il faudra donc les ramener tous vers la gauche d'une même quantité.

Cette quantité sera indiquée pour chaque point par la distance qui sépare, à ce même niveau, l'arc de cercle et la verticale. Ainsi les points a' et a'' devront être reportés sur la gauche d'une longueur égale à la distance oa; les points b' et b'', d'une longueur égale à ob; le sommet x', d'une longueur égale à ox. En effectuant cette correction pour un grand nombre de points de la courbe, on obtiendra une courbe nouvelle qui représentera plus fidèlement les mouvements musculaires. — L'influence de l'arc de cercle sur la forme du graphique est d'autant plus prononcée, que la translation du papier est plus lente. Il n'est pas nécessaire d'insister plus longuement sur ces propositions dont l'évidence est suffisante.

Les effets de la vibration du levier sont plus difficiles à démontrer. Le graphique obtenu par Helmholtz (fig. 58), sans emploi d'un levier, pourrait faire croire que ces ondulations sont bien réellement produites par des variations rhythmées dans le raccourcissement du muscle. Je maintiens toutefois mon opinion sur la nature de ces ondulations, et cela pour la raison suivante. D'abord l'intensité de ces ondulations est toujours en raison de la brusquerie avec laquelle le levier est mis en mouvement par le muscle. Dans le graphique de Helmholtz, on voit ces vibrations, fortes au commencement de la secousse, s'éteindre peu à peu à la manière des oscillations pendulaires. Leur intensité est à son maximum dans les cas où la secousse présente la brusquerie d'un véritable choc ; elle diminue lorsque le muscle se raccourcit avec plus de lenteur. On en pourra juger par la figure 69, qui montre des secousses de moins en moins brusques et de moins en moins vibrantes en même temps.

Une preuve plus directe peut être tirée de l'expérience. On sait qu'une tige vibrante quelconque possède pour ses vibrations une fréquence déterminée, toujours la même : fréquence qui varie avec la masse, la longueur et l'élasticité de la tige. Or, si l'on vient à modifier ces conditions en raccourcissant la tige ou en changeant son poids, la fréquence des vibrations changera nécessairement. J'ai pu m'assurer qu'il en était ainsi pour les vibrations que présentent les graphiques musculaires, et qu'on peut, en changeant le poids ou la longueur du levier, obtenir, pour un même muscle, des graphiques dont les vibrations varient d'amplitude et de fréquence. Il faut donc n'attacher aucune signification à l'existence ou à l'absence de ces petites ondulations du tracé qui se trouvent surtout dans la période d'ascension.

En vous prévenant de ces causes d'erreur dans la production des graphiques musculaires, j'ai voulu pousser aussi loin que possible la rigueur et la précision, mais je me hâte de vous dire que l'influence de ces causes d'erreur est très-minime, et qu'en pratique, on peut les négliger sans inconvénient. Du reste, si l'on voulait avoir la forme absolument exacte d'une secousse qui présenterait des traces de vibrations, il suffirait de faire passer la courbe nouvelle de façon qu'elle coupe chacune de ces ondulations en passant par sa partie moyenne.

Durée de la période active dans la secousse musculaire. — Lorsqu'on voit dans le graphique d'une secousse ces deux périodes successives, l'une d'ascension et l'autre de descente, il semble naturel, au premier abord, de considérer la période ascendante comme produite par l'état actif du muscle, le raccourcissement de ses fibres, tandis que la seconde serait due à l'effet antagoniste du poids soulevé ou du ressort tendu qui ramènerait le muscle à sa dimension normale. De cette manière, en abaissant une perpendiculaire du sommet de la courbe sur l'abscisse, on aurait partagé la secousse en deux parties, l'une active, l'autre passive.

Mais les choses ne sont pas aussi simples qu'elles le paraissent au premier abord. La période de descente, en effet, est beaucoup plus longue que celle que produirait la chute du poids soulevé, ou la détente du ressort tendu par le muscle, si ces forces n'éprouvaient devant elles aucune résistance. Il suffit, pour s'en convaincre, de tendre par un fil le levier du myographe, et de le mettre dans la position où il peut être amené par une secousse musculaire. Qu'on fasse alors tourner le cylindre et qu'on brûle le fil. Le levier, redevenu libre, retombera sur l'abscisse avec une très-grande vitesse, et tracera une courbe tout à fait différente de celle qui constitue la période descendante des secousses musculaires.

Il est donc évident que pendant cette seconde période, le levier ne descend pas librement, mais qu'il est encore retenu par une force contractile, trop faible pour lutter avec avantage contre les résistances antagonistes, assez forte cependant pour ralentir la descente du levier.

Le muscle est donc actif pendant toute la durée de la secousse, mais la force avec laquelle il tend à se raccourcir décroît pendant toute la seconde période.

Caractères de la secousse suivant le muscle qui la produit. — Tous les muscles ne produisent pas des mouvements identiques lorsqu'ils réagissent contre des excitations semblables; c'est même sur cette dissemblance qu'est basée en grande partie la distinction des muscles de la vie animale et de ceux de la vie organique. Les muscles striés sont ceux dont la secousse présente la brièveté la plus grande; mais, parmi ceux-ci, il en est dont le mouvement est plus ou moins étendu, plus ou moins bref : cela tient en grande partie à la longueur et à la direction des fibres qui les constituent.

Les différences d'amplitude des mouvements tiennent, en grande partie, à la longueur des fibres musculaires. Les expériences de Weber ont démontré ce fait d'une manière évidente. En opérant sur le muscle hyoglosse de la grenouille et en réduisant peu à peu la longueur de ce muscle, Weber obtint des secousses dont l'amplitude décroissait comme cette longueur elle-même.

On obtient le même résultat lorsque l'excitation électrique traverse des longueurs plus ou moins grandes du muscle. Ainsi j'adapte un myographe à l'hyoglosse d'une grenouille, et je provoque une première secousse avec un excitateur dont les pôles sont distants de 2 millimètres.

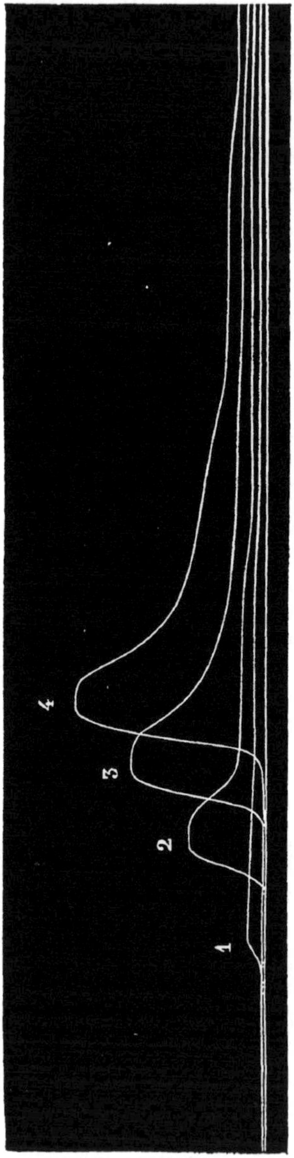

Fig. 102. — Graphique des secousses du muscle hyoglosse de la grenouille obtenues en excitant des longueurs différentes de ce muscle.

J'obtiens la secousse 1 (fig. 102). J'écarte les deux branches d'un centimètre environ, et le muscle, traversé par le courant dans une plus grande longueur, donne la secousse 2 déjà beaucoup plus forte que la précédente. Avec un écartement de 2 centimètres, j'obtiens la secousse 3. Enfin, si le muscle est traversé par le courant d'une de ses extrémités à l'autre, j'ai la secousse 4, la plus élevée de toutes (1).

Nous allons étudier les principales conditions qui modifient les caractères de la secousse musculaire, telle que : l'intensité de l'excitant employé, le lieu où on l'applique, le degré de fatigue du muscle excité.

A. *Variations de la secousse suivant l'intensité de l'excitant employé.* — C'est en se servant

(1) Les secousses de l'hyoglosse étant trop longues pour être contenues dans un graphique de dimensions ordinaires, j'ai dû recueillir la figure 102 sur le cylindre à moyenne vitesse (2e axe, 0m,032 par seconde).

de l'agent électrique, dont on peut régler l'action avec une précision assez grande, qu'on obtient les résultats les plus nets. Fick a déjà démontré que l'excitation électrique n'agit sur les nerfs que si elle atteint un certain degré d'intensité; qu'à partir de ce point, l'accroissement de l'énergie de l'excitant produit un accroissement parallèle de l'énergie de la secousse. Mais cet accroissement n'est pas illimité; il arrive à un maximum à partir duquel la secousse reste avec la même amplitude, bien que l'excitation augmente encore d'énergie.

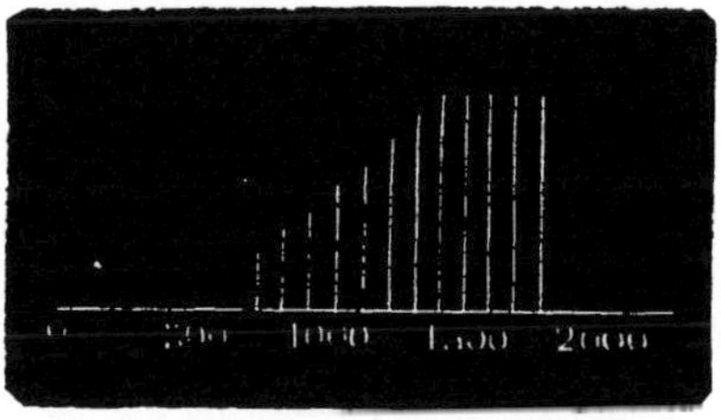

Fig. 103. — Graphique de l'amplitude des secousses sous l'influence d'excitations électriques croissantes, d'après Fick.

Tous ces faits ressortent du graphique représenté figure 103. Les chiffres : 0, 500, 1000, etc., comptés sur l'abscisse, indiquent l'intensité des excitants électriques employés. Cette intensité est graduée arbitrairement; du reste, la connaissance de la valeur absolue des excitations employées n'est pas bien nécessaire, puisque l'énergie de l'excitant qui détermine la secousse doit varier suivant qu'on excite le nerf ou le muscle, suivant que ces organes sont frais ou fatigués, suivant le point du nerf sur lequel porte l'excitation, etc.

La figure donnée par Fick n'exprime que les changements de l'amplitude de la secousse sous l'influence d'excitations graduées. La même expérience, répétée en employant la disposition des graphiques en imbrication latérale, nous donnera une notion plus complète des modifications de la secousse sous cette influence. Voici comment nous allons procéder.

Nous amènerons sur le rhéocorde (fig. 98) le tube T jusqu'à contact de la borne B, afin de réduire le courant dérivé que nous emploierons à son minimum d'intensité, et nous ferons marcher le tube de B en B′ d'une manière graduelle, pendant que nous enregistrerons les secousses. De cette façon, le courant dérivé qui produira les courants induits excitateurs deviendra de plus en plus fort. Pour obtenir cette translation graduelle du tube T et l'accroissement régulier du courant, je prends un mouvement d'horlogerie quelconque, au moyen duquel je fais tourner une poulie sur laquelle s'enroule une corde attachée au tube T et l'entraînant de gauche à droite.

La figure 104 montre le graphique obtenu dans cette expérience. C'est à l'origine de l'abscisse que les excitations commencent; mais elles sont trop faibles pour agir sur le nerf, le muscle reste donc immobile. A partir du point *a* seulement, le muscle réagit à l'excitant électrique, et la secousse s'accroît comme l'excitation jusqu'à la fin du graphique. La ligne horizontale *h*, tangente aux dernières secousses seulement, montre bien que pendant tout le temps de l'expérience, l'accroissement de l'intensité des courants excitateurs s'accompagnait de l'accroissement d'amplitude des secousses. Nous n'obtenons donc pas cette uniformité de l'amplitude que Fick signale lorsque l'excitation électrique a atteint un certain degré d'intensité.

Vous voyez aussi que les premières secousses, tout en présentant en général un accroissement rapide, ne s'élèvent pas aussi régulièrement que dans la figure 103 empruntée à Fick. Il est vraisemblable que cela tient à quelque défectuosité dans mes moyens de graduer le courant. Peut-être le tube T qui glisse sur le rhéocorde ne rencontre-t-il pas toujours des contacts également bons.

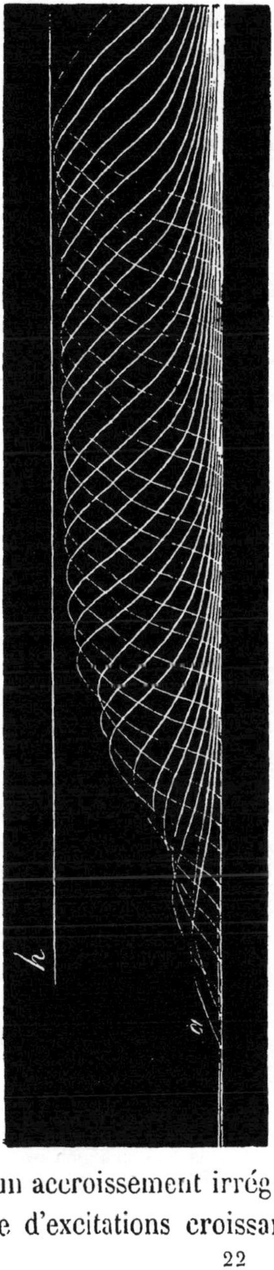

Fig. 104. — Secousses provoquées par des excitations électriques d'intensité croissante : *a*, origine des secousses; *h*, parallèle à l'abscisse servant à apprécier les changements d'amplitude des secousses.

J'ai essayé de laisser au courant voltaïque une intensité constante, et de placer les résistances variables sur le trajet du courant induit excitateur. Pour cela, je faisais traverser à ce courant une colonne d'eau dont la longueur décroissait sans cesse d'un instant à l'autre; les résultats n'ont pas été meilleurs, et j'ai obtenu comme tout à l'heure un accroissement irrégulier des secousses sous l'influence d'excitations croissantes.

Fallait-il accuser l'interrupteur à rotation de ne pas rompre le courant d'une manière assez uniforme ? J'ai employé un interrupteur à mercure sans être plus heureux.

Peut-être ai-je tort de poursuivre ainsi obstinément la régularité dans ces graphiques ; mais, je le répète, dans la plupart des cas, un graphique régulier est la preuve certaine que l'expérience a été bien instituée. Je quitte dont ce sujet avec la conviction que c'est à une croissance irrégulière de l'intensité des courants qu'est due l'irrégularité que vous observez dans l'accroissement de l'amplitude des premières secousses (1).

B. *Variation de la secousse suivant le point du nerf qui reçoit l'excitation.* — Les expériences de Pflüger ont montré que la secousse change d'amplitude, malgré la parfaite uniformité de l'excitant employé, si l'on agit sur des points du nerf inégalement distants du muscle. Plus on s'éloigne de celui-ci, en se rapprochant des centres nerveux, plus la secousse devient faible.

Il est facile de démontrer graphiquement cette diminution de l'amplitude des secousses.

J'applique sur le myographe une patte de grenouille dont le nerf a été isolé depuis son entrée dans le gastrocnémien jusqu'à son origine lombaire. Le myographe étant disposé pour enregistrer les secousses en imbrica-

(1) Il est possible aussi que les irrégularités tiennent à un défaut de constance de la pile, qui donnerait des variations de très-courte durée, et par conséquent insensibles au galvanomètre, qui ne signale que l'intensité moyenne du courant.

tion latérale, je pose l'excitateur électrique sous le nerf, très-près de son entrée dans le muscle. L'appareil commence à enregistrer les secousses; j'éloigne graduellement l'excitateur du muscle en le promenant sur toute la longueur du nerf. A mesure que l'excitateur s'approche de l'origine spinale du nerf sciatique, les effets de l'excitation faiblissent, et vous voyez figure 105 décroître

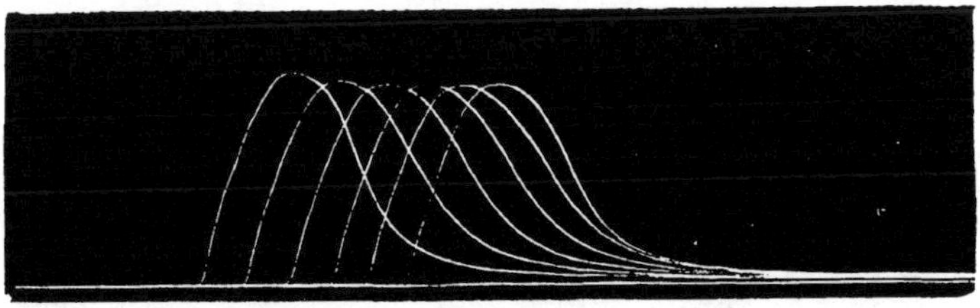

FIG. 105. — Secousses décroissantes. Le nerf est excité de plus en plus loin du muscle.

l'amplitude des secousses. Pour rendre cette décroissance plus sensible, il suffit de mener une parallèle à l'abscisse tangente au sommet de la première secousse; les sommets des secousses suivantes s'éloignent de plus en plus de cette ligne.

C. *Variations de la secousse sous l'influence de la fatigue du nerf ou du muscle.* — Lorsqu'on emploie des excitations successives égales entre elles et équidistantes, on voit se produire deux sortes de modifications de la secousse : l'amplitude change et la durée augmente graduellement. L'amplitude commence quelquefois par s'accroître pendant un certain temps, puis elle décroît indéfiniment jusqu'à l'extinction complète. Cette augmentation de l'amplitude pendant les premiers instants a été signalée depuis longtemps par les biologistes, qui l'ont attribuée à une augmentation de l'excitabilité du nerf.

Quant à la durée de la secousse, elle s'accroît sans cesse du commencement à la fin de l'expérience. Cet allongement porte sur toutes les périodes : aussi bien sur celle d'ascension du graphique que sur celle de descente. Toutefois c'est sur cette dernière partie de la secousse que les effets de la fatigue semblent prédominer. La figure 106 est spécialement faite pour démontrer les modifications de la forme des secousses par la fatigue.

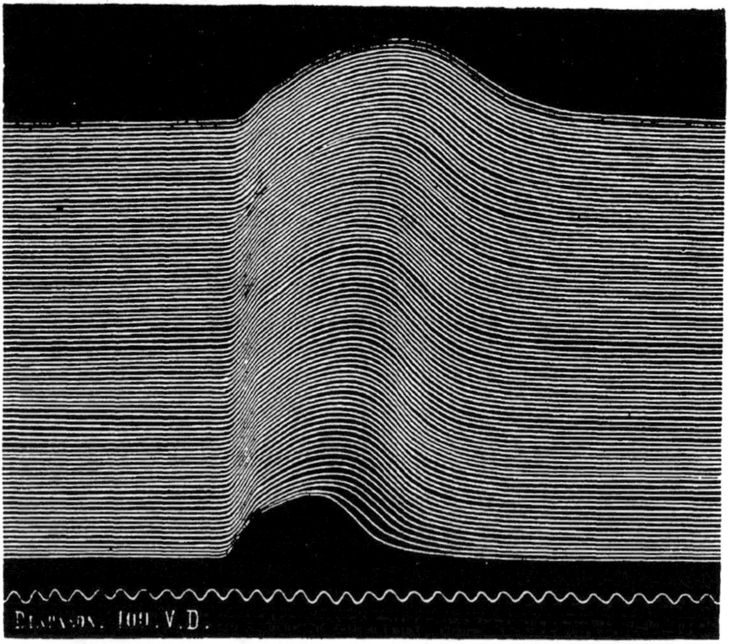

FIG. 106. — Graphiques de secousses musculaires imbriquées verticalement. — Un diapason enregistreur fournit la mesure des durées absolues de ces mouvements.

L'expression de *fatigue* musculaire doit être conservée, car elle est d'un emploi général; mais s'il fallait la définir au point de vue biologique par sa cause prochaine, il faudrait dire que la secousse musculaire est modifiée lorsque l'état chimique du muscle, altéré par le travail accompli, n'a pas été réparé par la nutrition.

Le *repos*, au contraire, est essentiellement constitué par le retour de l'état chimique normal du muscle. Ce retour est plus ou moins complet en raison du temps pendant lequel le muscle reste sans agir, et d'autre part en raison de la rapidité du cours du sang à son intérieur. Ces lois, reconnues depuis longtemps par les biologistes, sont celles que j'ai déjà citées dans une des précédentes leçons. L'emploi de la méthode graphique les met clairement en lumière et les complète sous certains rapports.

L'influence de la durée du repos sur le mouvement produit par un muscle est tellement prononcée, qu'il suffit de faire varier même légèrement les intervalles de temps qui séparent les excitations consécutives pour altérer la régularité dans une série de graphiques imbriqués. Après les longs repos, la secousse est plus forte et surtout plus brève.

Plus le muscle est fatigué par un travail préalable, plus, à égale durée, les effets du repos sont prononcés. Ainsi, dans la figure 106, le premier graphique diffère du second et surtout de ceux qui s'enregistrent après un certain nombre d'excitations. Cela tient à ce que j'ai fait travailler les deux muscles pendant un certain temps, et que je les ai laissés reposer quatre ou cinq minutes avant de les faire travailler de nouveau. On n'obtient pas une différence semblable si l'on enregistre les secousses successives d'un muscle non fatigué. Dans

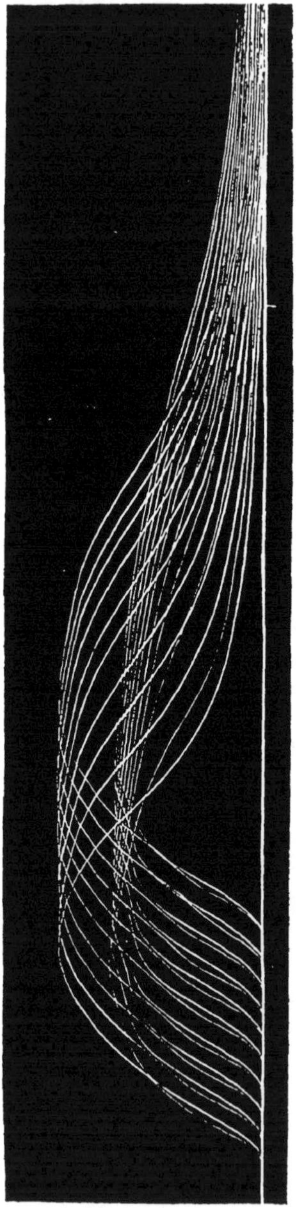

Fig. 107. — Graphique comparatif des secousses de deux muscles ; l'artère de l'un d'eux a été liée.

ces conditions, cependant, on remarque plus de différences entre les deux premières secousses qu'entre deux autres consécutives.

Remarquez aussi que les effets d'un repos de quelques instants sont peu durables, mais que le bénéfice obtenu par ce repos est dépensé au bout d'un petit nombre de secousses.

Sans rien préjuger sur la nature des actions chimiques interstitielles qui produisent le travail, on peut montrer l'utilité de la réparation du muscle qui a travaillé. En effet, si l'on supprime le cours du sang dans l'artère afférente au muscle, on voit les caractères de la fatigue se produire ; les secousses augmentent en durée et perdent en amplitude.

La figure 107 montre l'influence de la ligature artérielle. J'applique une grenouille sur le myographe comparatif, de façon que chacun de ses muscles gastrocnémiens agisse sur un des leviers. Après m'être assuré que les deux graphiques sont identiques, je lie l'artère de l'un des membres, et j'obtiens des graphiques très-différents l'un de l'autre.

Les deux secousses partent de la même origine; mais celle de la patte qui a conservé sa circulation s'élève beaucoup plus haut que celle du côté opposé. On voit en outre que les secousses affaiblies que donne le membre dépourvu de circulation sont plus longues que celles du côté sain : leur ligne de descente croise toujours celle des secousses fournies par ce dernier.

DIX-HUITIÈME LEÇON.

Variations de la secousse musculaire.

Influence de la température sur les caractères de la secousse musculaire. — Appareil pour appliquer au muscle l'action du froid ou de la chaleur en en graduant les effets. — Graphique du muscle refroidi. — Graphique du muscle réchauffé. — Altération définitive du muscle par les températures trop élevées. — Variations de la secousse suivant la charge que le muscle doit soulever. — Variation de la durée de la secousse lorsqu'il existe un obstacle absolu qui en limite l'étendue. — Caractères que présente la secousse musculaire suivant que les nerfs, la moelle ou le cerveau sont mutilés ou intacts. — Caractères de la secousse dans les différents muscles d'un animal. — Variation de la secousse musculaire chez les différentes espèces animales.

Messieurs,

La température animale est soumise à des variations souvent assez étendues, même chez les espèces que l'on a appelées à température constante. Chez ces dernières, en effet, la fixité presque complète de température n'appartient qu'aux régions centrales du corps; tous les organes périphériques sont soumis à des variations plus ou moins grandes. Or ces changements de la température exercent une très-grande influence sur les caractères du mouvement dans les muscles qui les subissent.

Tout le monde connaît certains effets de la chaleur et du froid sur les mouvements; il n'est personne qui n'ait éprouvé cet engourdissement des muscles de la main que le froid amène et qui nous rend incapables d'exécuter avec les muscles propres de cet organe des mouvements rapides ou énergiques. Cette sorte de paralysie temporaire du muscle se dissipe par le réchauffement; elle atteint les degrés les plus divers selon l'intensité du froid qui la produit.

D'autre part, l'influence de la chaleur sur les muscles n'est pas moins puissante; elle agit en sens inverse du froid, communique aux mouvements une agilité et une énergie plus grandes jusqu'à une certaine limite, à partir de laquelle la chaleur altère profondément les muscles et abolit leur fonction.

La méthode graphique se prête très-bien à l'étude de ces influences, dont elle permet de mesurer les effets avec une rigueur extrême.

Des effets du froid sur la secousse musculaire. — Le froid modifie la secousse et lui donne une durée beaucoup plus considérable qu'à l'état normal. On en peut juger par l'expérience suivante faite au moyen du myographe comparatif.

J'applique sur l'appareil une grenouille dont j'ai coupé la moelle épinière, et je constate d'abord que les deux muscles gastrocnémiens donnent des secousses parfaitement identiques, de sorte que les deux graphiques s'accompagnent dans toute leur étendue. Pour provoquer ainsi des secousses simultanées dans les deux membres de l'animal, je plante deux épingles dont l'une traverse la tête et l'autre la peau de la région coccygienne de la grenouille, et je mets ces épingles en communication avec les deux fils du courant induit. Les deux muscles sont alors excités simultanément.

Pour provoquer une extrême dissemblance entre les mouvements des deux pattes, il suffit d'entourer l'un des gastrocnémiens de la grenouille de quelques fragments de glace; aussitôt on voit s'allonger la secousse de cette patte, et l'on obtient des graphiques semblables à ceux qui sont représentés figure 108.

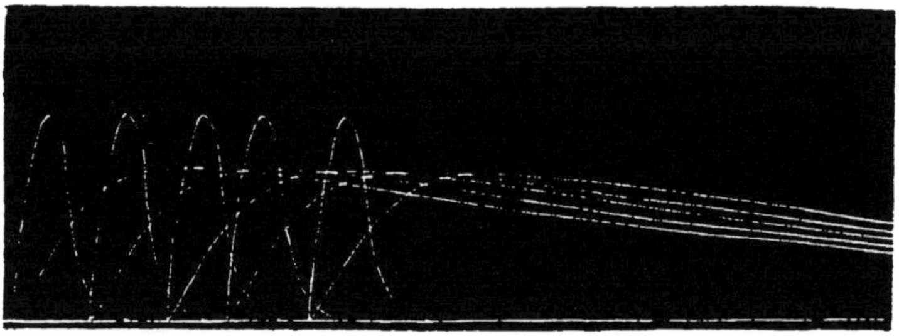

FIG. 108. — Influence du froid sur les mouvements d'une patte de grenouille.

On pourrait objecter que le contact de l'eau avec la substance musculaire modifie la structure des fibres dans lesquelles elle pénètre par endosmose. Il suffit, en effet, de jeter dans l'eau une grenouille dépouillée de sa peau pour voir en quelques minutes ses muscles se gonfler, blanchir, devenir durs au toucher. Ces modifications de l'élément contractile ne peuvent avoir lieu sans que la fonction soit altérée. Il faut donc faire agir le froid de la glace sur le muscle d'une manière médiate, sans que l'eau arrive au contact de la substance musculaire.

Une disposition fort ingénieuse, employée par du Bois-Reymond pour refroidir ou réchauffer les nerfs, va nous servir pour étudier sur les muscles les effets d'une basse température. Une petite caisse métallique traversée par un courant d'eau froide ou chaude supportait le nerf et lui communiquait la température dont on voulait étudier les effets. Je vais recourir au même moyen.

Il n'est pas nécessaire de construire spécialement pour cette expérience une caisse métallique dans laquelle circulera le courant d'eau qui doit échauffer ou refroidir notre muscle. Le commerce nous fournit un objet très-propre à cet usage. C'est cette espèce de petite bouteille d'étain qui sert à renfermer les couleurs des peintres.

Je vide l'une de ces bouteilles, et j'applique à son fond un bouchon muni d'une tubulure, tandis qu'une autre tubulure est adaptée au goulot. C'est par ces deux tubes que doit passer le courant d'eau plus ou moins refroidie. La minceur et la flexibilité des parois de cette petite bouteille me permet de la modeler en forme de gouttière dans laquelle le muscle viendra se loger. Cette gouttière est assez mince pour se glisser entre le muscle et la plaque de liége du myographe, sans qu'il soit besoin de rien changer à la disposition ordinaire de l'expérience.

Cherchons maintenant le moyen de graduer les changements de la température de l'eau qui circulera dans l'appareil, afin de suivre exactement la série des effets produits par les changements de la température.

Pour cela, adaptons la bouteille d'étain sur le trajet d'un tube par lequel se fera l'écoulement de l'eau contenue dans un réservoir élevé. Il ne s'agit plus que de refroidir graduellement l'eau de ce réservoir, le courant qui en sort transmettra au membre les changements de température.

Supposons que le réservoir mette une minute à se

vider par notre tube; je place au-dessus de lui un vase de grande dimension dans lequel est de l'eau que de la glace fondante entretient à zéro. Un tube fait passer l'eau de ce vase dans le réservoir et le remplirait en une minute s'il coulait seul. Mais comme, d'autre part, le réservoir se vide lui-même en une minute, si nous ouvrons les deux tubes d'écoulement, son contenu restera toujours le même, seulement sa température s'abaissera graduellement par une substitution incessante de l'eau chaude à l'eau froide. Cette température tendra indéfiniment à se rapprocher de celle du vase dans lequel l'eau est à zéro.

Le courant qui s'échappe du réservoir participera à cet abaissement de la température, dont la progression sera d'une régularité parfaite, si nous avons soin d'agiter sans cesse le liquide du réservoir.

Toutefois, dans son trajet à travers le tube dans lequel elle circule, l'eau tend sans cesse à se mettre en équilibre avec la température ambiante; l'eau chaude à se refroidir, l'eau froide à s'échauffer. Il ne faudrait donc pas juger de la température à laquelle le muscle est soumis d'après celle de l'eau que contient le réservoir. C'est dans le voisinage du muscle qu'il faut prendre cette température, si l'on veut l'estimer rigoureusement. A cet effet, je place sur le courant, au-dessous de la bouteille d'étain, un manchon de verre que l'eau traverse et qui contient un thermomètre. Nous pourrons ainsi évaluer plus exactement la température à laquelle le muscle est soumis.

Reste encore une cause d'erreur, c'est que le muscle ne subit pas dans toute son épaisseur l'action de la température qui lui est appliquée. Ses parties profondes, et surtout sa partie supérieure qui n'est point en contact avec la gouttière, sont influencées plus lentement, mais il est bien difficile d'éviter cet écueil. Vous allez voir du reste que l'expérience, telle qu'elle est instituée, donne déjà des résultats satisfaisants.

La figure 109, obtenue à l'aide du myographe simple, nous montre la série des changements graduels qu'éprouve la secousse dans un muscle soumis à un refroidissement de plus en plus prononcé. C'est à partir de la troisième secousse que ces changements commencent à se produire; ils deviennent de plus en plus apparents jusqu'à la fin du graphique. Le défaut d'espace m'a empêché de montrer les dernières secousses avec toute leur longueur, mais la direction très-oblique de leur descente suffit pour montrer qu'elles sont extrêmement longues.

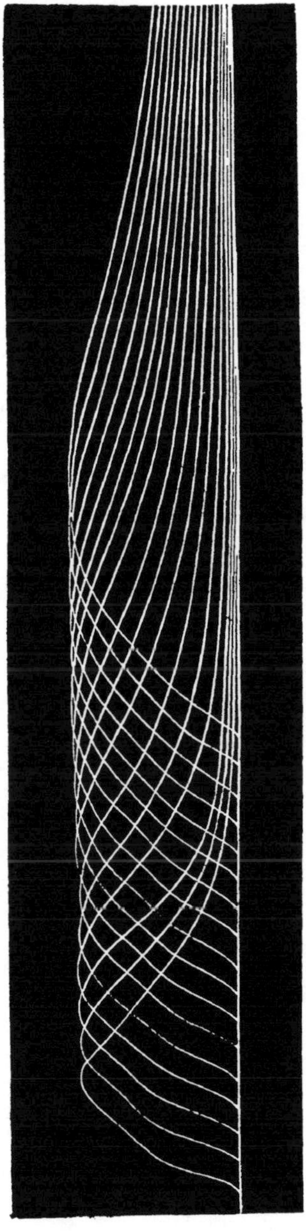

Fig. 109. — Influence du refroidissement du muscle sur les caractères de la secousse.

Cette modification des caractères de la secousse par le froid ressemble beaucoup à celle que produisent la fatigue et la ligature de l'artère, mais elle est beaucoup plus rapide. Il faut aussi remarquer que le froid accroît légèrement l'amplitude des secousses, mais beaucoup moins que leur durée. Cette influence ne se fait sentir que pendant les premiers instants ; elle est bientôt suivie d'une décroissance de l'amplitude, comme nous l'avons vu dans le graphique comparatif (fig. 108).

L'analogie si prononcée qui existe entre les effets de la fatigue, du refroidissement et de l'arrêt de la circulation tend à faire rechercher si quelque condition commune n'existe pas dans ces trois cas. Il semble qu'on puisse la trouver dans la disproportion entre la circulation du sang à l'intérieur du muscle et les actions chimiques dont cette circulation doit fournir les matériaux et enlever les résidus. Dans la fatigue, c'est l'excès de la production des actes chimiques sur le départ de leur produit qui gênerait l'action du muscle ; dans le cas de ligature d'artère, la circulation supprimée explique tout naturellement l'épuisement des matériaux qui devraient alimenter la fonction ; enfin, dans l'application du froid à un muscle, le ralentissement énorme qui se produit dans la contraction amènerait les mêmes effets que la ligature artérielle.

Ce ralentissement de la circulation par le froid n'est point hypothétique, c'est la conséquence nécessaire de la constriction que le froid produit dans les petits vaisseaux.

Il y a là un vaste sujet d'étude relativement aux phénomènes interstitiels qui se passent dans le muscle pendant sa fonction. Il faudrait aussi soumettre les muscles à l'exploration par la méthode d'Aeby, au moyen de l'appareil si simple que je vous ai montré (fig. 84), et chercher quelle est la vitesse du transport de l'onde musculaire sur les muscles soumis à ces diverses influences qui modifient les caractères du mouvement provoqué. Le temps ne me permet pas de pousser plus loin l'étude de ces phénomènes si importants, et qui méritent une étude plus approfondie.

Influence de la chaleur sur la secousse musculaire. — La chaleur exerce sur les muscles des effets différents, suivant le degré plus ou moins élevé de la température employée. En appliquant à un muscle une chaleur d'intensité croissante, nous assisterons donc aux deux phases successives d'accroissement et de destruction de l'action musculaire.

Pour régler la température, nous emploierons la même disposition que dans l'expérience précédente, seulement nous ferons circuler dans la caisse métallique sur laquelle repose le muscle un courant d'eau de plus en plus chaude. Pour cela, je remplace le réservoir supérieur, qui contenait la glace fondante, par un réservoir plein d'eau qu'une lampe à alcool maintient à la température de l'ébullition. C'est cette eau qui, coulant sans cesse dans le réservoir inférieur, élève graduellement la température du mélange destiné à circuler à travers la caisse métallique.

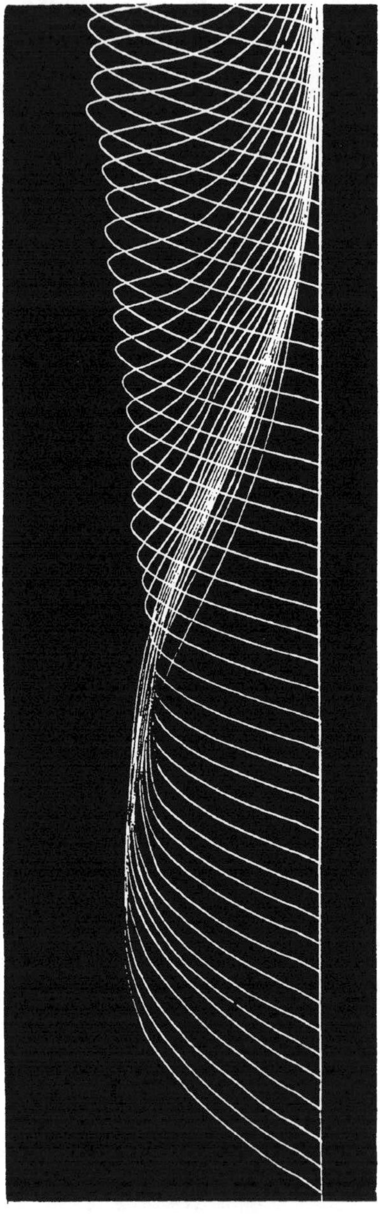

Fig. 110. — Influence de la chaleur sur un muscle préalablement refroidi. — Les secousses deviennent plus brèves et plus amples; leur période ascendante tend à se rapprocher de la verticalité.

1re PÉRIODE. — *Excitation de l'action musculaire.* — Puisque le froid prolonge et affaiblit la secousse, il était naturel de prévoir que l'échauffement du muscle produirait le phénomène inverse. C'est ce qui a lieu en effet tant que la température du muscle n'excède pas 30 à 35 degrés centigrades. La figure **110** montre nettement cet effet de la chaleur.

Lorsqu'un muscle a été préalablement refroidi, et que sa secousse a subi l'allongement considérable que vous connaissez déjà, si l'on réchauffe peu à peu le liquide qui circule dans l'appareil, on assiste à une série de transformations des plus curieuses. La descente des secousses s'abrége rapidement, et l'on voit, malgré l'imbrication des graphiques, la ligne de descente d'une secousse couper celle de la secousse qui la précède. C'est à ce point que se fait la transition entre l'allongement du mouvement par le froid et son accélération par la chaleur.

2e PÉRIODE. — *Altération du muscle par la chaleur et perte de la motricité.* — La température maximum employée dans la précédente expérience n'a guère dépassé 35 degrés. Si l'on échauffait davantage le liquide qui circule dans l'appareil, on verrait bientôt décroître l'amplitude des mouvements. Le muscle, dans ces conditions, ne revient plus à sa longueur normale; à chaque secousse nouvelle, il semble garder une partie de son raccourcissement. La figure **111** montre ce qui se passe dans ces circonstances. La période ascendante de la secousse est toujours d'une très-grande brièveté; mais la période de descente est incomplète, de telle sorte que, d'instant en

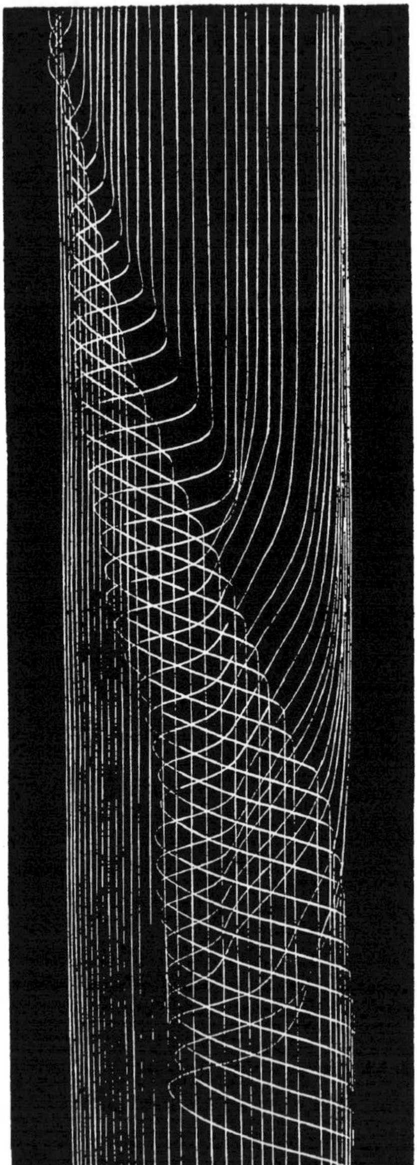

Fig. 111. — Coagulation d'un muscle et perte graduelle de sa fonction sous l'influence d'une température trop élevée.

instant, la ligne tracée parallèlement à l'abcisse pendant le repos du muscle s'élève davantage. Si l'on cherche la cause prochaine de ce phénomène, on voit qu'il tient à un racornissement graduel de la substance musculaire qui résiste à la distension et se fige dans la position nouvelle où l'a mise le raccourcissement du muscle excité.

Cet effet est produit par la coagulation de la myosine. Kühne, en expérimentant sur cette substance qui forme en grande partie le contenu des fibres musculaires, a vu qu'elle est liquide à la température de zéro, mais qu'elle se coagule peu à peu aux températures supérieures. La coagulation est de plus en plus rapide à mesure que la température s'élève; elle est instantanée si l'on chauffe la myosine à 45 degrés centigrades.

Il est donc très-intéressant de comparer la modification de la fonction musculaire par la chaleur et les influences de la température sur la coagulation de la myosine. Tout porte à croire que la modification chimique est la cause immédiate de la modification fonctionnelle qui se produit alors. Mais il est difficile d'échauffer un muscle dans toute sa profondeur et d'évaluer sa température centrale; il est même certain que le muscle reste encore assez froid dans sa profondeur lorsque sa surface est déjà coagulée. Heureusement la méthode graphique permet de saisir exactement l'instant où se produit la première trace de coagulation. C'est celui ou la ligne de descente ne retombe plus exactement à l'abscisse; à ce moment, la partie du muscle qui reste raccourcie définitivement suffit pour retenir, à la manière d'une bride, le levier du myographe et pour empêcher le graphique de redescendre à son niveau normal. Il m'a semblé que les premières traces de la coagulation musculaire se produisaient au-dessous de la température de 40 degrés ; mais comme d'un muscle à un autre le degré de chaleur qui entraîne la coagulation m'a paru varier, je penche à croire qu'il existe des influences encore indéterminées qui modifient la coagulabilité de la myosine, et je crois qu'il sera très-difficile de déterminer à ce sujet un chiffre absolu de température.

Lorsque la température à laquelle le muscle est soumis s'élève graduellement, on passe nécessairement par la période d'excitation, et l'on voit se modifier les caractères des secousses. Ainsi un muscle refroidi perd les caractères que le froid lui avait donnés et passe par le type normal pour arriver au mouvement brusque et énergique qui constitue la période d'excitation proprement dite. De même, un muscle fatigué perd les caractères de la fatigue et reprend peu à peu le type normal qu'il perdra très-rapidement si la chaleur cesse d'agir.

Mais si, au lieu d'échauffer le muscle d'une manière graduelle on le soumet immédiatement à une température d'environ 45 ou 50 degrés, la coagulation se produit immédiatement sans excitation préalable, et le muscle perd graduellement l'amplitude de ses secousses, se raccourcit peu à peu, sans passer par la période d'excitation.

La figure 112 montre le graphique d'un muscle qui, épuisé par un long travail et fournissant des secousses faibles et allongées, a été soumis à une température de 50 degrés. Les secousses s'éteignent peu à peu, et le

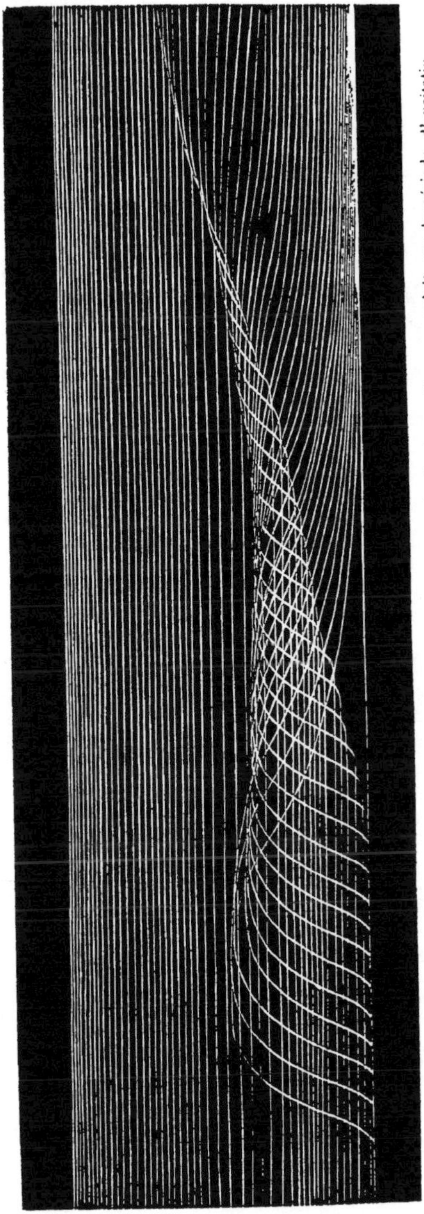

FIG. 112. — Coagulation d'un muscle fatigué sous l'influence d'une température très-élevée. — Il ne se produit pas de période d'excitation du muscle, comme cela arrive si la température est moins élevée, mais les secousses conservent la forme allongée que leur a donnée la fatigue.

muscle se coagule sans présenter jamais les mouvements brusques qu'on lui aurait rendu par une chaleur modérée.

Modification de la secousse par la charge à laquelle le muscle est soumis. — Une force appliquée à soulever un poids élèvera ce dernier à des hauteurs d'autant moindres qu'il sera plus considérable. Il en est de même, dans certaines limites, pour la force musculaire. Celle-ci peut bien être considérée comme constante pendant un certain temps, puisqu'elle donne au myographe une série de tracés identiques entre eux lorsque les excitations électriques sont égales entre elles et se suivent à intervalles égaux. Si l'on fait varier la résistance qui s'oppose au raccourcissement du muscle, on verra varier simultanément la forme et l'amplitude du graphique.

Pour obtenir une démonstration bien claire de cette influence, j'ai adapté au myographe un poids (1) à la place du ressort qui sert à tendre le muscle, et j'aumenterai ce poids d'une manière régulière pendant toute la durée de l'expérience. Ce poids variable sera, comme dans mes recherches sur les variations de l'élasticité (2), un godet dans lequel du mercure coulera uniformément pendant que le graphique se produira.

Je dispose le myographe comme pour obtenir des gra-

(1) Nous avons déjà vu (p. 192) qu'on peut substituer un poids au ressort dans les appareils enregistreurs, à la condition de faire agir ce poids très-près du centre de mouvement du levier, de manière qu'il soit animé de vitesses extrêmement faibles.

(2) Voy. p. 298 et fig. 91.

phiques en imbrication latérale, et au moment où l'appareil se met en marche, j'ouvre le robinet qui donne écoulement au mercure. Sous une charge très-faible, le muscle donne une grande secousse; celle qui dans la figure 113 est le plus à gauche. Mais comme le mercure accroît incessamment la longueur du muscle, le graphique du levier au repos tombe au-dessous de l'abscisse. La deuxième secousse naîtra donc un peu au-dessous de la première, la troisième un peu au-dessous de la seconde, et ainsi de suite jusqu'à la fin de l'expérience. Les secousses s'échelonnent donc en imbrication oblique descendante, non plus par une translation du myographe, comme dans le cas de la figure 72, mais par suite d'un changement graduel de la longueur du muscle au repos. Il se produit, par l'allongement du muscle sous des charges croissantes, le phénomène opposé à celui que nous constations tout à l'heure, dans les figures 111 et 112, lorsque le muscle se raccourcissait par la coagulation graduelle de la myosine sous l'influence de la chaleur.

Si l'on compare entre elles les secousses dont la figure 113 nous présente la série, on voit que du commencement à la fin de l'expérience elles perdent graduellement de leur amplitude. L'augmentation du poids à soulever entraîne donc une diminution graduelle de la hauteur à laquelle la secousse musculaire le soulève. C'est là un effet entièrement mécanique qui nous montre une fois de plus que les lois physiques se retrouvent en biologie lorsqu'on sait les dégager des influences qui les masquent en compliquant les phénomènes.

La même figure nous montre encore un changement

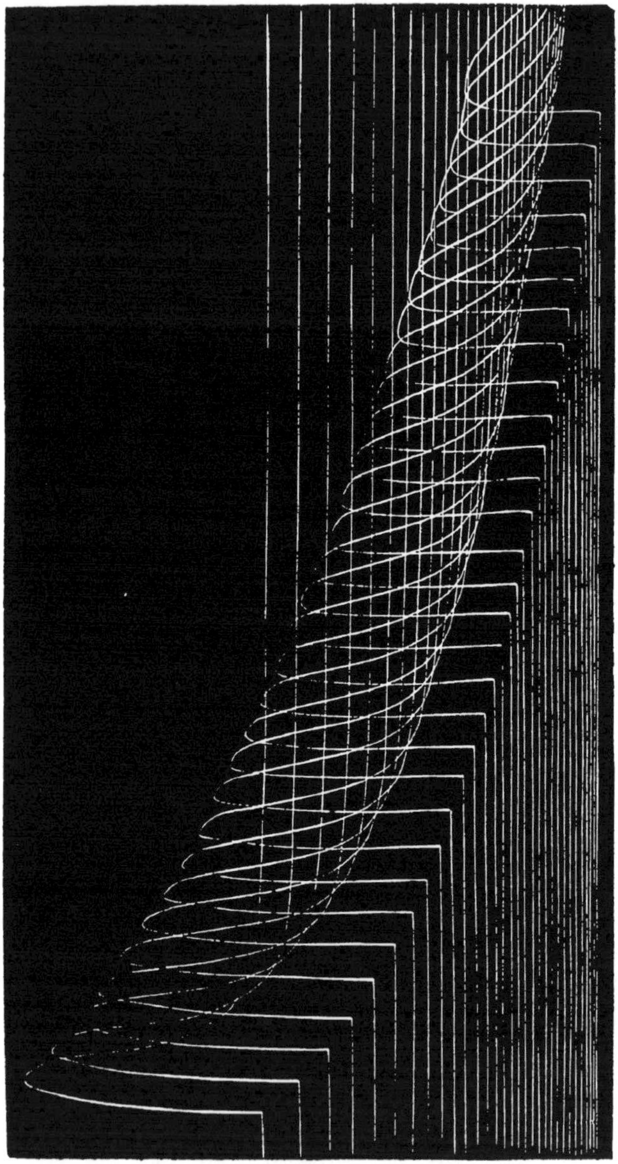

Fig. 113. — Modification de la secousse musculaire sous l'influence d'une charge graduellement croissante. — L'amplitude s'accroît pendant les premiers instants, puis diminue indéfiniment.

graduel dans la forme des secousses pendant l'accroissement de la charge. Le sommet de la secousse s'allonge en forme de plateau supérieur. Mais c'est là un effet de la fatigue qui ne tient pas à la présence actuelle d'un poids à soulever, mais à l'influence du travail préalable. On peut s'en assurer en enlevant le poids du myographe ; aussitôt la secousse reprend sensiblement son niveau préalable, recouvre à peu près son amplitude, mais conserve la forme à sommet prolongé que présentent les dernières secousses obtenues avec la charge croissante.

On voit encore que l'augmentation de la charge n'amène pas tout de suite la décroissance de l'amplitude des mouvements, mais que ceux-ci augmentent au contraire pendant les premiers instants de l'expérience. Il suffit de prendre au compas la hauteur de la troisième secousse et de la comparer à celle de la première pour voir que l'amplitude s'est accrue pendant les trois premiers instants. C'est la démonstration de ce fait bien connu : que les muscles, pour acquérir leur maximum d'action, doivent au préalable être légèrement tendus.

On pourrait rendre bien plus nette la phase d'accroissement de l'amplitude pendant les premiers instants de l'expérience ; il suffirait pour cela de réduire presque à zéro le poids initial qui, dans notre expérience, était un peu trop fort.

Modification de la secousse par un obstacle absolu au raccourcissement du muscle. — Si l'on empêche absolument un muscle de se raccourcir et si on lui applique dans ces conditions une excitation électrique, la secousse se traduit par un durcissement du muscle qui se tend lui-même. Il faut supposer que l'onde musculaire se forme en distendant les parties de chaque fibre qui sont en repos, de sorte que la partie active du muscle allonge la partie inactive. Mais en même temps il se produit un effet particulier, c'est que l'effort du muscle pour se raccourcir semble durer plus longtemps que n'eût fait la secousse si elle se fût librement produite. Plus l'obstacle à la secousse est absolu, plus se prolonge l'effort de raccourcissement du muscle.

Pour démontrer ce fait, prenons un muscle appliqué sur le myographe simple et provoquons une secousse dans ce muscle par un courant induit de rupture. Ce premier graphique obtenu, plaçons près du lévier du myographe une cheville contre laquelle il viendra buter dans la prochaine secousse. Le levier arrêté dans sa course ne permettra plus au muscle de se raccourcir à partir de ce point, car le tendon du muscle est solidement lié au levier rigide; l'effort musculaire tiendra le levier appliqué contre la cheville, et pendant ce temps la plume tracera une ligne horizontale jusqu'à ce que le relâchement musculaire permette au levier d'obéir à la traction du ressort et de tracer une ligne descendante.

La figure 114 montre que dans ce cas la ligne descendante de la secousse entravée retarde sur celle de la première secousse, beaucoup plus qu'elle ne le devrait d'après la position de son début. La durée de l'effort musculaire a donc été plus grande quand cet effort a été entravé. Si l'on rapproche encore plus la cheville du levier afin de limiter encore plus l'excursion de celui-ci, on voit augmenter encore la durée de l'effet musculaire.

Il faut admettre que dans ces conditions l'onde musculaire chemine avec plus de lenteur que dans le cas où le muscle peut changer de longueur; mais il est difficile d'acquérir une preuve matérielle du ralentissement de ce transport de l'onde; en effet, le durcissement d'un muscle

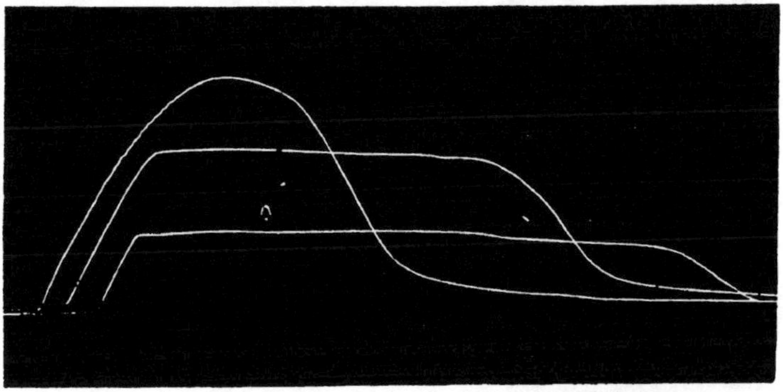

FIG. 114. — Graphique de trois secousses montrant l'augmentation de la durée de ces mouvements quand leur amplitude est limitée par un obstacle.

dont les extrémités sont fixées se généralise sous l'influence de la formation de l'onde en un point limité. Si les leviers de l'appareil représenté figure 84 pénètrent dans la substance molle du muscle en repos, il n'en serait plus ainsi lorsque le muscle se tendrait lui-même entre deux points d'attache. On verrait durcir tous les points de l'organe à la fois et les deux leviers se soulever aussitôt que l'onde se serait produite à l'une des extrémités du muscle.

Caractères de la secousse dans les différents muscles d'un même animal. — J'ai presque toujours pris le muscle gastrocnémien de la Grenouille pour obtenir les graphiques que nous avons vus jusqu'ici. Il est important de signaler les différences que la secousse présente lorsqu'elle est produite par d'autres muscles. Ce serait une longue étude que l'exploration successive des différents muscles de la Grenouille; la plupart de ceux qui servent à la locomotion m'ont paru donner des secousses très-analogues entre elles, mais ceux qui dépendent du système de la vie organique réagissent d'une manière différente lorsqu'ils sont excités par des courants induits.

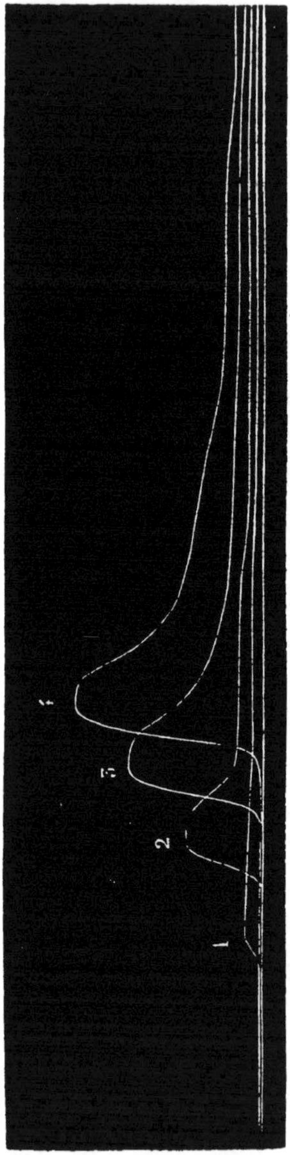

Fig. 115. — Secousses de l'hyoglosse de la grenouille. A chaque excitation successive on a placé sur le trajet du courant une portion plus longue du muscle.

Toutefois, l'hyoglosse de la Grenouille donne des secousses quatre à cinq fois plus longues que celles des gastrocnémiens. La figure 115 représente des secousses obtenues sur ce muscle; elles ont été enregistrées sur le cylindre tournant avec la vitesse de $0^m,042$ par seconde, au lieu de celle de $0^m,28$ qui m'a servi pour les autres graphiques; sans cela, je n'aurais pu, dans un petit espace, représenter les différentes phases du mouvement. Les muscles de l'intestin donnent des mouvements beaucoup plus longs encore, et même tellement prolongés que l'on peut à la seule inspection du muscle en saisir facilement les changements de longueur. Je n'insiste pas sur les caractères graphiques de ces mouvements et sur les différentes influences qui les modifient. C'est un vaste sujet d'expériences à instituer. J'espère avoir à y revenir plus tard.

Caractères que présente la secousse musculaire suivant que les nerfs, la moelle et le cerveau sont mutilés ou intacts. — Dans la plupart des expériences que j'ai faites jusqu'ici, j'ai coupé la moelle de la Grenouille pour supprimer les influences volontaires qui compliquent les mouvements et empêchent de reconnaître ce qui tient aux conditions que l'on a fait agir. Mais outre les influences volontaires, il en est d'autres encore qui modifient les mouvements provoqués. Ce sont les actions réflexes de la moelle épinière. Vous les verrez, dans l'empoisonnement par la strychnine, produire un tétanos véritable à chacune des excitations électriques que le nerf reçoit. Dans les conditions ordinaires, au moment où l'on vient de couper la moelle de la Grenouille, les actions réflexes s'ajoutent à la secousse que l'électricité provoque et, pendant un certain temps, modifient les caractères du mouvement qu'elles prolongent beaucoup.

La figure 116 montre des secousses ainsi prolongées sur une Grenouille à laquelle je viens de couper la moelle épinière. Cet effet, qui rappelle un peu celui de la

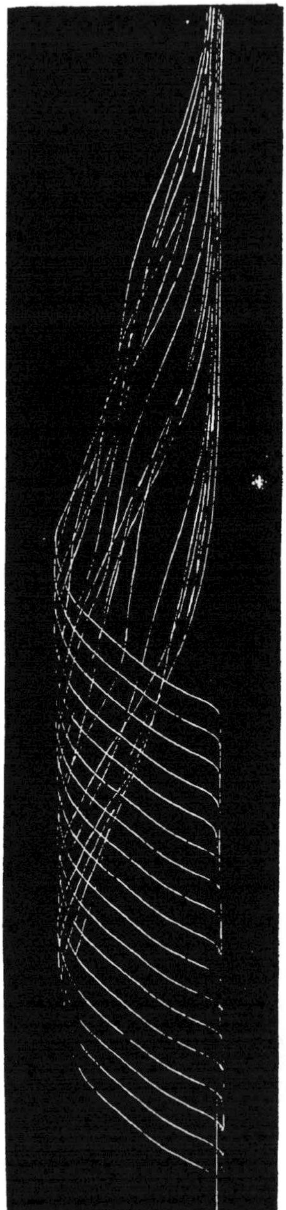

Fig. 116. — Secousses immédiatement après la section de la moelle épinière; elles sont prolongées par des secousses réflexes.

fatigue, s'en distingue toutefois en ce que les secousses sont ici moins régulières.

Il est facile de démontrer que c'est bien de la moelle épinière que vient cette influence qui prolonge chacune des secousses. Il suffit en effet de couper le nerf pour voir le graphique reprendre ses caractères normaux.

Je ne cite qu'en passant ces intéressants phénomènes qui se rattachent aux fonctions du système nerveux central, et méritent une étude plus complète.

Variation de la secousse musculaire chez les différentes espèces animales. — Ce sera une intéressante étude de biologie comparée que de suivre dans les différents types de la série animale l'étude des mouvements produits par les muscles homologues. On y verra, suivant l'espèce animale, des variations dans la fonction, comme on en voit dans les caractères anatomiques des organes. J'ai pu constater, sur un certain nombre d'espèces, cette variété de la fonction qui me semble promettre à la zoologie un nouveau champ explorer.

Un muscle de Tortue fraîchement séparé de l'animal et placé entre les mors de la pince myographique m'a fournit un tracé très-remarquable par la longue durée de la secousse et la lenteur de toutes ses phases.

Aeby avait déjà signalé la lenteur du transport de l'onde musculaire chez la Tortue; il y a donc concordance parfaite entre ses expériences et les miennes, qui viennent confirmer la théorie de cet auteur sur la nature de l'acte musculaire.

Un Oiseau soumis à la même expérience donne des secousses extrêmement brèves, cinquante à soixante fois plus rapides que celles de la Tortue.

Les Poissons m'ont donné également des secousses très-brèves, quoique moins rapides que celles de l'Oiseau.

Les Crustacés ont fourni des secouses de durée très-inégale : parfois, ces mouvements duraient de 20 à 30 secondes, d'autres fois ils étaient presque aussi brefs que ceux de la Grenouille. Ces expériences devront être reprises avec soin et répétées sur un grand nombre d'individus, afin de déterminer les conditions qui, sur une même espèce animale, produisent de si grandes variations.

Les Mammifères semblent avoir la secousse plus rapide que les animaux à sang froid, sauf les Poissons. Ils seraient intermédiaires sous ce rapport aux Poissons et aux Batraciens; encore y a-t-il à cet égard des variations individuelles tellement grandes, que je n'essayerai pas de rien fixer d'absolu sur la durée des secousses chez les différentes espèces.

Un exemple est bien propre à faire ressortir l'extrême variabilité de la secousse sur un même individu, suivant les conditions dans lesquelles il se trouve. La Marmotte engourdie m'a fourni, à la pince myographique, une secousse à peu près aussi longue que celle que la Tortue fournit en été. La même Marmotte, s'éveillant peu à peu pendant la durée de l'expérience, m'a fourni des secousses de plus en plus brèves; je n'ai pu prolonger l'étude jusqu'au réveil complet de l'animal, parce que la Marmotte sauvage est très-difficilement maniable. Mais on pourrait compléter l'expérience en cherchant la durée de la secousse sur un animal apprivoisé; tout porte à croire que les mouvements obtenus seraient encore beaucoup plus brefs que ceux qu'il m'a été possible d'enregistrer.

Je me borne donc à signaler sommairement la variété que présentent, sur les diverses espèces animales, les mouvements provoqués par des excitations toujours égales en intensité. Cette variabilité des effets prendra un intérêt beaucoup plus grand lorsque nous traiterons du tétanos et de la contraction proprement dite, c'est-à-dire de la fusion des secousses musculaires dans un raccourcissement qui semble continu.

DIX-NEUVIÈME LEÇON.

Du tétanos électrique.

Idées de Weber sur la nature du tétanos. — Expériences de Helmholtz sur la fusion de deux secousses rapprochées. — Graphique d'une série de secousses équidistantes. — Graphique de secousses de plus en plus rapprochées; formation du tétanos. — Accroissement du raccourcissement du muscle tétanisé lorsque la fréquence des excitations électriques augmente. — Influences qui modifient les caractères du tétanos; fatigue et repos du muscle. — Du nombre des excitations nécessaires pour produire le tétanos; variations de ce nombre suivant le muscle sur lequel on agit; variations individuelles; variations suivant l'espèce animale. — Effet de l'extrême fréquence des excitations électriques. — Tétanos sous l'influence d'un courant constant.

Messieurs,

Vous n'avez pas oublié ces lignes remarquables que Weber écrivait dès l'année 1846 et dans lesquelles cet auteur disait que l'on peut mettre un muscle dans un état de raccourcissement permanent très-analogue aux tétanos, si l'on soumet ce muscle à une série d'exitations très-fréquemment répétées. Weber pensait aussi que la contraction volontaire est produite par une série d'excitations multiples qui partent du cerveau.

Ces idées sur la contraction restèrent à l'état de théorie hypothétique; elles manquaient en effet de preuves expérimentales. Mais tous les biologistes purent constater par eux-mêmes que le tétanos se produit sous l'influence de courants fréquemment interrompus.

Des appareils destinés à produire le tétanos électrique. — Divers appareils ont été employés par les expérimentateurs pour produire le *tétanos électrique ;* tous ont pour effet de soumettre, soit un nerf moteur, soit un muscle, à des courants interrompus.

L'interrupteur électro-magnétique représenté en M (fig. 98) est l'appareil le plus usité ; il produit, par sa vibration plus ou moins rapide et dont on peu régler la vitesse, une série de clôtures et de rupture du courant inducteur, ce qui donne lieu à des courants induits alternativement inverses et directs, dont on se sert pour exciter le nerf du muscle que l'on veut tétaniser.

Le mouvement de cet interrupteur peut être employé à produire des alternatives de clôture et de rupture du courant d'une autre pile. On emploie cette disposition lorsqu'on veut obtenir la tétanisation d'un muscle par les courants voltaïques interrompus.

Pour interrompre les courants de pile, on emploie aussi fréquemment les appareils à rotation. Dans ces appareils, un cylindre porte sur sa surface une enveloppe métallique incomplète, tandis que le reste du cylindre est formé d'une substance isolante. Des ressorts qui communiquent avec les fils de pile frottent sur ce cylindre qui tantôt établit entre eux une communication métallique et tantôt rompt le courant en leur présentant sa surface isolante. La rotation plus ou moins rapide du cylindre règle la vitesse des interruptions. En outre, en modifiant la construction de ces appareils, on peut les employer à recueillir tantôt l'un tantôt l'autre des courants induits, ce qui est d'une grande utilité lorsqu'on veut appliquer à un nerf des excitations bien égales entre elles. Vous avez vu en effet (fig. 97) que les courants induits de clôture et de rupture diffèrent l'un de l'autre; que le courant de rupture est celui qui produit les plus fortes excitations des nerfs et des muscles. Il est donc indispensable, lorsqu'on veut appliquer à un nerf une série d'excitations bien égales, de ne faire agir sur lui que les courants induits d'un certain sens; ceux de rupture sont les plus employés. Les appareils à rotation se prêtent très-bien à cet usage.

Les machines magnéto-électriques sont encore d'un emploi assez commode; la rapidité avec laquelle on fait tourner l'axe de ces appareils règle la fréquence des excitations qui produisent le tétanos.

Une expérience très-élégante, imaginée par du Bois-Reymond, consiste à tétaniser un muscle par les courants induits que produit un barreau aimanté vibrant au voisinage d'une bobine dont les fils sont appliqués au nerf d'une grenouille. Le barreau aimanté est fixé dans un étau par une de ses extrémités; on le frotte avec un archet, et au moment où le son plus ou moins aigu qui se produit annonce la vibration du barreau magnétique, on voit le muscle entrer en tétanos.

Il appartenait à la méthode graphique de bien faire saisir la manière dont se produit ce tétanos et de montrer de la façon la plus claire le phénomène fondamental que j'ai désigné sous le nom de *fusion des secousses*.

Helmholtz avait déjà reconnu que deux excitations

électriques très-rapprochées l'une de l'autre ne donnent pas lieu à deux mouvements distincts, mais qu'elles n'en produisent qu'un seul qui semble être leur somme. Voici, figure 117, un graphique qui représente cette fusion de deux secousses provoquées à court intervalle.

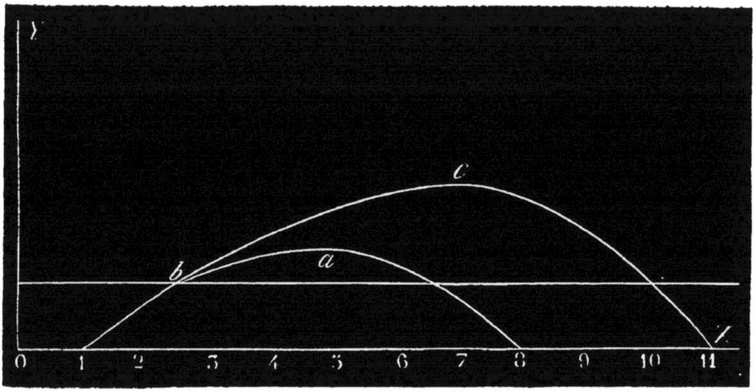

FIG. 117. — Deux secousses musculaires fusionnées, d'après Helmholtz.

Sur l'abscisse OX, on voit une secousse *a* qui s'étend de la première à la huitième division de cette abscisse ; tel est le graphique que produit une secousse simple enregistrée par l'appareil de Helmholtz. Mais si, au moment où le graphique n'est encore arrivé qu'au point *b*, une nouvelle excitation électrique est appliquée au nerf, la courbe s'élève plus haut que dans le premier cas ; elle passe en *c*, et vient, en définitive, finir à la onzième division de l'abscisse.

Helmholtz ne poussa pas plus loin l'analyse graphique du phénomène, mais il arriva, comme vous savez, en étudiant la tonalité du son musculaire, à admettre que le tétanos cache sous l'apparente immobilité du muscle une série de vibrations dont chacune est provoquée par une excitation électrique ; Helmholtz pensa même avec Weber que la contraction volontaire est un phénomène de même ordre que le tétanos, et, comme un muscle contracté donne un son qui correspond à trente-deux vibrations par seconde, il crut pouvoir fixer ce chiffre comme exprimant le nombre des vibrations latentes dans la contraction d'un muscle humain.

Le myographe de Helmholtz ne se prête pas à fournir le graphique de vibrations rapides ; le mien, au contraire, obéit fidèlement aux mouvements qui lui sont communiqués. Nous pourrons donc trouver dans l'emploi de cet instrument le moyen de vérifier et de développer la théorie qui admet la fusion des secousses comme cause du tétanos.

Il est facile de démontrer que la fusion des secousses ne commence à se produire que si les excitations se suivent d'assez pres pour que chaque secousse n'ait pas le temps de s'effectuer entièrement avant l'apparition de la suivante.

Plus la fréquence des secousses est grande, plus leur fusion est complète. — On en peut juger par les deux graphiques suivants.

La figure 118 est produite par un muscle qui reçoit environ dix excitations électriques par seconde. La figure 119 est obtenue par le même muscle soumis à des excitations deux fois plus fréquentes. Or, on voit que dans ce deuxième graphique la fusion des secousses est déjà plus complète que dans le précédent. On peut donc supposer que si l'on appliquait au muscle, non plus des excitations régulièrement espacées, mais des excitations de fréquence croissante, on assisterait ainsi à la dimi-

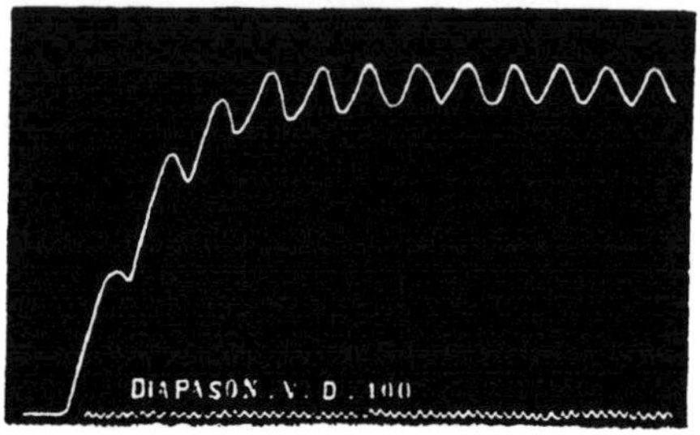

FIG. 118. — Secousses musculaires peu fréquentes, incomplètement fusionnées.

nution graduelle et à la disparition absolue des secousses.

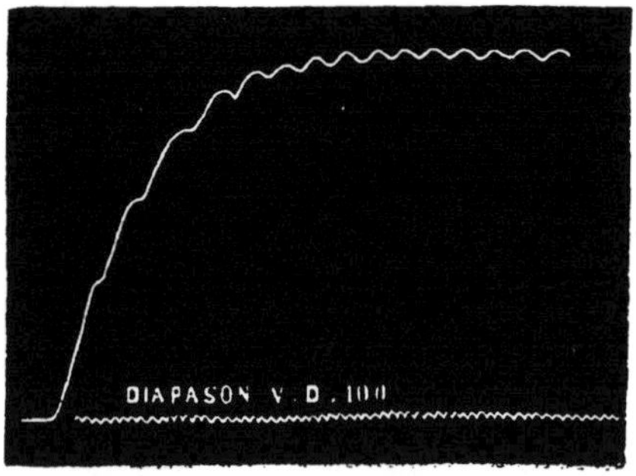

FIG. 119. — Secousses musculaires assez fréquentes et presque fusionnées.

Voici la disposition que j'ai employée pour bien saisir la formation du tétanos. L'interrupteur électrique était un appareil à rotation analogue à ceux que vous connaissez déjà; j'ai imprimé à cet interrupteur un mouvement de rotation uniformément accéléré à l'aide d'une sorte de machine d'Atwood.

L'inspection de la figure 120 montre au premier coup d'œil que les secousses deviennent de moins en moins apparentes à mesure qu'elles se succèdent avec plus de fréquence. Les secousses cessent entièrement d'être visibles à partir du point C; on peut donc considérer ce point comme l'origine du tétanos proprement dit.

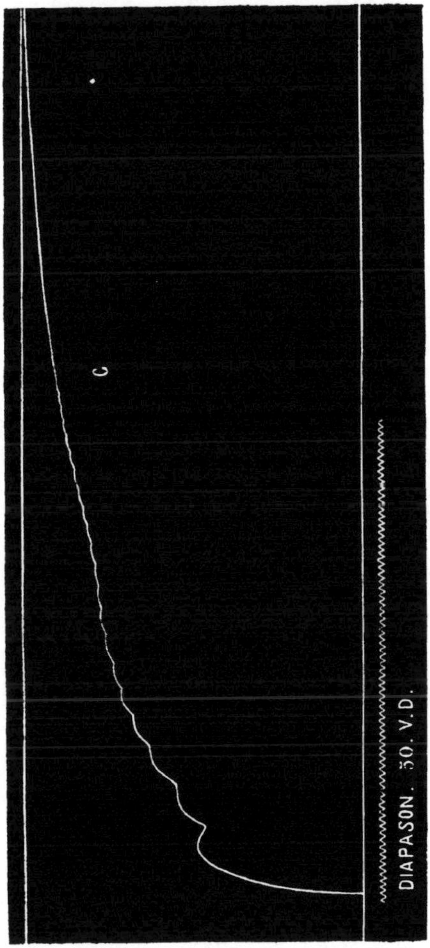

FIG. 120. — Secousses musculaires de fréquence croissante. Formation du tétanos.

Pour savoir quel est à ce moment le nombre d'excitations électriques appliquées au nerf, il faudrait qu'un appareil spécial enregistrât sur le cylindre le nombre des tours de l'interrupteur, en même temps qu'un diapason noterait les temps. Mais à défaut de cette disposition, on peut apprécier d'une façon approximative le nombre des secousses qui existaient à l'instant qui a précédé leur disparition et considérer le tétanos comme produit par des secousses un peu plus fréquentes. Or, le nombre des secousses du moment où elles sont encore perceptibles correspond, dans la figure 120, à une fréquence de vingt-sept par seconde environ.

Après que toute vibration a disparu dans le graphique, on voit la ligne tracée s'élever de plus en plus sous l'influence d'excitations de plus en plus rapprochées. — Faut-il admettre qu'un phénomène nouveau se produit alors et que le muscle tétanisé possède un mouvement d'une nature particulière? Je ne le pense pas, car la décroissance progressive des secousses, à mesure que leur fréquence augmente, doit bien plutôt faire croire que ces secousses arrivent à une faiblesse extrême qui ne permet plus à l'appareil enregistreur de les signaler, mais qu'elles existent encore et que, s'ajoutant les unes aux autres comme cela se passait au commencement de l'expérience, elles élèvent ainsi le niveau général du graphique.

Cette probabilité se change en certitude si l'on se reporte aux résultats fournis par les expériences de Helmholtz. Ce savant nous a appris, en effet, que le muscle en tétanos, c'est-à-dire au moment où il est raccourci sans présenter de secousses perceptibles à la vue, fournit à l'auscultation un son d'une tonalité de plus en plus élevée à mesure que les excitations électriques sont plus fréquentes.

La fusion des secousses à laquelle la méthode graphique nous fait assister va nous donner la clef de la plupart des influences qui modifient le tétanos. Nous retrouverons tous les agents qui changent les caractères de la secousse ; si je les ai étudiés un peu plus longuement, c'est que leur influence, une fois connue, éclaire toutes les variations que ces mêmes agents produisent dans le tétanos.

Influence de la durée des secousses sur la formation du tétanos. — Il est bien évident que des secousses qui se succèdent à intervalles réguliers et avec une certaine fréquence auront d'autant plus de tendance à se fusionner dans un tétanos absolu qu'elles seront plus allongées. Dans ce cas, elles n'auront le temps d'effectuer qu'une très-faible partie de leur ascension et de leur descente. Au contraire, des secousses très-brèves pourront s'effectuer presque entièrement dans ce même espace de temps et resteront encore distinctes les unes des autres.

Pour prouver l'exactitude de cette théorie, je prends comparativement deux muscles de grenouille ; l'un est récemment séparé de l'animal, l'autre est déjà épuisé par un long travail. Je place le muscle frais sur le myographe, et je le soumets à des courants induits provoqués par l'interrupteur électro-magnétique. Le graphique fourni par ce muscle est représenté en *a* (fig. 121). On voit très-distinctement les premières secousses ; puis, en raison de la fatigue de l'organe, la fusion devient plus complète, de sorte qu'à la fin du graphique le tétanos est presque absolu; il le deviendrait au bout de quelques instants si je ne suspendais les excitations électriques. Aussitôt que

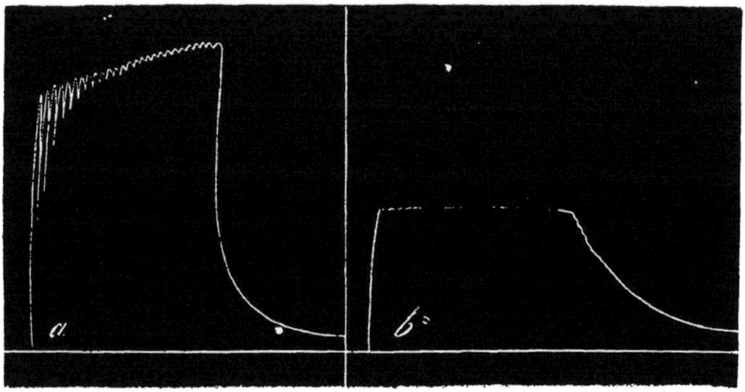

FIG. 121. — *a*, Tétanos incomplet d'un muscle frais; *b*, tétanos complet d'un muscle fatigué.

le nerf cesse d'être excité, le muscle reprend sa longueur normale, et le graphique tombe très-brusquement d'abord, puis plus lentement à mesure qu'il se rapproche de l'abscisse.

Le muscle fatigué, soumis à la même excitation intermittente, donne le graphique *b* (même figure), dans lequel les secousses sont presque invisibles au début et le deviennent tout à fait après quelques instants. Remarquez que la hauteur à laquelle s'élève le graphique est cette fois bien plus faible que tout à l'heure; *l'amplitude du tétanos, comme celle de la secousse, décroît donc par la fatigue*. Enfin, quand l'excitation cesse, la ligne de descente du graphique est très-oblique, indiquant une très-grande lenteur du retour du muscle à sa longueur normale.

L'expérience précédente confirme donc de tous points ce que la théorie faisait prévoir; il en sera de même pour les autres influences qui modifient les fonctions du muscle. En laissant reposer le muscle de la grenouille pendant un quart d'heure environ, nous pourrons obtenir encore des secousses apparentes au commencement de la tétanisation; mais cet effet sera de très-courte durée, car, ainsi que vous l'avez vu à propos des caractères de la secousse, les effets du repos sont peu durables lorsque la fatigue a été portée un peu loin.

Sur l'animal vivant, sur l'homme lui-même, on peut constater les effets de la fatigue qui fusionne les secousses en les rendant plus longues. J'applique sur un de mes muscles la pince myographique, et je

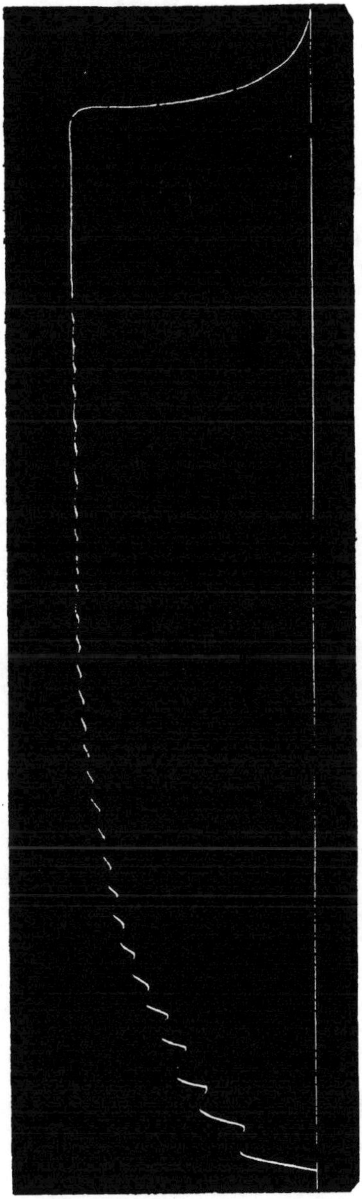

Fig. 122. — Secousses équidistantes enregistrées sur l'homme avec la pince myographique ; la fatigue les fusionne graduellement.

l'excite par les courants induits que j'employais tout à l'heure. Les vibrations sont très-apparentes, mais il suffit d'attendre une ou deux minutes pour voir se prononcer les effets de la fatigue musculaire; le tétanos devient alors complet : la ligne tracée par le levier perd toute ondulation.

Nous avons vu que si le nerf d'un muscle non fatigué est soumis à des excitations successives d'intensité constante, on remarque, pendant un certain temps, un accroissement de l'amplitude des secousses; c'est ce que les auteurs expriment en disant que l'excitabilité du nerf augmente pendant quelque temps. Cet effet se retrouve dans le graphique du tétanos. La figure 123 montre bien cette

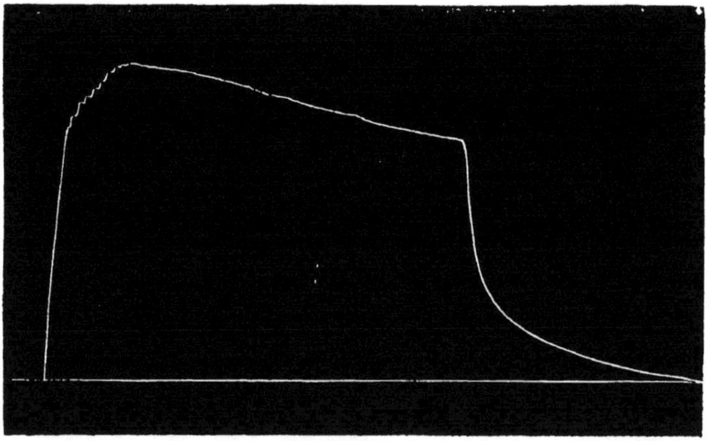

FIG. 123. — Graphique du tétanos électrique montrant les phases d'augmentation et de diminution de l'amplitude.

phase d'accroissement de l'excitabilité du nerf, qui se traduit par une élévation du graphique, tandis que la fatigue qui suivra bientôt se traduira par une descente lente de la courbe. Une fois le muscle fatigué, une nouvelle tétanisation ne présente plus cette période de croissance de l'amplitude; le graphique produit suit une ligne presque horizontale, comme en *b* (fig. 121), soit une ligne oblique descendante, si la fatigue est plus prononcée. *Le graphique du tétanos produit par des excitations de fréquence constante emprunte donc son amplitude à celle des secousses qui le constituent.*

Valentin a bien observé les effets de la fatigue du muscle sur l'étendue de son raccourcissement tétanique; il a vu qu'en] prolongeant indéfiniment la durée de l'excitation électrique, on voit indéfiniment s'abaisser le graphique; mais cet abaissement devient de plus en plus lent à mesure que le muscle est plus près d'atteindre sa longueur normale.

Ce que nous savons de l'influence de l'état du muscle sur les caractères du tétanos prouve bien qu'on ne saurait exprimer par un chiffre absolu la fréquence que les excitations doivent avoir pour que le muscle tétanisé reste dans une immobilité parfaite. Le nombre de *trente-deux* secousses par seconde, que les auteurs assignent à la contraction musculaire normale, et que Helmholtz considérait comme le minimum d'excitations nécessaires pour éteindre toute vibration dans le muscle, est beaucoup au-dessus de celui que j'ai employé dans les précédentes expériences. Il suffit d'un changement léger dans la température du muscle, d'un peu de fatigue de celui-ci, d'une légère variation dans l'intensité des courants induits, pour changer le nombre des secousses nécessaires à produ re le tétanos parfait.

Les différents muscles d'un même animal, donnant

chacun des secousses d'inégale durée, seront tétanisés par des courants de fréquences très-inégales. Ainsi, l'hyoglosse de la grenouille est entièrement tétanisé avec dix secousses par seconde, tandis que le gastrocnémien ne l'est pas avec vingt secousses.

Entre deux individus de même espèce, les mêmes muscles exigent des excitations en nombre assez différent. En expérimentant sur moi-même et sur d'autres personnes, j'ai pu constater que la pince myographique donne sur l'un le graphique d'un tétanos complet, tandis que sur un autre elle montre des vibrations très-fortes, et cela sans rien changer au rhythme de l'interrupteur, qui sert à provoquer les courants induits.

Mais si l'on opère sur des muscles d'animaux d'espèces différentes, on voit les différences les plus prononcées au point de vue du nombre de secousses nécessaire à la production du tétanos absolu. Pour prendre l'exemple le plus tranché, nous allons comparer les muscles de l'oiseau à ceux de la tortue. La figure 124 montre que le tétanos est presque complet sur une tortue qui recevait trois excitations électriques par seconde, la courbe T est obtenue sur cet animal. La courbe O, dans la même figure, nous montre des vibrations très-nombreuses, elles sont fournies par un muscle d'oiseau; leur fréquence peut être portée jusqu'à 70 par seconde sans amener un tétanos absolu (1).

Limite de fréquence des courants induits qui provoquent le tétanos. — La figure 120 nous a montré que si le téta-

(1) J'ai dû, pour obtenir ce graphique, donner au cylindre une rotation plus rapide que dans les expériences précédentes, afin de rendre distinctes les

nos est obtenu dans un muscle au moyen d'excitations d'une certaine fréquence, l'augmentation ultérieure de cette fréquence produit un raccourcissement du muscle de plus en plus prononcé; de sorte que, dans cette figure,

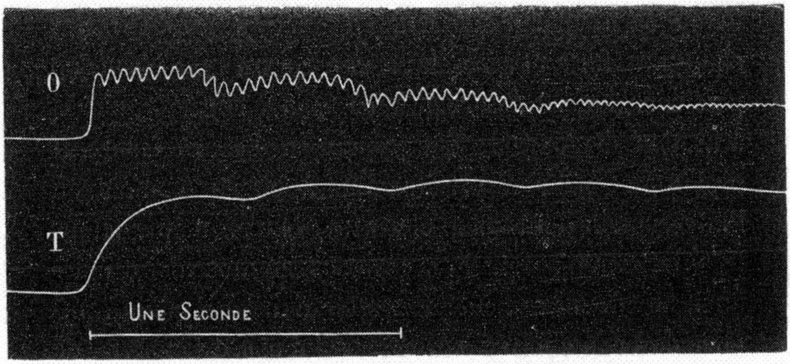

Fig. 124. — Ligne O, excitations de fréquence croissante, appliquées aux muscles d'un oiseau. Ligne T, excitations peu nombreuses appliquées à une tortue.

la ligne tracée s'élève de plus en plus à partir du point C jusqu'à la fin de l'expérience. Il y a toutefois, dans certains cas, une limite à l'accroissement du raccourcissement du muscle, et il arrive un instant où les excitations, devenant plus fréquentes, produisent une diminution très-rapide et même une cessation complète du tétanos, tandis que le ralentissement de l'interrupteur

vibrations nombreuses exécutées par les muscles de l'oiseau. On remarque, dans la figure, certaines ondulations de la ligne d'ensemble du graphique O. Ces ondulations ne tiennent pas à des inégalités intermittentes dans l'action musculaire; elles sont dues aux mouvements respiratoires exécutés par l'oiseau pendant l'expérience. En effet, j'avais saisi transversalement les muscles du thorax de l'animal entre les mors de la pince myographique; l'instrument était donc soumis à la double influence des secousses musculaires et des mouvements de la respiration.

électrique fait reparaître le raccourcissement du muscle.

Répétant un jour l'expérience qui a fourni le graphique 120, et qui consiste à provoquer la contraction d'un muscle par des excitations de fréquence accélérée, je me servis d'un poids plus lourd que de coutume. Je m'attendais à éprouver une sensation beaucoup plus forte et à observer une contraction beaucoup plus énergique. J'observai, à ma grande surprise, que la sensation douloureuse que j'éprouvai d'abord faiblissait rapidement pour disparaître tout à fait au moment où l'interrupteur tournait le plus vite et qu'en même temps le levier enregistreur de la contraction musculaire indiquait un affaiblissement progressif et une cessation complète de cette contraction. J'accusai d'abord l'appareil de quelque erreur, et je supposai que les contacts cessaient de se produire avec une rotation trop rapide de la machine, mais je reconnus bientôt qu'il fallait chercher une autre cause à ce phénomène.

Déjà Masson (1) avait observé que les excitations électriques obtenues avec la machine de Pixii ne semblaient pas agir également fort sur les muscles des animaux lorsqu'on accélérait beaucoup les interruptions du courant. Un chat, sur lequel ce physicien faisait ces expériences, poussait des cris lorsqu'on tournait lentement la machine, semblait se calmer lorsqu'on accélérait la rotation, et donnait de nouveau des signes de vive douleur si l'on ralentissait le mouvement.

La conclusion de Masson fut qu'une condition physio-

(1) *Annales de chimie et physique*, 2e série, t. XLVI, p. 28, 1837.

logique particulière devait être la cause de ces singuliers effets, et qu'à chaque excitation électrique il fallait un certain temps pour que le muscle eût le temps de réagir.

Dans ces dernières années, Guillemin, à qui l'on doit de beaux travaux sur l'état variable des courants électriques, observa les mêmes phénomènes. Mais il remarqua de plus que la présence du fer doux dans la bobine inductrice modifiait l'état variable des courants induits et en prolongeait beaucoup la durée. Or, comme les courants induits qui se produisent à la clôture et à la rupture d'un courant inducteur sont de sens inverse l'un par rapport à l'autre, il s'ensuit que ces deux courants, s'ils se produisent trop près l'un de l'autre, se neutralisent en partie (1). C'est ainsi que leur effet décroît sous l'influence d'un mouvement trop rapide de l'appareil interrupteur. Cette dernière interprétation, entièrement basée sur les lois de la physique, me semble être la seule vraie; vous allez voir qu'elle est susceptible d'une démonstration très-claire par l'emploi de la méthode graphique.

Un interrupteur mécanique à cylindre tournant est fixé sur le bord de la table, une manivelle permet de lui imprimer une rotation plus ou moins rapide à volonté. D'autre part, un compteur enregistrant trace sur le cylindre enfumé, au moyen d'un levier, des vibrations dont chacune correspond à 24 excitations électriques. Un autre levier enregistre en même temps le mouvement musculaire que je recueille sur moi-même au moyen de la pince myographique.

(1) Guillemin, *Recherches expérimentales sur l'induction volta-électrique*, 1861.

Première expérience. — J'emploie comme excitant les courants induits et je laisse le fer doux enfoncé dans

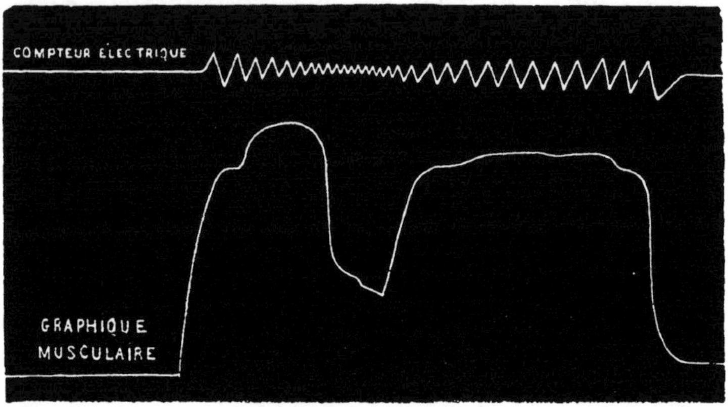

FIG. 125. — Excitation du muscle par des courants induits de fréquence variable; avec fer doux dans la bobine.

la bobine. Je tourne la manivelle lentement, puis plus vite, enfin avec une grande rapidité. Le graphique

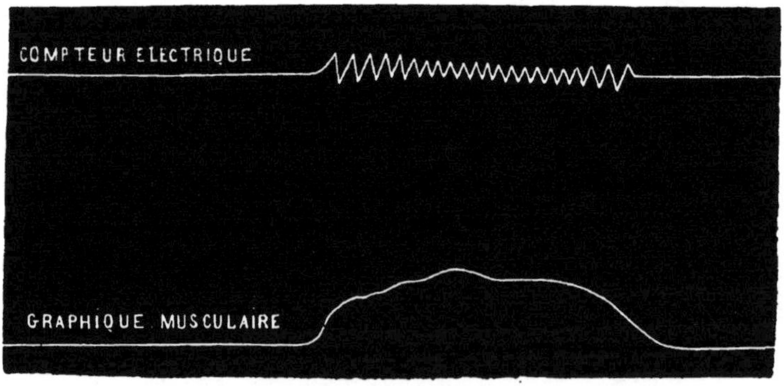

FIG. 126. — Excitation du muscle par les courants induits de fréquence variable, sans fer doux dans la bobine.

(fig. 125) nous montre, à partir d'un certain moment, que plus la fréquence des excitations s'accroît, plus l'intensité du tétanos diminue. On voit la courbe musculaire tomber très-bas au moment où la vitesse est à son maximum. A cet instant, le nombre des courants induits est d'environ 240 par seconde.

Deuxième expérience. — J'enlève les fers doux de la bobine et j'opère comme tout à l'heure. La courbe musculaire (fig. 126) augmente d'altitude à mesure que je tourne plus rapidement la manivelle ; elle semble rester stationnaire, sauf quelques légères variations, mais on ne la voit pas décroître, quelle que soit la vitesse de rotation de l'appareil.

Troisième expérience. — J'emploie comme excitant l'*extra-courant* de la bobine inductrice, et je laisse le fer doux dans cette bobine. Lorsque la manivelle tourne lentement, les secousses musculaires sont très-énergiques ; la douleur très-violente. Je tourne plus vite, la fusion des secousses se produit et la douleur diminue déjà. Je tourne encore plus vite, toute douleur cesse, le tétanos faiblit et disparaît presque entièrement. Tout s'est donc passé comme dans l'expérience représentée dans la figure 125.

Quatrième expérience. — Si j'enlève le fer doux, l'extra-courant ne produit plus aucune action sur mes muscles.

De ces expériences il résulte : 1° que pour les courants induits et les extra-courants du circuit de pile, la présence du fer dans la bobine diminue les effets tétanisateurs, lorsque la fréquence des excitations électriques dépasse une certaine limite.

2° Que l'absence du fer doux supprimant cet effet, faut rejeter, pour les cas ci-dessus mentionnés, l'hypothèse d'une condition physiologique qui ne permettrait pas aux muscles ou aux nerfs de subir plus d'un certain nombre d'excitations par seconde; mais qu'il faut, avec Guillemin, se rattacher à la théorie physique de la neutralisation des courants les uns par les autres.

Il ne faudrait pas toutefois conclure que le nerf ou le muscle puissent recevoir un nombre illimité de secousses en un temps donné; tout ce qu'on peut admettre d'après les expériences précédentes, c'est que le maximum de fréquence des interruptions que nous avons employées n'a pas suffi pour que les courants induits de la bobine sans fer doux se confondent entre eux et se fusionnent partiellement. Quant aux mouvements par lesquels le muscle réagit contre les excitations électriques, la théorie de l'onde musculaire permet de supposer que leur nombre peut être limité (1). En effet, la translation de ces ondes ayant une vitesse déterminée, on doit admettre que pour qu'une onde nouvelle se forme dans une fibre au point où le nerf la pénètre, il faut que l'onde précédente ait déjà quitté la place. En connaissant exactement le diamètre longitudinal de l'onde musculaire, on pourrait déduire le temps nécessaire à son déplacement, mais ces questions ne me semblent pas encore près d'être résolues.

Tout ce que nous avons vu relativement au tétanos

(1) Cependant on peut démontrer que cette limite est très-reculée, car Helmholtz, en appliquant à un muscle six cents excitations électriques par seconde, a reconnu, d'après la tonalité du son musculaire, que le muscle donnait autant de vibrations par seconde qu'il y avait d'interruptions et de clôtures du courant électrique.

que l'électricité provoque nous montre que ce phénomène est essentiellement complexe et qu'il résulte de la fusion de secousses successives. La nature de l'excitant qui provoque le tétanos vient à l'appui de la théorie. La méthode graphique permet, en amplifiant les petites vibrations du muscle tétanisé, de les saisir encore lorsque cet organe semble être immobilisé dans le raccourcissement. Enfin l'auscultation pratiquée à la manière de Helmholtz fait percevoir, sous forme de son plus ou moins aigu, les secousses que le myographe ne saurait plus rendre visibles.

Un autre genre de preuves fut apporté par du Bois-Reymond en faveur de la complexité du raccourcissement tétanique des muscles. Cet illustre biologiste, à qui l'électro-physiologie doit tant de si belles découvertes, fut conduit par ses expériences à conclure que l'état électrique d'un muscle change à chacune des secousses que ce muscle exécute. Pendant le repos, l'état électrique du muscle dévie le galvanomètre d'une certaine quantité, tandis que, au moment de l'activité musculaire, l'aiguille de l'instrument subit une rétrogradation du côté du zéro. Cette rétrogradation que du Bois-Reymond appelle la *variation négative* du muscle s'expliquerait, dans le cas de tétanos, par une série de changements inverses successifs dans l'état électrique du muscle, changements que l'aiguille aimantée ne saurait suivre à cause de son inertie, mais dont elle signale la moyenne en se fixant dans une direction intermédiaire à leurs maxima et à leurs minima. Je ne puis traiter aujourd'hui cette question d'électro-physiologie avec les détails qu'elle comporte;

je me borne à mentionner la variation négative du courant musculaire comme l'une des preuves les plus importantes à l'appui de la théorie que j'ai exposée.

Du tétanos produit par les courants constants. — Au milieu de cet ensemble de preuves qui concordent si bien entre elles, je dois rappeler un fait qui semble les contredire d'une manière absolue et qui, au moment où il fut publié, produisit une réaction passagère contre les idées que Weber et du Bois-Reymond avaient appuyées de démonstrations nombreuses. Pflüger annonça il y a quelques années que l'on peut tétaniser un muscle en appliquant à son nerf un courant voltaïque constant. Le fait était en contradiction flagrante avec toutes les expériences antérieures qui montraient au contraire que l'*état variable* dans les courants électriques était seul capable d'exciter les nerfs ou les muscles.

Voici dans quelles conditions Pflüger instituait son expérience : Un courant voltaïque faible était appliqué au nerf sciatique d'une grenouille ; ce courant devait circuler dans le nerf en *sens direct*, c'est-à-dire allant du côté de la périphérie ; enfin on devait placer une grande étendue de nerf dans l'arc interpolaire. Alors, au bout de quelque temps, on voyait apparaître une tétanisation des muscles auxquels se rendait le nerf ainsi électrisé.

La figure 127 montre un graphique que j'ai obtenu en me plaçant dans les conditions que je viens de mentionner. Des secousses irrégulières et inégalement espacées se produisirent d'abord, puis devinrent plus fréquentes ; enfin un tétanos assez irrégulier s'établit. Il cessait immédiatement si je rompais le courant voltaïque et reparaissait dès que je le refermais. Cette figure montre deux périodes tétaniques ainsi obtenues et séparées par un intervalle de 3 ou 4 secondes.

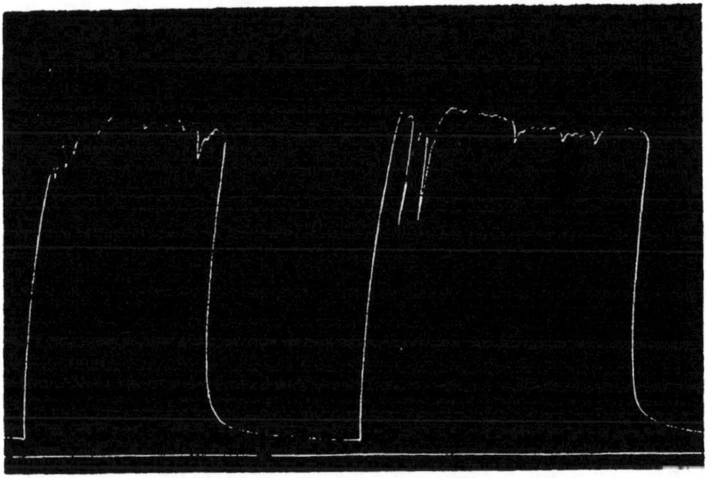

Fig. 127. — Deux périodes du tétanos provoquées par un courant constant appliqué au nerf.

A l'inspection du graphique, il n'est pas possible de méconnaître la nature vibratoire du tétanos ainsi provoqué; les vibrations, tantôt assez espacées les unes des autres, se fusionnent très-incomplétement et le graphique présente de fortes oscillations, tantôt elles se suivent de plus près et donnent une ligne presque horizontale pendant quelques instants; mais l'œil peut toujours reconnaître leur existence dans la courbe tracée par le muscle. On peut donc considérer cette forme de tétanos comme formée de secousses multiples avec cette particularité qu'il n'y a pas de régularité dans leur succession.

Reste à savoir si c'est bien au courant constant qu'il

faut attribuer ces variations dans les manifestations musculaires (1). A ce sujet plusieurs opinions ont été émises. Certains auteurs, admettant avec Pflüger lui-même que l'excitabilité du muscle est augmentée par le courant constant qui le traverse, ont pensé que le desséchement du nerf était la cause première de ces excitations multiples qui produisent le tétanos, et que le courant constant n'avait d'autre effet que de rendre le nerf plus sensible à cette cause d'excitation. D'autres auteurs, et à leur tête du Bois-Reymond, ont admis qu'une décomposition chimique était le résultat du passage du courant voltaïque dans le nerf, et que les produits de cette électrolyse étaient l'agent immédiat qui stimulait le nerf.

Nous verrons en effet que le desséchement ou l'application de substances chimiques sur un nerf provoquent le tétanos et doivent être considérés comme produisant dans le nerf une série d'excitations successives. Du reste, tout ce qui est relatif à l'électro-physiologie et particulièrement à l'action si complexe des courants voltaïques appliqués aux nerfs et aux muscles sera traité plus tard avec de longs développements. C'est aux opinions que j'ai citées que la plupart des biologistes et Pflüger lui-même se rangent aujourd'hui, de sorte que l'expérience du savant professeur de Bonn n'a plus le caractère subversif qu'elle semblait avoir au premier abord.

(1) On peut aussi se demander si le courant de la pile ne présente pas lui-même des variations rapides qui n'altéreraient pas la fixité de l'aiguille du galvanomètre d'après lequel on juge de la constance des courants.

VINGTIÈME LEÇON.

Du tétanos produit par divers agents.

Tétanos traumatique : tétanomoteur de Heidenhaim ; diapason ; ligature du nerf ou du muscle. — Tétanos produit par la chaleur. — Tétanos par desséchement du nerf. — Tétanos produit par les agents chimiques. — Tétanos obtenu par la strychnine. —Variation de la fréquence de secousses sous l'influence de la fatigue nerveuse. — Arrêt du tétanos par les courants constants.

Messieurs,

Nous venons de voir que le tétanos est produit par l'électricité toutes les fois que le nerf ou le muscle reçoivent des excitations fréquemment répétées. Les autres agents qui provoquent le tétanos peuvent tous être considérés comme des excitants multiples, leur action serait, à ce titre, entièrement assimilable à celle des courants interrompus. Pour certains d'entre ces agents, la multiplicité des excitations est assez évidente par elle-même; pour d'autres, l'analyse graphique des mouvements produits par le muscle tétanisé montrera que des vibrations nombreuses se produisent sous cette apparente immobilité du muscle raccourci.

Tétanos traumatique. — La percussion d'un nerf donne lieu à une secousse du muscle correspondant; une série de percussions fréquemment répétées produit des secousses fréquentes qui se fusionnent et donnent lieu au tétanos. Heidenhaim a fait à ce sujet des expériences fort intéressantes.

Le *tétanomoteur*, c'est ainsi que Heidenhaim appelle l'instrument qu'il a imaginé, se compose d'un petit marteau très-léger, dont le manche est animé de mouvements plus ou moins rapides, soit au moyen d'une roue dentée que l'on tourne avec des vitesses diverses, soit à l'aide d'un appareil électro-magnétique dont le courant de pile est ouvert et fermé à des intervalles plus ou moins rapprochés. Le nerf sur lequel on expérimente reçoit les chocs du petit marteau ; mais comme la partie contuse perd bien vite son excitabilité et même sa propriété de transmettre l'agent nerveux, l'appareil est disposé de telle sorte que le nerf soit frappé d'abord très-près de son extrémité, puis, qu'il présente successivement au marteau des points nouveaux de plus en plus rapprochés du muscle auquel il porte l'excitation. A cet effet, le nerf s'enroule autour d'une petite poulie qui tourne d'un mouvement plus ou moins rapide, suivant la fréquence des coups qui sont frappés sur le nerf.

Le même marteau peut aussi agir directement sur le muscle; c'est de cet appareil qu'Aeby s'est servi dans ses expériences où il fallait parfois appliquer au muscle une excitation tout à fait localisée.

Weber avait aussi produit le tétanos d'un muscle qu'il étreignait dans une ligature de plus en plus serrée, mais cette méthode est moins parfaite que celle de Heidenhaim. En effet, la constriction du muscle, quelque graduelle qu'elle puisse être, se fait nécessairement d'une façon un peu saccadée; les contusions successives des fibres musculaires et des nerfs qui les accompagnent ne sont ni également brusques ni également espacées ; aussi le graphique d'un semblable tétanos est-il fort irrégulier. A défaut de l'appareil de Heidenhaim, je vais, au moyen d'un diapason, produire une série de percussions d'un nerf assez égales entre elles pour fournir un tétanos traumatique assez régulier. Je place le nerf sciatique d'une grenouille sur une membrane de caoutchouc bien tendue ; ce support élastique empêchera le nerf de recevoir des contusions trop violentes et d'être altéré dans sa structure dès les premiers coups qu'il aura reçus. Le muscle gastrocnémien est comme à l'ordinaire adapté au myographe. Je percute un diapason de 100 vibrations par seconde et

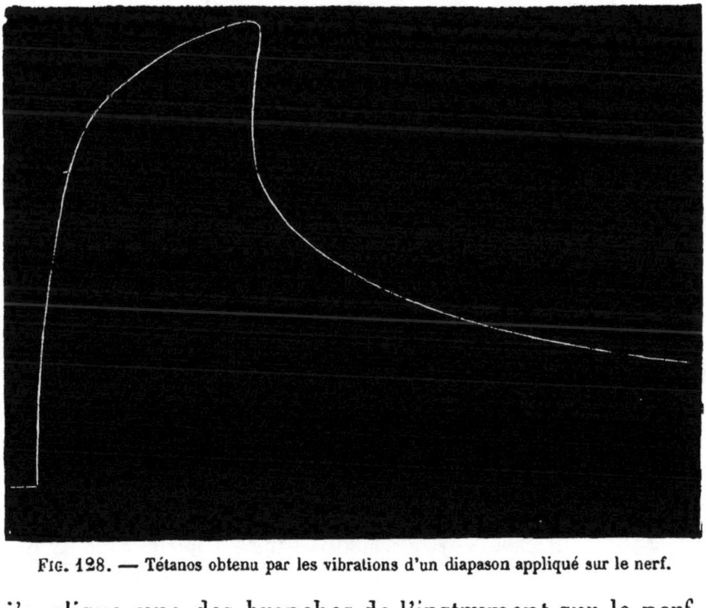

FIG. 128. — Tétanos obtenu par les vibrations d'un diapason appliqué sur le nerf.

j'applique une des branches de l'instrument sur le nerf. Aussitôt vous voyez (fig. 128) le muscle entrer en tétanos; j'enlève le diapason et le muscle se relâche. La chute lente du graphique montre que le muscle avait déjà subi l'influence de la fatigue.

Tétanos produit par la chaleur. — Quand un nerf est soumis à une assez forte chaleur, il se produit une désorganisation lente de sa substance, et sous cette influence le muscle exécute des secousses d'abord isolées, puis plus fréquentes, irrégulières et d'amplitudes assez inégales; mais ces mouvements se fusionnent en partie et leur résultante produit un tétanos beaucoup plus irréguliers que celui que le traumatisme vient de nous fournir.

Le *desséchement* du nerf semble agir de la même manière; il altère la structure des tubes nerveux, et cette destruction successive des différents éléments du nerf s'accompagne d'excitation des parties contiguës de l'organe qui sont situées vers la périphérie et qui n'ont pas encore subi d'altération.

Si l'on examine le muscle ainsi tétanisé on voit que ses faisceaux se contractent isolément. Ce n'est plus, comme avec l'emploi de l'électricité, une série de secousses dans lesquelles tous les faisceaux du muscle entrent en jeu simultanément. Il est probable que cette indépendance d'action des fibrilles du muscle, dans le cas d'échauffement ou de desséchement du nerf, tient à ce que les différents tubes de ce nerf sont inégalement atteints par la destruction et que chacun d'eux, excité isolément, transmet exclusivement son action aux éléments des muscles qu'il tient sous sa dépendance. Nous retrouverons cette même forme de secousses dissociées dans le tétanos que produisent les actions chimiques.

Pour montrer que l'action de la chaleur sur les nerfs ne tient pas au dessèchement, on peut les tenir dans une petite caisse close dont l'air est saturé de vapeur d'eau et que l'on chauffe au moyen de l'appareil que vous connaissez déjà, dans lequel on fait circuler de l'eau dont la température s'élève graduellement. Lorsque le tétanos a duré quelque temps, on le voit disparaître d'une manière assez brusque; on peut constater alors que le nerf a subi une sorte de cuisson qui le rend très-friable, mais qu'il n'est nullement desséché. La cessation du tétanos annonce la destruction complète du nerf.

Tétanos produit par les agents chimiques. — Lorsqu'on trempe un nerf dans une solution de sel marin un peu concentrée, l'action du sel produit une excitation prolongée de la substance nerveuse. Des secousses multiples se produisent et se fondent en un tétanos parfois presque absolu. La bile se comporte de la même façon; c'est un excitant chimique des nerfs. Un grand nombre de substances agissent de la même manière; d'autres, qui paraissent détruire graduellement la substance nerveuse, ne produisent que peu ou pas d'excitation. L'expérience a montré à Kühne que l'ammoniaque et les solutions de certains sels métalliques amènent la mort du nerf sans exciter de mouvements du muscle, tandis que ces mêmes substances, appliquées sur le muscle; lui-même, le font tétaniser. Je regrette de ne pouvoir suivre avec vous l'étude de ces agents chimiques au moyen d'expériences comparatives. C'est un sujet qui mérite des recherches spéciales.

Le tétanos produit par les divers agents chimiques appliqués aux nerfs présente des caractères graphiques assez constants. Je vais choisir pour exemple celui que l'on produit en trempant le nerf sciatique d'une grenouille dans une solution saturée de sel marin. L'expérience suivante montre les différentes phases de l'excitation du nerf. Le sel a agi pendant neuf minutes sur le nerf sciatique d'une grenouille; pendant les deux premières minutes il ne s'est rien produit, mais à la troisième quelques secousses assez égales entre elles se sont montrées. Le graphique de cette première phase est enregistré figure 129, ligne première ; entre deux secousses consécutives il s'écoulait parfois quatre ou cinq secondes, puis les secousses ont pris plus de fréquence : à la quatrième minute, elles étaient assez nombreuses pour que la ligne tracée par le levier du myographe ne retombât que rarement sur l'abscisse ainsi qu'on le voit ligne 2, dans la figure. La ligne 3 représente les mouvements rapides et irréguliers que le muscle exécutait dans la cinquième minute; à partir de ce moment, la courbe n'est plus jamais retombée sur l'abscisse, cela montre qu'il n'y a plus eu de repos du muscle jusqu'à la fin de l'expérience.

Les lignes supérieures ont été tracées à des intervalles d'une minute, car le cylindre mettait ce temps à faire une révolution et la figure est taillée dans une bande du papier qui recouvrait ce cylindre. A chaque tour, j'avais soin de déplacer le myographe pour éviter la confusion des graphiques.

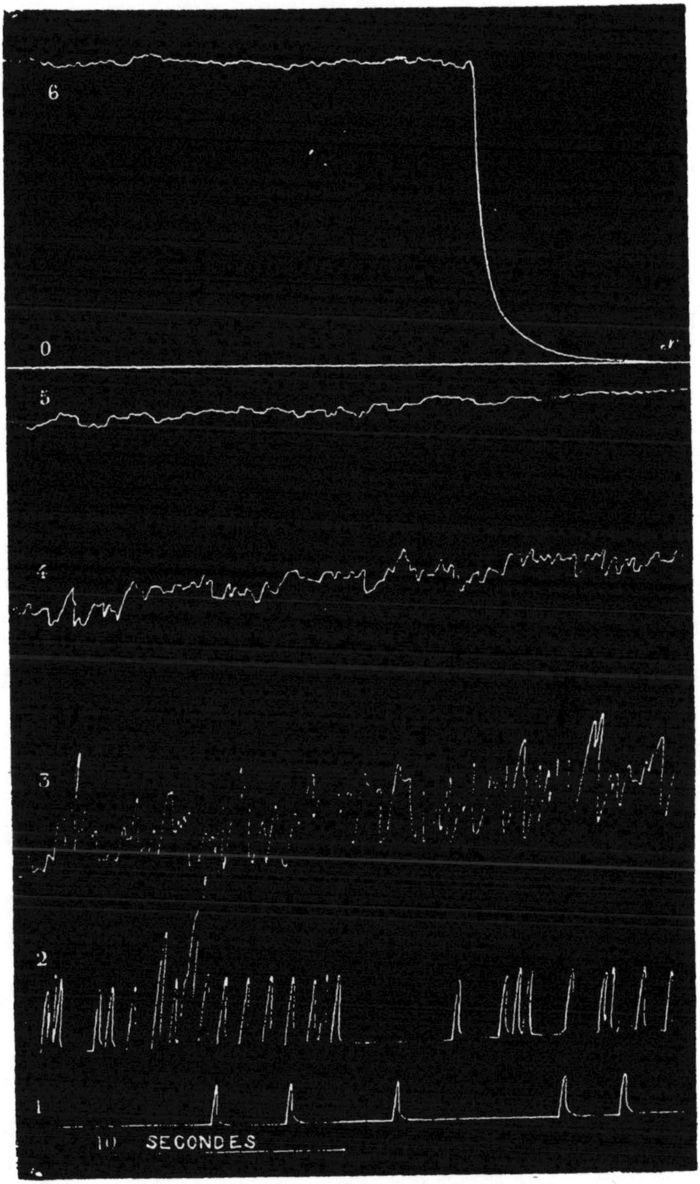

FIG. 129. — Secousses de plus en plus fréquentes et tétanisées, obtenues par l'immersion du nerf dans une solution de sel marin.

Lorsque le tétanos était presque complet et que le muscle n'exécutait plus que des vibrations de peu d'amplitude, j'ai coupé le nerf au-dessous de la partie immergée dans la solution saline; aussitôt, toute excitation du muscle a cessé et le levier est retombé d'une manière assez rapide à un niveau où il a tracé une ligne horizontale qui est l'abscisse *ox* de la sixième courbe, et qui montre que le raccourcissement tétanique du muscle était assez considérable à l'instant qui a précédé la section du nerf.

Tout s'est donc passé dans cette expérience comme dans celle que nous venons d'exécuter tout à l'heure en faisant agir sur le nerf la chaleur ou le desséchement. En outre, on peut constater dans le tétanos chimique une agitation fibrillaire du muscle dont les différents faisceaux n'entrent pas en mouvement tous à la fois. C'est donc une nouvelle raison pour rapprocher ces effets les uns des autres et pour considérer la chaleur, le desséchement et les agents chimiques comme altérant en détail la structure des différents faisceaux du cordon nerveux sur lequel ils agissent, et provoquant par cette altération même une excitation des tubes nerveux qu'ils atteignent.

Tétanos produit par les poisons. — La strychnine et la brucine introduites dans la circulation d'un animal provoquent des mouvements tétaniques bien connus de tous les expérimentateurs. On s'accorde à considérer le tétanos strychnique comme un mouvement réflexe, c'est-à-dire : qu'une sensation quelconque étant provoquée chez l'animal empoisonné, celui-ci réagit contre cet excitant avec une violence extrême. Le poison a eu pour effet d'exagérer une propriété normale des centres nerveux, propriété qui constitue le pouvoir réflexe. On sait que l'influence du cerveau semble modératrice du pouvoir réflexe de la moelle épinière, et que si l'on sépare le cerveau de la moelle par une section transversale, les actions réflexes apparaissent avec une grande netteté.

La myographie va nous faire assiter à toutes les phases de l'empoisonnement par la strychnine. L'absorption lente du poison permettra de suivre ces phases dans lesquelles les mouvements réflexes s'exagèrent de plus en plus jusqu'à un maximum à partir duquel l'épuisement les éteint peu à peu.

Les phénomènes obtenus sont très-différents suivant la dose de poison qu'on emploie ; mais il en faut extrêmement peu si l'on ne veut promptement amener la mort de l'animal. Une solution titrée et très-étendue de chlorhydrate de strychnine dosée avec la seringue de Pravaz serait le meilleur moyen de graduer les effets du poison ; mais je me suis borné jusqu'ici à l'emploi de la strychnine pure, dont un, très-petit fragment, glissé sous la peau du dos d'une grenouille, se dissout assez lentement dans les liquides de l'animal et s'absorbe assez graduellement pour permettre d'assister aux différentes phases de l'empoisonnement. Au moment où le tétanos se montre, j'enlève le fragment de strychnine et l'animal peut survivre à l'empoisonnement.

Une grenouille étant appliquée sur le myographe est soumise à l'empoisonnement strychnique. Je donne au cylindre qui reçoit les graphiques la rotation lente (un tour en une minute) que j'ai employée dans les précédentes expériences. J'excite le nerf sciatique par des courants très-faibles.

Le premier effet du poison semble être d'augmenter l'excitabilité du nerf, de telle sorte que les faibles courants, qui provoquaient d'abord des secousses de peu d'amplitude dans le muscle gastrocnémien, en provoquent bientôt de très-fortes. Bientôt, la secousse provoquée ne se borne plus au muscle dont le nerf est excité, mais elle se produit en même temps dans tous les membres de l'animal. Outre l'action directe du nerf électrisé sur le muscle auquel il se rend, l'action réflexe se produit et s'étend à tous les muscles du corps si la moelle n'a pas été coupée. Un peu plus tard, la secousse semble prendre plus de durée, mais si alors on examine avec soin le graphique enregistré, on voit que le sommet aplati présente un certain nombre de vibrations très-fines qui indiquent manifestement la fusion incomplète de plusieurs secousses.

La figure 130 montre plusieurs secousses de ce genre, disposées en imbrication verticale; les vibrations sont très-visibles dans le sommet de chacune de ces courbes qui, au premier abord, semble n'être qu'une secousse plus prolongée que les autres. A mesure que le poison s'absorbe, la durée de cette période de tétanos incomplet augmente. Cet accroissement est très-rapide et, au bout de quelques tours du cylindre, on voit arriver un tétanos qui dure parfois plusieurs minutes de suite.

La figure 131 montre trois accès tétaniques provoqués chacun par une excitation nerveuse, au moyen d'un courant induit. On voit, dans le graphique inférieur, des vibrations manifestes ; elles sont d'abord d'une finesse extrême et d'une grande fréquence ; plus tard elles semblent plus fréquentes et plus fines encore, le tétanos est encore plus complet ; mais bientôt on voit les vibrations reparaître

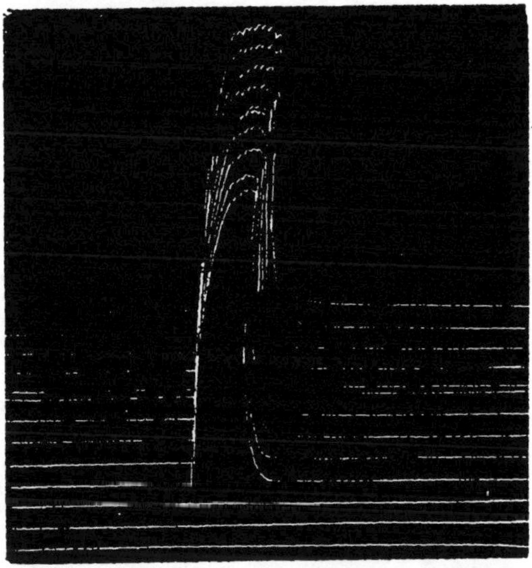

Fig. 130. — Naissance du tétanos sous l'influence de la strychnine. Chaque accès est provoqué par une seule excitation électrique.

plus rares et par conséquent plus visibles ; par suite de leur fusion moins complète, le muscle exécute des oscillations de plus en plus grandes et arrive à un relâchement total.

De tous ces mouvements si réguliers et si rapides que le graphique nous montre, la vue n'en peut saisir aucun d'une manière directe. Le muscle semble entièrement immobile dans le raccourcissement jusqu'à ces oscillations si étendues et si irrégulières qui terminent l'accès tétanique.

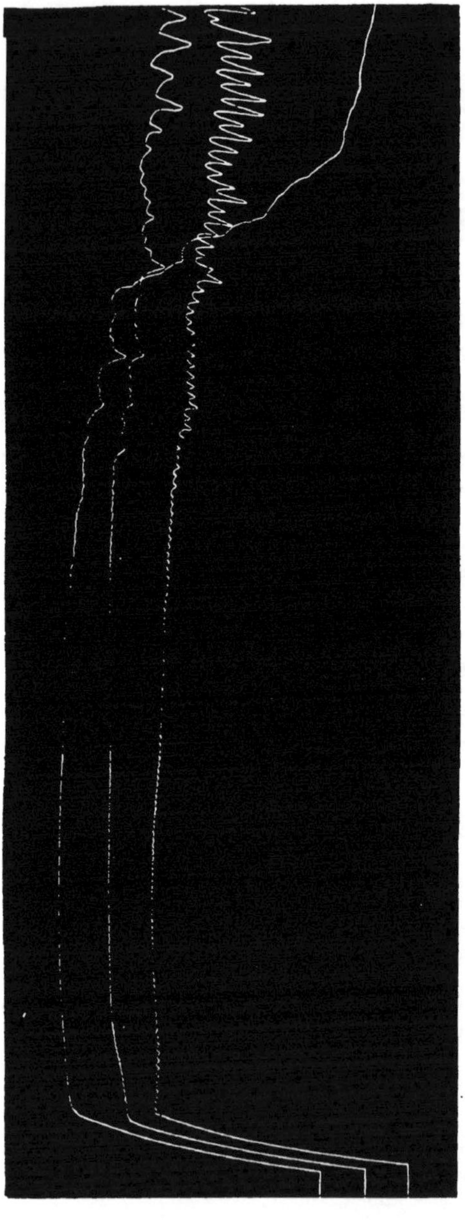

Fig. 131. — Trois accès tétaniques, de plus en plus parfaits, provoqués par des excitations électriques sur une grenouille empoisonnée par la strychnine.

Dans la figure 131 la deuxième excitation produit un tétanos plus parfait encore que celui qu'a provoqué la première ; mais l'épuisement du nerf (1) arrive plus tôt ; il est toujours précédé de secousses espacées les unes des autres et d'une grande amplitude. La troisième excitation donne un tétanos presque absolu, mais plus court encore que les précédents. La durée des accès tétaniques ainsi provoqués irait toujours en s'affaiblissant jusqu'à ce que le nerf ne réagisse plus du tout.

La strychnine ne paraît agir pour tuer les animaux qu'en les rendant si excitables par les impressions sensitives, qu'ils épuisent leurs nerfs dans les mouvements réflexes consécutifs. On peut, en cessant toute excitation de l'animal, le mettre en état d'éliminer le poison absorbé. On retrouve le lendemain la grenouille reposée, et susceptible encore de fournir des mouvements tétaniques, mais bien moins prolongés et bien moins complets que les accès de la veille. Le nombre des secousses successives est alors assez restreint, leur fréquence est bien moindre que dans les premières phases de l'empoisonnement. Enfin, par suite de leur fusion moins complète, ces secousses produisent dans le graphique des oscillations d'une plus grande amplitude.

Un autre caractère des mouvements qui se produisent alors, c'est que leur moindre fréquence et leur moindre énergie produisent peu d'épuisement de l'animal, de sorte que l'on peut provoquer des centaines de

(1) Je dis l'épuisement du nerf, parce que Matteucci a démontré que le muscle conserve son excitabilité lors même que le nerf serait entièrement épuisé par l'action de la strychnine.

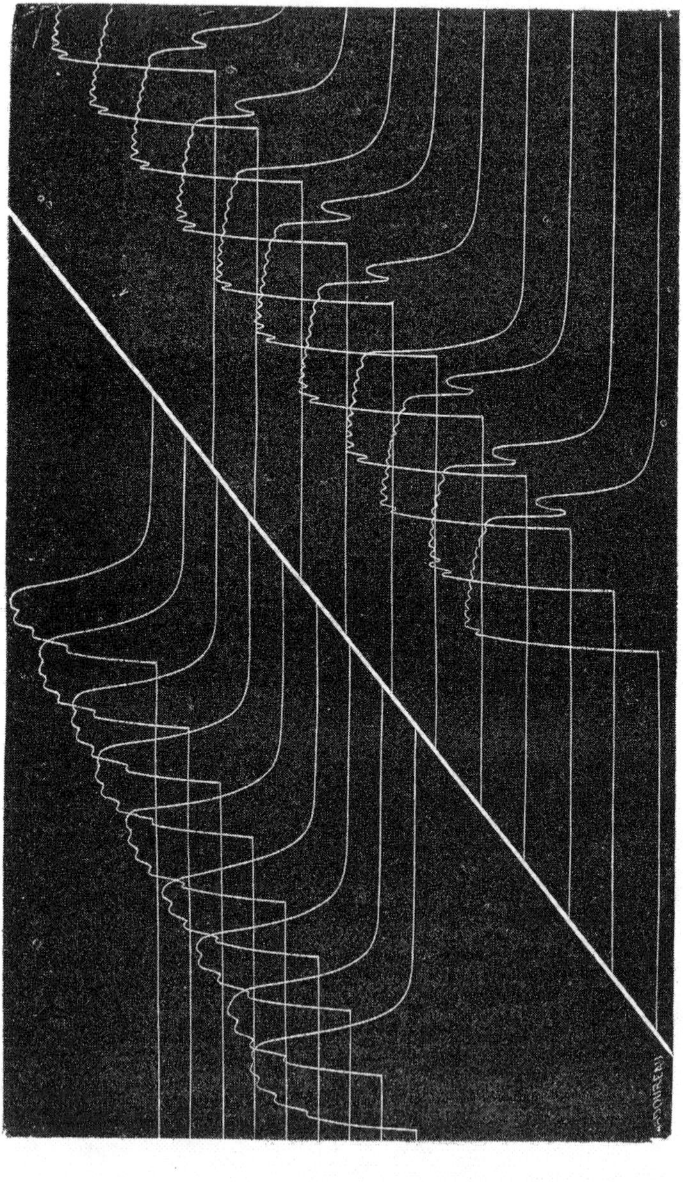

Fig. 132. — Deux séries d'accès tétaniques disposées en imbrication oblique. — La grenouille est empoisonnée depuis vingt-quatre heures. — La série inférieure est obtenue la première. — La supérieure est enregistrée après cinquante minutes d'excitations répétées à chaque minute.

ces petits accès tétaniques sans détruire l'excitabilité du nerf.

La figure 132 représente deux séries de ces accès disposés en imbrication oblique. La série placée en bas et à droite est produite dans les premiers moments de l'excitation de l'animal; la série de gauche est obtenue plus tard, c'est-à-dire dans des conditions d'épuisement plus prononcées.

On est frappé de la régularité remarquable de tous ces graphiques disposés en séries. Les excitations électriques, étant bien égales entre elles, ont donné lieu à des séries de mouvements semblables de tous points. On voit cependant, dans la succession de ces séries, se manifester une tendance générale : c'est que le nombre des secousses des périodes tétaniques tend peu à peu à diminuer et leur amplitude à décroître.

Dans chacun des accès tétaniques, on voit aussi que la fréquence des secousses croît pendant un instant pour décroître jusqu'à la fin.

Arrêt du tétanos sous l'influence d'un courant continu. — Toutes les influences tétanisantes que nous venons de passer en revue peuvent être entravées d'une manière complète par l'application d'un courant voltaïque au nerf préalablement excité. Que ce soit le traumatisme, les courants induits successifs ou les agents chimiques qui aient été employés pour exiter le nerf, l'application d'un fort courant de pile traversant une grande longueur du cordon nerveux, produit immédiatement le relâchement du muscle.

Fig. 133. — Arrêt du tétanos chimique par un courant de pile appliqué au nerf excité.

Ainsi, je prends un muscle de grenouille avec son nerf que je dissèque pour l'isoler sur une grande longueur; je plonge ce nerf dans une solution de sel marin, et j'enregistre le tétanos qui se produit au bout de quelque temps. Dès que le tétanos est complet, je lance un courant de pile à travers le nerf, le muscle se relâche aussitôt. Je romps le courant, et le tétanos reparaît. La figure 133 montre deux accès du tétanos parfait ainsi obtenus par la suspension du courant voltaïque et leur suppression par les rétablissements de ce courant.

Je me borne à mentionner ce fait pour vous donner un aperçu des effets que le courant de pile exerce sur les nerfs. Nous obtenons ici un effet tout inverse de celui que je vous ai récemment signalé : la tétanisation par les courants constants. C'est à propos de l'électro-physiologie que la théorie de ces actions singulières devra être discutée.

Nous avons vu jusqu'ici que tous les agents qui provoquent le mouvement, quand on les applique à un nerf, peuvent se ranger en deux groupes : les excitants simples et les excitants multiples. Nous verrons dans la prochaine leçon comment la stimulation du nerf se transmet au muscle. C'est le phénomène que les biologistes appellent ordinairement le *transport de l'agent nerveux moteur*.

VINGT ET UNIÈME LEÇON.

Vitesse de l'agent nerveux moteur.

Chronoscopie électrique, méthode de Pouillet. — Expériences de Helmholtz à l'aide de cette méthode. — Modifications de du Bois-Reymond. — Expériences de Valentin. — Expériences nouvelles de Helmholtz à l'aide de son myographe. — Modifications de Thiry, Harless, Fick, du Bois-Reymond, Marey. — Contrôle des vitesses au moyen du diapason.

Messieurs,

Dans les leçons précédentes, nous avons vu le tétanos formé de secousses souvent très-nombreuses, dont chacune correspond à une excitation d'un nerf moteur. Le tétanos que produit la strychnine est formé par séries de vibrations musculaires provoquées par une seule excitation du nerf. Mais, comme la section du nerf fait cesser le tétanos, il est évident que dans ce cas il se passe dans le nerf un phénomène complexe comme le tétanos lui-même. Tous les biologistes s'accordent pour admettre une sorte d'oscillation de l'*agent nerveux* qui, des centres, irait à la périphérie et réciproquement, portant à chaque fois au muscle une excitation nouvelle. En voyant la rapidité avec laquelle les secousses se succèdent, il faut admettre que ce transport de l'agent nerveux se fait avec une grande vitesse, s'il est vrai qu'entre deux secousses il doive exécuter le double trajet du muscle à la moelle épinière et de la moelle au muscle.

Sans rien préjuger de la nature de ce phénomène, que je désigne, suivant l'habitude, sous le nom de *transport de l'agent nerveux*, je vais chercher à déterminer la vitesse avec laquelle il chemine dans les nerfs. Ici encore, l'emploi de la méthode graphique a rendu possible, facile même, la solution d'un problème qui semblait inaccessible à l'expérimentation.

De la vitesse de la propagation de l'action nerveuse. — C'est sous ce titre que Helmholtz publia en 1850 une de ses plus brillantes expériences, en montrant qu'on peut mesurer d'une manière précise le temps que l'action nerveuse met à parcourir une longueur de nerf déterminée. Diverses méthodes furent employées pour obtenir cette détermination avec le plus de rigueur possible. Après Helmholtz, Valentin, du Bois-Reymond et plusieurs autres biologistes reprirent ces expériences et confirmèrent à peu près complétement les résultats obtenus par leur illustre devancier.

Dans toutes ces recherches, le plan que l'on suivait consistait en ceci : 1° exciter un nerf dans le voisinage du muscle qu'il anime, et déterminer l'intervalle qui s'écoule entre l'excitation du nerf et la contraction qui en résulte ; 2° exciter le nerf en un point plus éloigné du muscle et voir de combien le retard de la contraction sur l'excitation s'était accru. — Cet accroissement doit nécessairement s'expliquer par la plus grande longueur que l'agent nerveux doit parcourir dans le second cas : il indique donc la vitesse de cet agent dans la longueur du nerf sur laquelle on a opéré, et permet d'en déduire la vitesse absolue.

Deux méthodes ont été employées successivement par Helmholtz. Dans la première série d'expériences, ce savant chercha à mesurer les intervalles qui séparent l'excitation du nerf de la contraction du muscle, en estimant par la méthode de Pouillet la durée d'un courant électrique qui traverse un galvanomètre au moment où se produit l'excitation du nerf, et qui cesse au moment où le muscle se contracte.

Voici en quoi consiste la méthode que Pouillet imagina en 1844 pour mesurer la vitesse des projectiles. Lorsqu'on fait agir un courant électrique constant, celui-ci imprime une certaine déviation à l'aiguille d'un galvanomètre, mais il a besoin pour cela d'agir pendant un certain temps. Toutes les fois que la durée d'application du courant sera très-courte, l'aiguille du galvanomètre n'éprouvera qu'une déviation incomplète et de plus en plus faible quand le courant sera de plus en plus court. Or, on peut construire des tables qui indiquent la durée du courant pour chacune des déviations incomplètes du galvanomètre, ce qui permet, à la seule inspection de l'aiguille, d'estimer la durée du courant qui l'a influencée.

Supposons que nous cherchions à mesurer par la méthode de Pouillet le temps très-court qui s'écoule entre l'éclat de la capsule d'un fusil et la sortie de la balle hors du canon de l'arme. Nous disposerons les choses de telle sorte qu'un courant électrique soit lancé à travers un galvanomètre au moment du choc sur la capsule et cesse au moment où la balle sort du fusil. La disposition qui permet d'atteindre ce résultat est très-simple. Il suffit que la capsule et le chien du fusil portent deux pièces métalliques isolées formant les extrémités du circuit de pile. Ce circuit se fermera au moment où le chien s'abattra sur la capsule, et l'aiguille du galvanomètre se mettra en marche. Pour que le courant cesse au moment de l'issue de la balle, il suffit que le fil de pile soit tendu en face de l'orifice du canon. Ce fil sera coupé par le projectile, et le galvanomètre ne recevra plus de courant. La déviation de l'aiguille sera alors mesurée et l'on déduira de son amplitude le temps très-court qu'il s'agissait de mesurer.

Détermination de la vitesse de l'agent nerveux par la méthode de Pouillet. — L'expérience de Helmholtz était établie sur le même principe. Sur le trajet du courant qui traversera le galvanomètre est disposée une plaque métallique sur laquelle repose une pointe de métal attachée à l'extrémité d'un muscle suspendu au-dessus de la plaque. La pointe et la plaque, communiquant chacune avec un bout du fil de la pile, établissent par leur contact la clôture du circuit. La moindre contraction du muscle éloignant la pointe de la plaque amènera la rupture de ce circuit. Cela posé, supposons qu'en un autre point du circuit se trouve un galvanomètre : l'aiguille sera déviée pendant le passage du courant à travers le fil, la plaque et la pointe métallique. Admettons enfin qu'en un point de ce circuit existe une rupture avec une touche qui permette à volonté d'établir le contact; cette touche n'agit pas seulement pour fermer le courant du galvanomètre, mais par un mécanisme assez simple, elle rompt un autre courant et provoque ainsi la décharge d'une bobine d'induction qui va exciter le nerf en un point.

Il est clair que dans l'instant où l'on appuie sur la touche le nerf est excité, et qu'en même temps le courant du galvanomètre commence. D'autre part, à l'instant où le muscle se contracte, le circuit du galvanomètre est rompu. L'aiguille de l'instrument aura donc subi l'influence du courant pendant tout le temps qui s'est écoulé entre l'excitation du nerf et la contraction du muscle; la durée de cet intervalle est estimée au moyen de tables, d'après la déviation que l'aiguille a subie.

Si l'on fait ainsi deux expériences comparatives en excitant deux points différents du nerf, on voit que, si l'excitation porte sur le point du nerf le plus éloigné du muscle, on obtient un plus grand retard pour la contraction. Comme moyenne de vingt-deux expériences comparatives, Helmholtz trouva que, pour parcourir une longueur de nerf de 43 millimètres, le courant employait environ 0",00175 ce qui correspondrait à une vitesse de 26^{m},4 par seconde (1).

Dans cette description sommaire j'éloigne les complications qui rendent si minutieuse et si difficile à réaliser l'expérience de Helmholtz.

Du Bois-Reymond introduisit dans le mode d'expérimentation quelques changements destinés à rendre plus

(1) *Müller's Archiv für Anatomie und Physiologie*, 1850. Analyse par M. Verdet, dans les *Annales de chimie et de physique*, 3e sér., t. XLIII, p. 378.

facile cette mesure délicate de la vitesse de l'agent nerveux par la méthode de Pouillet (1). Mais malgré ces modifications, l'expérience n'en est pas moins très-difficile et très-délicate.

(1) J'emprunte la description suivante à une remarquable conférence faite par le célèbre professeur de Berlin à l'Institution royale de la Grande-Bretagne (voy. *Revue des cours scientifiques*, n° 3, 1866).

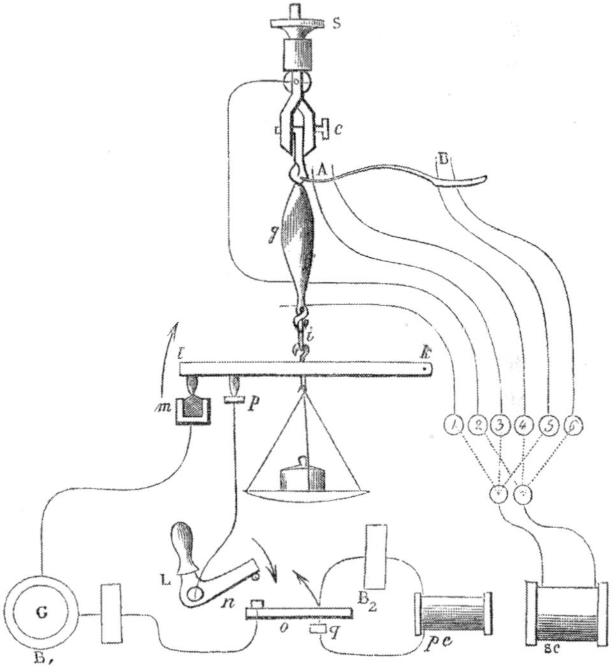

FIG. 134. — Appareil de du Bois-Reymond pour mesurer, par la méthode de Helmholtz, la vitesse de l'agent nerveux.

« Dans la figure 134, *g* est le muscle gastrocnémien d'une grenouille, atta-
» ché par le fémur dans la pince *c* qui peut être élevée ou abaissée au moyen
» de la vis *s*. On fixe un crochet dans le tendon d'Achille, et l'on y attache, au
» moyen d'une pièce isolante *i*, un levier de laiton *l k* tournant sur un axe *k*,
» et soutenu près de son extrémité *l* par une pointe de platine reposant sur

Détermination au moyen du chronoscope. — Valentin entreprit de mesurer cette vitesse en se servant du chronoscope de Hipp, appareil très-précis qui, d'après son inventeur, indiquerait les durées avec une approximation de 1/1500e de seconde. Dans les expériences de Valentin, les aiguilles du chronoscope partaient du zéro au moment où l'on excitait le nerf; elles

» une plaque de platine *p*. Au-dessous du point d'attache du muscle on suspend » au levier un plateau de balance sur lequel on pose un poids convenable. A » l'extrémité *l* du levier, une pointe de cuivre amalgamée plonge dans un godet » de mercure *m*. G est le galvanomètre ; à peine est-il nécessaire d'ajouter » qu'on fait les observations au moyen d'un miroir, d'une lunette et d'une » échelle. B, est la batterie appartenant au circuit chronoscopique. Ce circuit » est formé par B', G, *m*, *p*, L, et le point de contact *n*, où, pour le moment, » il est interrompu. Plusieurs raisons, qu'il serait trop long d'expliquer ici, » empêchent d'employer le courant chronoscopique pour irriter directement le » nerf par son origine ; il faut donc le faire d'une manière indirecte, et ainsi » qu'il suit : *n o q* est un levier isolant tournant sur l'axe *o* et portant en *n* » une plaque de platine reliée avec B'. Cette plaque correspond à une pointe » de platine placée à l'extrémité du levier de laiton L, qui, à son tour, est reliée » à *p*, de telle sorte qu'en pressant L, le circuit chronoscopique est complet. » Mais en abaissant l'extrémité *n* du levier *n o q*, son extrémité *q* est soulevée » simultanément, et ainsi un autre circuit est interrompu. Ce circuit comprend » une batterie B, et la bobine inductrice *p c* d'un appareil d'induction ; les » fils induits *s c* de cet appareil s'étendent jusqu'à la partie du nerf qui doit » être irritée, ou jusqu'au muscle. Aucun temps appréciable ne s'écoule » entre l'interruption du courant inducteur et la génération du courant » induit, et la durée de ce dernier n'excède pas quelques dix-millièmes de » seconde. Aussi peut-on dire que l'irritation du nerf se fait exactement à » l'instant où ce circuit chronoscopique est formé.

» Au moyen de la vis *s* il est facile de faire supporter le levier *l k* par le » muscle, de telle sorte que la pointe de platine ne fasse juste que toucher » la plaque *p*. On y arrive en abaissant la vis, jusqu'à ce qu'en percutant le » levier au-dessus de la pointe de platine aucun bruit ne soit plus entendu. » Si, alors, la tension du muscle s'accroît d'une quantité quelque minime » qu'elle soit, le levier est détaché de la plaque et le circuit chronoscopique » interrompu en *p*. »

étaient arrêtées dans leur course par un électro-aimant au moment de la contraction du muscle. Le nombre de divisions parcourues sur le cadran par les aiguilles indiquait le temps dont on cherchait la mesure.

Détermination par la méthode graphique. — Un nouvel et important progrès fut réalisé par Helmholtz lorsqu'il imagina une seconde manière d'évaluer la vitesse de l'agent nerveux, en employant la méthode graphique. Voici (fig. 135) le myographe de Helmholtz

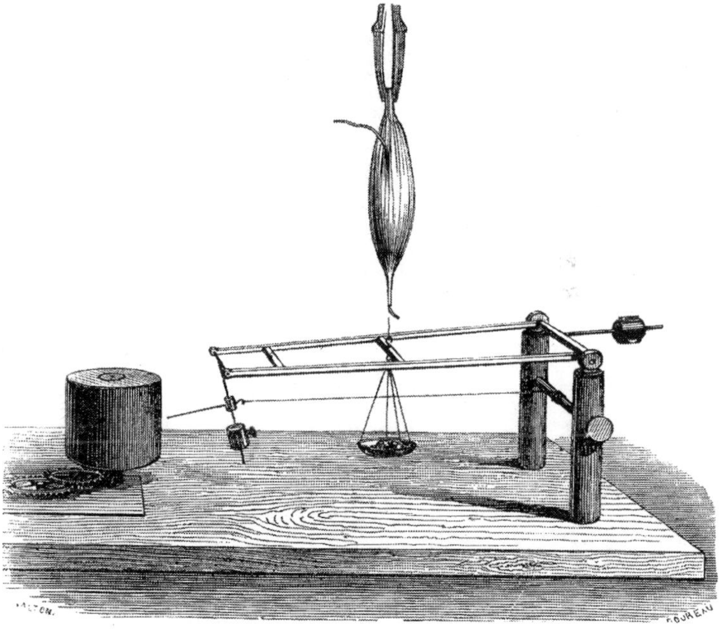

Fig. 135. — Myographe de Helmholtz.

que je vous ai déjà décrit; c'est celui qui a servi à réaliser cette expérience importante.

Admettez que pendant l'immobilité du muscle la pointe écrivante frotte sur le cylindre tournant de l'appareil; cette pointe tracera une droite sur le papier. A chaque excitation du nerf ou du muscle on verra se tracer une courbe, expression d'une secousse musculaire. Cette courbe se détachera de la droite horizontale que traçait le levier immobile et qui va devenir l'abscisse commune de ces graphiques (fig. 136).

FIG. 136. — Représentant, d'après Helmholtz, le retard successif des secousses musculaires suivant le point où l'excitation est appliquée. — *s*, excitation électrique. — *m*, secousse du muscle directement excité. — *a*, secousse produite par l'excitation du nerf près du muscle. — *b*, secousse produite en excitant le nerf loin du muscle.

Helmholtz disposa son appareil de telle sorte qu'une pièce de métal fixée au cylindre tournant produisît l'excitation électrique du nerf de la grenouille mise en expérience. Cette excitation correspondait par conséquent à un moment toujours identique de la rotation du cylindre; la ligne *s s'* indique la position précise que devrait avoir l'origine d'une secousse musculaire ainsi provoquée si elle ne retardait nullement sur l'excitation. Mais, comme il faut, pour que le muscle agisse, un temps variable suivant le point du nerf excité, on conçoit que les origines des graphiques musculaires apparaissent aux points *m*, *a*, *b*, plus ou moins éloignés de la ligne *s s'* qui indique le moment de l'excitation électrique.

La courbe *m* correspond à l'excitation directe du muscle. Le temps *sm* correspond à ce que Helmholtz appelle *excitation latente* du muscle ou *temps perdu*. Il s'écoulerait donc un temps appréciable que cet auteur évalue à peu près à 1/100e de seconde entre l'instant où le muscle est excité et celui où il entre en mouvement. La courbe *a* est obtenue en excitant le nerf dans le voisinage du muscle; cette courbe retarde sur la précédente d'un temps *m a* qui doit correspondre au passage de l'agent nerveux dans la portion intra-musculaire du nerf dont la longueur n'est pas connue. La courbe *b* est obtenue en excitant le nerf le plus loin possible du muscle. Le temps *a b* correspond donc au transport de l'agent nerveux à travers la partie du nerf située entre les deux points qui ont été successivement excités. Or, cet intervalle peut être mesuré, et si l'on évalue en temps la longueur *a b* comptée sur l'abscisse, on en peut déduire la vitesse de l'agent nerveux en la supposant proportionnelle aux longueurs du nerf parcourues.

De ces expériences Helmholtz a déduit pour vitesse de l'agent nerveux 27^m,25 par seconde, évaluation très-voisine de celle qu'il avait déjà tirée de la méthode de Pouillet.

Ici se présente une difficulté. Comment évaluer avec exactitude le temps auquel correspond chaque longueur mesurée sur l'abscisse. Helmholtz déduit cette vitesse des indications d'un compteur que faisait marcher l'appareil d'horlogerie en même temps que le cylindre. C'est là une imperfection de la méthode ; plusieurs expérimentateurs ont cherché à y remédier et à trouver un moyen plus précis d'évaluation du temps.

Thiry (1) adapta une sirène à l'appareil d'horlogerie qui fait tourner le cylindre et put juger par la tonalité constante du son de l'instrument de la régularité de sa marche, tandis que l'acuité du son permettait de déduire la vitesse absolue du mouvement.

Harless (2) enregistrait ses graphiques sur une plaque enfumée qui tombait d'un mouvement uniforme au moyen de la disposition employée à cet effet dans la machine d'Atwood.

Fick (3) se servit d'une plaque oscillant à l'extrémité d'un pendule. Ce mouvement quoique non uniforme était du moins susceptible de mesure exacte. Nous avons vu, figure 64, le graphique obtenu dans ces conditions.

Du Bois-Reymond se préoccupa surtout de rendre l'expérience plus facile à exécuter et construisit un petit appareil très-simple, excellent pour les démonstrations, car il montre fort bien que l'action du muscle retarde en raison de la longueur du nerf que l'agent nerveux doit parcourir. Voici la disposition de cet instrument.

Une plaque de verre enfumée est conduite dans une rainure et court rapidement sous la traction d'un ressort à boudin. Cette plaque est située en face de la pointe d'un myographe de Helmholtz ; le reste de l'expérience est disposé comme à l'ordinaire. A un moment de sa course, qui est toujours le même, la plaque provoque l'excitation

(1) *Henle und Pfeuffer's Zeitschrift für rationnelle Medicin.* 3 R. Bd. XXI, S. 300, 1864.

(2) *Abhandlungen der Bayer. Akademia der Wissenschaft.* II Cl. Bd. IX, Abtheil. II. S. 316. München, 1862.

(3) *Vierteljahrschrift der Naturforschenden. Geselschaft in Zürich,* 1862. S. 307.

électrique et reçoit le graphique musculaire au bout d'un temps variable suivant le cas. C'est au moyen d'une sorte de gachette que du Bois-Reymond fait partir la plaque de verre sous la traction du ressort.

La vitesse de la plaque, bien que mal connue, présente toutefois assez d'uniformité d'une expérience à l'autre pour qu'on puisse faire des expériences comparatives avec une exactitude suffisante. On peut vérifier par exemple cette loi que Helmholtz a signalée : à savoir que la vitesse de l'agent nerveux diminue très-rapidement lorsque le nerf est refroidi à un certain degré.

Il m'a semblé que la grande difficulté dans la détermination qui nous occupe porte sur l'évaluation exacte du temps ; et de plus, que la complication des instruments pouvait être encore diminuée de facon à abréger l'expérience et à la faire rentrer dans un cas particulier de l'emploi de la méthode graphique.

Le régulateur de Foucault qui nous sert déjà pour les différents graphiques du mouvement est très-apte à réaliser notre expérience. Son uniformité est supérieure incontestablement à celle de tous les moteurs employés jusqu'ici. Mais comme il faut que la surface sur laquelle on écrit les graphiques soit animée d'un mouvement très-rapide pour que les petites fractions de temps s'y traduisent par des espaces mesurables, je prends comme moteur l'axe du volant lui-même, qui fait 8 tours par seconde.

Sur cet axe j'établis un disque de verre enfumé D (fig. 137) qui tourne dans un plan horizontal. Cette disposition est semblable à celle que Valentin emploie pour l'étude des mouvements musculaires. La pointe du levier

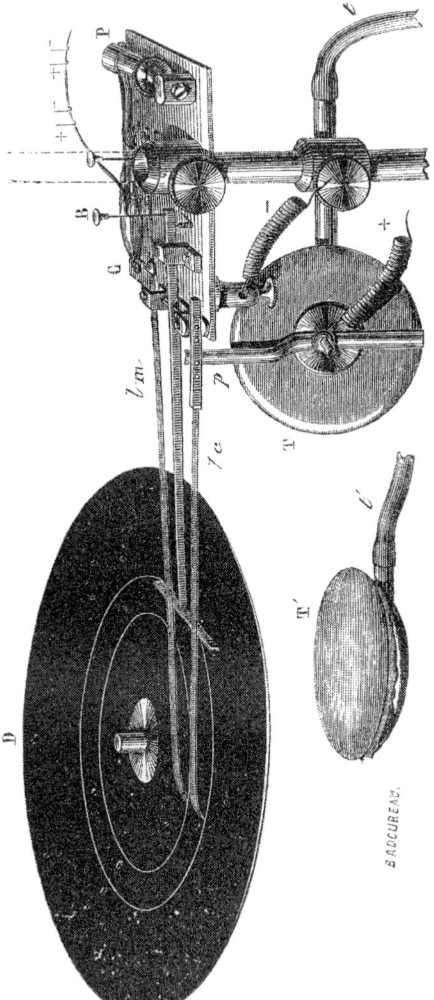

Fig. 137. — Appareil destiné à mesurer, par la méthode graphique, la vitesse de l'agent nerveux.

écrivant tracera sur ce disque un cercle tant que le muscle sera en repos; ce cercle sera l'abscisse de la courbe musculaire. Enfin, pour évaluer exactement la durée de ces fractions de l'abscisse que nous aurons à mesurer tout à l'heure, j'emploie le diapazon chronoscope. C'est-à-dire que j'enregistre les vibrations d'un diapazon sur la surface du disque. Vous connaissez déjà cette méthode d'évaluation des très-courts espaces de temps ; elle me semble la plus rigoureuse de toutes celles qu'on a employées jusqu'à présent.

Reste à décrire l'appareil qui inscrit, d'une part, l'instant où le nerf est excité, et d'autre part, le moment où le muscle se raccourcit. A cet effet, j'établis sur un support (fig. 137) une plaque carrée de cuivre portée par une virole qui reçoit l'axe vertical du support, et qu'un bouton de pression permet de fixer à la hauteur convenable.

Sur cette plaque est couché le muscle gastrocnémien d'une grenouille, adhérent d'une part au fémur qu'une pince P maintient fixe, tandis que le tendon C est accroché au petit bras d'un levier coudé dont le bras le plus long *lm* va frotter par son extrémité pointue sur la surface du disque. Chaque secousse du muscle déviera le levier et tracera sur le disque l'indication de ce mouvement. Le nerf qui doit être excité est représenté, dans la figure, soulevé en l'air et suspendu sur de petits crochets métalliques qui sont les pôles des courants induits par lesquels il sera excité.

A côté du *levier musculaire l m*, il en est un autre tout semblable *l c*, destiné à signaler le contact par lequel sera fermé le courant électrique qui provoquera l'excitation du nerf. Ce levier, à sa base, est formé d'une pièce métallique qui communique par une borne placée au-dessous de la plaque avec un pôle d'une pile; dans la figure, c'est le pôle négatif. Le *levier-contact* est flexible à sa base; on peut, à un moment donné, faire battre contre lui une tige de cuivre *p* qui communique avec le pôle positif de la pile. Ce choc, en fermant le courant voltaïque, déviera le *levier-contact* et signalera par conséquent, dans le tracé, l'instan précis de la clôture du courant.

Voici comment je produis ce contact sans toucher directement à l'appareil dont un ébranlement même léger pourrait troubler les indications. Au-dessous des pièces précédemment décrites est placé, dans le plan vertical, un tambour métallique semblable à ceux du cardiographe. La face de ce tambour qui est visible dans la figure est fermée par une membrane de caoutchouc qui se soulève lorsque, par le tube *t*, on insuffle de l'air dans le tambour. Cette membrane, en se gonflant, fait basculer la pièce métallique dont l'extrémité *p* vient frapper le levier-contact et fermer le courant. Pour produire cet effet, je me sers d'un autre tambour T' semblable au précédent, et dont le tube *t'*, représenté rompu dans la figure, se continue avec le tube *t*. Ce second tambour étant placé à quelque distance de l'appareil, il suffit de presser brusquement sa membrane pour produire la clôture du courant et la déviation du levier qui la signale.

Au-dessous des deux leviers est une bascule en forme de T qui se lève quand on presse sur le bouton B et qui soulève ainsi les deux leviers à la fois, de façon à les empêcher de frotter sur le disque. Cette disposition permet de commencer ou d'arrêter à volonté le tracé à un moment quelconque, et par conséquent de ne recueillir, au besoin, que la contraction de clôture ou celle d'ouverture du courant.

Enfin, pour exciter le nerf, j'ai disposé en haut de l'appareil et sur le prolongement de l'axe que figure une double ligne ponctuée, j'ai disposé, dis-je, une pièce qui soutient, en les isolant les unes des autres, les quatre extrémités de fils électriques dont les bouts contournés en crochets supportent le nerf qu'ils doivent exciter. Ces fils communiquent avec une bobine d'induction que l'on peut, au moyen d'un commutateur, mettre en rapport tantôt avec les deux excitateurs les plus rapprochés du muscle, tantôt avec ceux qui en sont le plus éloignés. (La figure représente à tort ces deux couples de crochets excitateurs beaucoup trop rapprochés l'un de l'autre; dans l'intérêt de l'expérience, il faut, au contraire, les éloigner l'un de l'autre le plus qu'il est possible.)

L'induction dans la bobine est produite par le courant voltaïque dont levier *lc* accuse la clôture et l'ouverture. On peut, sans crainte d'erreur, considérer comme synchrones la clôture ou la rupture du courant inducteur avec l'excitation du nerf par les courants induits qu'elles déterminent. Ceci connu, je vais, messieurs, exécuter devant vous l'expérience.

Expérience. — Je prends la grenouille la plus grosse que je puisse trouver, afin d'obtenir une longueur de nerf aussi grande que possible entre le plexus lombaire et la pénétration du nerf dans le gastrocnémien. Après avoir isolé le nerf et ruginé le fémur, je détache le tendon du gastrocnémien et décolle ce muscle dans toute sa longueur, puis je coupe la patte de la grenouille au-dessous du genou, en laissant le gastrocnémien seul adhérent au fémur. Je fais alors dans le tendon du muscle une ouverture qui sert à l'accrocher à l'extrémité du levier coudé, puis je serre le fémur dans les mors de la pince P qui le maintient fixe. Une légère traction exercée sur cette pince tend le muscle très-faiblement, mais assez toutefois pour que sa contraction agisse immédiatement sur le levier. Je place alors le nerf sur les crochets excitateurs, et je vais placer les leviers sur le disque qui recevra leur tracé. Pour cela, je presse sur la bascule B, et soulève ainsi les leviers qui ne touchent pas la surface du disque pendant que je les mets en position, c'est-à-dire que je place leur pointe sur le prolongement d'un rayon du cercle représenté par le disque. Ceci étant fait, je laisse retomber la bascule, et les deux leviers, venant appuyer sur le verre, tracent par leurs pointes deux cercles concentriques.

Le commutateur est actuellement placé de telle sorte que le courant induit va exciter la partie du nerf la plus éloignée du muscle. Je presse sur le tambour T; le courant inducteur est fermé, et le levier-contact *lc*, dévié à gauche. Le courant induit excite le nerf, et le muscle se raccourcit, déviant à droite le levier musculaire *lm*. A ce moment j'arrête l'expérience, et pressant de nouveau sur le bouton B, je soulève les leviers au moyen de la bascule, et empêche la rupture du courant de compliquer ce premier tracé en produisant une nouvelle secousse.

Je passe alors à la seconde expérience, et plaçant les

leviers au-dessus d'un autre point du disque, je m'apprête à y produire un nouveau tracé. Je dispose cette fois le commutateur de manière à exciter le point du nerf le plus rapproché du muscle, et je procède comme tout à l'heure. Une fois que j'ai obtenu le tracé de la secousse et le signal de la clôture du courant, j'enlève de nouveau les leviers, et l'expérience est finie.

Reste à analyser la signification du tracé obtenu. Pour cela, je commence par déterminer la vitesse de rotation du disque, et pendant que celui-ci continue à tourner, je fais vibrer un diapason de cinq cents vibrations simples, et j'inscris les mouvements du style que porte une des branches de ce diapason. J'arrête alors le disque et je trouve qu'il présente les tracés suivants.

La figure 138 représente, réduit au demi-diamètre, le disque enfumé et les tracés qu'il a reçus. A la circonférence du disque, vous voyez des courbes onduleuses tracées par les vibrations du diapason. Chacune de ces courbes correspond à une durée de $\frac{1}{250}$ de seconde. C'est d'après cette graduation que nous estimerons l'intervalle qui sépare l'excitation du nerf de la secousse musculaire qui la suit. — En nous rapprochant du centre du disque, nous trouvons une double ligne circulaire tracée par les pointes des deux leviers; le trait le plus extérieur appartient au *levier-contact*, le plus intérieur est tracé par le *levier musculaire*. Le moment où le courant inducteur est fermé, et conséquemment l'instant de l'excitation du nerf, est signalé par une déviation du levier-contact au point C. Ce levier trace une courbe qui se détache assez nettement de la ligne circulaire en se portant vers la circonférence. On n'a représenté que l'origine de cette courbe afin d'éviter la confusion dans la figure. (Une flèche indique le sens dans lequel tourne le disque.) A peu de distance à gauche du point C, on voit se détacher du cercle tracé par le levier musculaire une courbe analogue, qui, produite par la contraction du muscle, indique, par son début en M, l'instant précis où ce mouvement prend naissance.

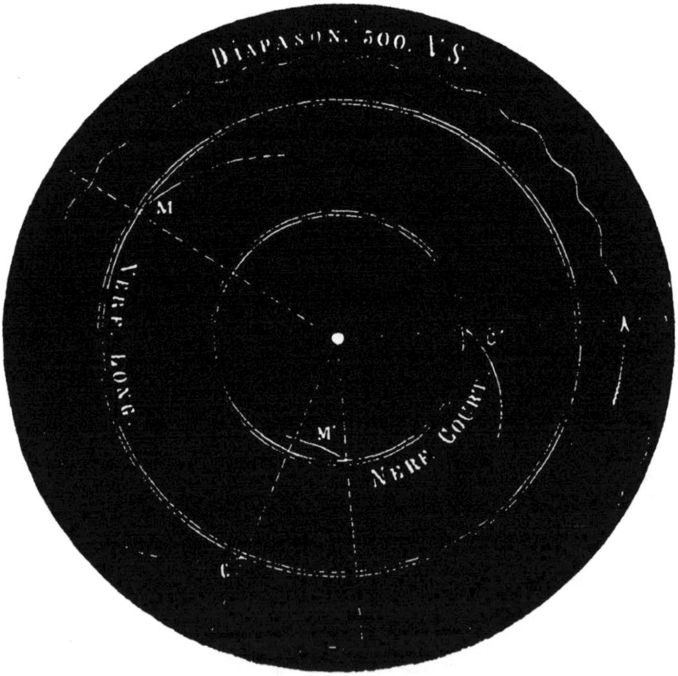

FIG. 138. — Graphique destiné à montrer la vitesse de propagation de l'agent nerveux.

Pour évaluer le temps qui s'écoule entre ces deux signaux, il suffit de déterminer combien de vibrations du diapason et combien de fractions de ces vibrations sont comprises dans l'espace angulaire qui sépare les points C et M. Pour cela, un fil terminé en anse est attaché à l'axe du disque, et, tendu d'autre part sur la circonférence de ce disque, il représente exactement le rayon du cercle. Faisons-le passer d'abord par le point C, et traçons sur le disque la direction de ce rayon; tendons maintenant le fil en le faisant passer par le point M, et traçons un nouveau rayon : il est bien évident que les arcs compris entre les rayons C et M correspondent à des temps égaux, puisque, pour tous, la vitesse angulaire est la même. L'espace C M sera donc égal en durée au nombre de vibrations du diapason comprises entre les deux rayons, c'est-à-dire qu'il correspondra à $\frac{8\frac{1}{2}}{250}$ de seconde.

On mesurera de la même manière l'intervalle qui sépare les points C' et M', c'est-à-dire le temps qui s'est écoulé entre l'excitation du nerf et la secousse musculaire dans la deuxième expérience, et l'on trouvera cet intervalle égal à $\frac{9}{250}$ de seconde. Or, la première expérience était faite en excitant le point du nerf le plus rapproché du muscle; la deuxième, en excitant le point le plus éloigné; la différence, égale à $\frac{\frac{1}{2}}{250} = \frac{1}{500}$ de seconde, représente le temps employé par le courant nerveux à parcourir la longueur du nerf qui sépare les deux points excités successivement; cette longueur est, dans le cas présent, de 4 centimètres. On en déduira facilement la vitesse absolue du courant nerveux qui, pour ce cas, serait de 20 mètres par seconde.

VINGT-DEUXIÈME LEÇON.

Vitesse de l'agent nerveux moteur et sensitif.

Graphiques de la vitesse de l'agent nerveux ramenés à la méthode ordinaire. — Emploi du myographe pour cette détermination. — Influences qui modifient la vitesse de l'agent nerveux. — Séries d'expériences comparatives. — Emploi de la pince myographique par Helmholtz et Baxt pour déterminer sur l'homme la vitesse de l'agent nerveux moteur. — Agent nerveux sensitif, sa vitesse. — Expériences de Schelske sur l'homme. — Détermination de la vitesse de l'agent sensitif sur la grenouille. — Détermination de la vitesse des mouvements réflexes à l'aide du myographe. — Influences qui modifient la vitesse de l'agent nerveux. — Temps consommé par les actes cérébraux intermédiaires entre la sensation et le mouvement. — Erreur personnelle des astronomes. — Expériences pour mesurer cette erreur. — Théorie de l'erreur personnelle.

Messieurs,

Dans la précédente séance, j'ai rappelé les différentes méthodes qui ont servi à déterminer la vitesse de l'agent nerveux moteur; vous avez vu que la méthode graphique était celle qui atteignait ce résultat avec le plus de sûreté et de simplicité à la fois.

Je vous ai exposé, sous leur première forme, les expériences que j'avais entreprises pour rendre accessibles à tout expérimentateur ces intéressantes recherches qui n'avaient pas encore été répétées en France. Depuis ces premières tentatives, j'ai senti de plus en plus l'importance de respecter la forme ordinaire du graphique. Je vous ai dit, à propos des expériences de myographie de Valentin, de Fick, de Wundt, combien il est regrettable que ces expérimentateurs n'aient pas adopté un même système de coordonnées; en conséquence, je me suis imposé la tâche de reprendre les expériences que je viens de décrire, en enregistrant cette fois mes graphiques sur un cylindre tournant.

La difficulté était de construire un cylindre assez léger pour que le volant du régulateur de Foucault pût l'entraîner sans perdre sa régularité si précieuse. Le disque de verre n'offrait à cet égard aucune difficulté, mais il n'en était pas de même du cylindre beaucoup trop lourd à mouvoir. Enfin, j'ai réussi à établir un cylindre de carton suffisamment léger pour les besoins de l'expérience.

Sur l'axe du volant d'un régulateur de Foucault, je place ce léger cylindre enfumé, et, couchant l'instrument sur le côté, j'obtiens la rotation du cylindre autour d'un axe horizontal. J'applique sur le papier noirci les extrémités des leviers de l'appareil représenté figure 137 et j'opère comme tout à l'heure. Après chaque expérience, je place les extrémités des leviers sur un point différent du cylindre, et je puis ainsi obtenir une série d'expériences successives. Le tracé recueilli dans ces conditions est le suivant (fig. 139) : vous y voyez les mêmes résultats que tout à l'heure, avec cette différence, qu'ils sont rapportés à des abscisses horizontales, ce qui rend la lecture plus facile.

Le point C, dans chaque expérience, exprime l'instant du contact électrique; le point M, l'instant de la secousse musculaire. La flèche, en bas de la figure, indique le sens de la rotation du cylindre.

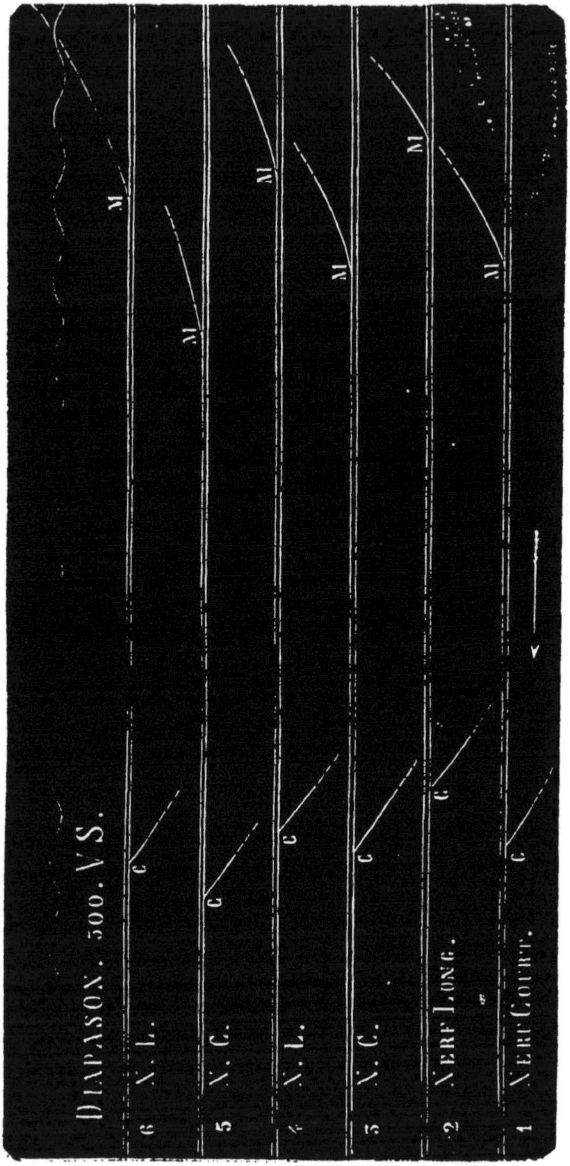

FIG. 139. — Graphiques exprimant la vitesse de transmission de l'agent nerveux moteur.

Pour connaître l'intervalle qui sépare l'excitation du

nerf de la secousse musculaire, on porte au compas chacune des longueurs CM sur la ligne du diapason.

La différence de cette longueur pour les expériences première et deuxième est d'environ $\frac{3}{4}$ d'une vibration double du diapason, soit $\frac{1}{333}$ de seconde. Il en est de même pour les expériences troisième et quatrième comparées entre elles. Enfin, les expériences cinquième et sixième donnent pour différence environ $\frac{1}{250}$ de seconde. — La longueur du nerf qui sépare les deux points successivement excités est de 45 millimètres pour tous les cas.

De là peut se déduire la vitesse de transmission de l'agent nerveux qui est, pour les expériences première et deuxième, troisième et quatrième, de 14 mètres par seconde, et pour les expériences cinquième et sixième, de 11 mètres seulement. Ces chiffres, très-inférieurs à ceux que les autres auteurs ont obtenus, me rendraient suspectes les expériences précédentes, si nous ne savions pas que des influences diverses peuvent réduire beaucoup la vitesse de l'agent nerveux.

Une simplification des expériences précédentes consiste à les réaliser au moyen du myographe ordinaire. En outre, en donnant au myographe un mouvement de translation au moyen du chariot (voy. fig. 73), on dispose les secousses en imbrication verticale et on les compare facilement entre elles.

Déjà, dans la figure 69, on peut voir que la fatigue du muscle produit un léger accroissement dans le retard de la secousse sur l'excitation du nerf. Cet effet est rendu plus apparent lorsqu'on emploie un cylindre animé d'une rotation plus rapide. Je n'ai pu jusqu'ici entreprendre la série de recherches que cette disposition permettra d'aborder, mais j'ai pu constater que les expériences, ainsi disposées en séries, permettent de juger aisément des conditions dans lesquelles augmente ou diminue la vitesse du transport de l'agent nerveux moteur.

Influences qui modifient le transport de l'agent nerveux. — Les influences de la chaleur et du froid ont été étudiées déjà par Helmholtz, qui a vu que le froid ralentit ce transport, et que la chaleur l'accélère; du Bois-Reymond a obtenu les mêmes résultats. Mais il est d'autres influences encore, très-intéressantes à étudier; l'action des poisons, par exemple, semble modifier beaucoup le transport de l'agent nerveux. La strychnine m'a paru en augmenter sensiblement la vitesse. Le curare, qui abolit si promptement l'excitabilité des nerfs, aurait-il aussi pour effet de ralentir le transport de l'agent nerveux? Pour résoudre cette question, il suffit de disposer les graphiques des secousses en imbrication verticale chez un animal empoisonné par le curare, et de voir si les débuts des secousses se trouvent bien sur la même verticale, du commencement à la fin de l'expérience; ou si ces débuts retardent de plus en plus sous l'influence de l'empoisonnement. Dans quelques expériences instituées à ce sujet le retard m'a paru manifeste.

Quant à la destruction graduelle de l'excitabilité nerveuse sous l'influence du curare, elle se démontre par la méthode graphique d'une manière très-saisissante.

La figure 140 représente, disposées en imbrication oblique, trois séries de secousses musculaires produites

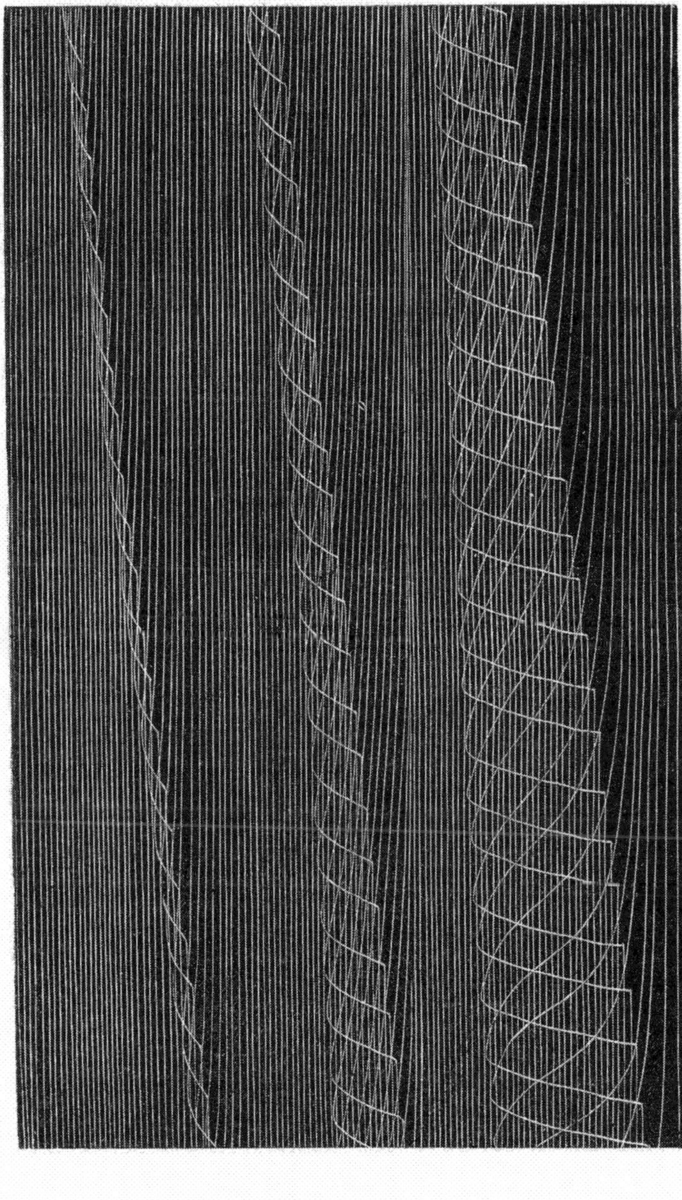

FIG. 140. — Graphiques de secousses successives d'une grenouille empoisonnée par le curare.

par une grenouille curarisée. La série inférieure montre des secousses encore peu modifiées, mais dont l'amplitude décroît graduellement sous l'influence du poison ; la seconde série présente un degré d'empoisonnement plus avancé, et, par suite, des secousses de plus en plus faible amplitude ; la troisième série montre la secousse plus faible encore, et, si l'on poursuit l'expérience, on voit bientôt tout mouvement disparaître. Pour se convaincre que c'est l'influence nerveuse qui est supprimée par le poison, ainsi que l'a prouvé Cl. Bernard par ses remarquables expériences, et que la contractilité du muscle survit à la perte de l'action du nerf, il suffit d'exciter le muscle au moment où l'excitation du nerf ne produit plus d'effet; alors on obtient une secousse, plus faible il est vrai que celle d'un muscle sain, mais encore assez forte.

L'étude des poisons pourra prendre, grâce à la méthode graphique, un très-grand intérêt, car on pourra saisir des nuances délicates dans les troubles fonctionnels produits par chaque espèce d'empoisonnement. Nous avons vu (fig. 72) le graphique très-caractéristique qu'on obtient après l'empoisonnement avec la vératrine. L'action de ce poison semble porter spécialement sur la contractilité musculaire. La strychnine (voy. fig. 130, 131 et 132) paraît être le poison des centres nerveux. Le curare semble atteindre les nerfs moteurs d'une manière toute spéciale.

Détermination de la vitesse de l'agent nerveux moteur chez l'homme. — M. Baxt, dans le laboratoire de Helmholtz, a, dans ces derniers temps (1), mesuré *sur l'homme* la vitesse de transmission de l'agent nerveux moteur. Ces expérimentateurs se servirent d'abord, pour signaler l'acte musculaire, de ma pince myographique. Mais, comme l'ébranlement général que les excitations électriques produisaient dans le bras du patient pouvait masquer le début réel de l'action propre du muscle exploré, l'avant-bras fut placé dans un moule de plâtre qui l'immobilisait, tout en permettant, au moyen d'une fenêtre étroite, d'explorer le gonflement musculaire. Le nerf radial était excité successivement en deux points inégalement distants du muscle dont le gonflement était enregistré. L'intervalle entre l'excitation du nerf et la secousse du muscle fut trouvé plus grand lorsque le nerf radial était excité en haut du bras. Cet excès de retard attribué au transport de l'agent nerveux dans une longueur du nerf, évaluée à 40 centimètres, conduisit les expérimentateurs à admettre une vitesse de $31^{m},53$ par seconde, en moyenne, pour le transport de l'agent nerveux moteur chez l'homme.

Tout porte à croire que des perfectionnements ultérieurs dans les instruments employés permettront de répéter ces remarquables expériences dans des conditions de grande simplicité, et qu'on pourra suivre, même sur l'homme, l'influence des conditions ou des agents divers qui favorisent ou entravent le cours de l'agent nerveux.

Transport de l'agent nerveux sensitif. — La vitesse

(1) Voy. *Acad. des sciences de Berlin*, avril 1867.

du transport de l'agent nerveux sensitif s'évalue de la même manière que celle de l'agent moteur, c'est-à-dire par la méthode de Helmholtz. Schelske intitua l'expérience de la manière suivante : il faisait agir une décharge électrique sur un point du corps éloigné du centre, et notait le temps qui s'écoulait avant la perception de la sensation douloureuse. Puis, appliquant la même décharge électrique en un point des téguments plus rapproché des centres nerveux, il remarquait que la sensation était perçue plus vite dans ce second cas.

La différence des deux temps mesurés était attribuée à la durée du transport de l'agent nerveux sensitif à travers une longueur de nerf qu'on estimait d'après la distance des deux points excités. Le résultat des expériences de Schelske donna un chiffre de 29^{m},60 pour la vitesse de ce transport. Ce chiffre concorde assez bien avec celui que Helmholtz assigne, dans ses dernières expériences, à la vitesse de l'agent moteur.

Quelques détails sont nécessaires pour bien comprendre la portée de cette expérience.

Pour obtenir une mesure rigoureuse des intervalles de temps, Schelske recourut à la chronographie électrique. Un pendule interrupteur, ouvrant et fermant à chaque seconde le courant d'une pile, provoquait des mouvements alternatifs d'un électro-aimant. Ces mouvements s'enregistraient sur un cylindre et traçaient la ligne brisée *aa'* (fig. 141). Dans cette ligne, chacun des changements de direction indique le commencement d'une seconde.

Un autre électro-aimant enregistrait la ligne *bb'* qui

signale le moment des excitations et celui des perceptions. Cet électro-aimant était placé sur le trajet d'un courant de pile qui induisait également les courants destinés à produire l'excitation sensitive. Le courant étant rompu, la ligne *bc* était tracée par la plume; mais à l'instant *c*, l'opérateur fermait le courant et l'aimant signalait par son ascension l'instant de cette clôture. Or, comme cette même clôture du courant voltaïque engendrait le courant induit excitateur, il s'ensuit que le point *c* est le signal exact du moment de l'excitation. Aussitôt qu'il avait perçu la commotion électrique, le patient frappait sur une touche et rompait le courant. Ce signal de la perception se traduit dans le graphique par la chute de l'aimant au point *d*. *c d* représente donc le temps qui s'écoule entre l'excitation et le signal de la perception. Dans une première expérience, la commotion électrique était alors appliquée au gros orteil. Dans une seconde expérience, le courant excitateur fut appliqué au visage. Le signal de l'excitation correspond au point *e*, celui de perception au point *f*.

FIG. 141.

Le tracé chronographique *a a'* sert à apprécier en fraction de secondes les durées de ces deux expériences consécutives.

On voit, d'après la disposition de cette expérience, que le temps qui s'écoulait entre chaque excitation et le signal correspondant n'était pas seulement occupé par la transmission de l'agent nerveux sensitif, seule quantité variable dans les deux cas, mais qu'il y entrait aussi des éléments communs aux deux expériences, à savoir : l'opération intellectuelle très-courte par laquelle le patient, ayant perçu, concevait la volonté de réagir, et, de plus, la durée de l'action motrice nécessaire à produire le second signal. Le temps nécessaire à l'accomplissement de ces actes est assez constant, lorsqu'on opère sur un même individu, pour qu'on puisse le considérer comme une quantité commune aux deux expériences. On opère donc de tout point comme dans les expériences de Helmholtz sur la vitesse de l'agent moteur, expériences dans lesquelles c'était alors le *temps perdu* (1) qui constituait, dans les deux cas, la durée commune qu'il fallait retrancher.

J'ai cherché à déterminer la vitesse de l'agent sensitif sur des grenouilles en utilisant les mouvements réflexes comme signal fourni par l'animal lui-même. Il me semblait que ce phénomène, pour ainsi dire automatique, devait avoir une durée plus constante que l'acte volontaire qu'exige sur l'homme l'expérience de Schelske. Voici comment on institue l'expérience :

Je fixe une grenouille sur le myographe simple après lui avoir coupé la moelle épinière et après avoir découvert, dans une grande étendue, le nerf sciatique du côté

(1) Voy. page 419.

opposé au muscle qui enregistre ses mouvements. Je dispose ensuite l'appareil comme pour la superposition verticale des graphiques (fig. 69), et j'empoisonne l'animal par la strychnine. Au bout de quelque temps, les excitations électriques du nerf dénudé ne se bornent plus à produire des secousses dans les muscles du côté correspondant, mais provoquent aussi des secousses réflexes dans la patte fixée au myographe. C'est cet instant qu'il faut se hâter de saisir avant l'apparition du tétanos strychnique.

J'excite alors le nerf sciatique à la partie inférieure, puis, immédiatement après, je l'excite à sa partie supérieure.

Les deux secousses obtenues ne sont pas superposées. Mais leurs débuts sont distants d'une certaine quantité qui, évaluée en fractions de seconde, sert à déterminer la vitesse de l'agent sensitif dans une longueur connue de nerf.

J'ai obtenu dans ces expériences un chiffre presque toujours supérieur à 30 mètres par seconde; mais il m'a semblé que la strychnine accroissait la vitesse de cette transmission, de sorte que cette évaluation serait exagérée. En effet, lorsque j'ai répété la double expérience deux fois de suite sur un même animal, j'ai vu les mouvements apparaître plus vite dans la seconde expérience, ce qui me semble dû à l'influence croissante de l'empoisonnement.

Étant connu le temps nécessaire au transport de l'agent nerveux à travers les cordons des nerfs, on peut, des expériences que je viens de décrire, déduire la vitesse de son transport à travers la moelle épinière.

La même méthode a servi à mesurer la durée des opérations intellectuelles plus ou moins simples qui sont les intermédiaires obligés entre une sensation et la réaction motrice qu'elle provoque.

Durée des actes cérébraux. — C'est aux astronomes que sont dues les premières recherches sur cet intéressant sujet.

Vers l'année 1790, un fait curieux fut signalé par Maskelyne qui constata que, dans l'estime du passage des étoiles devant le fil d'une lunette méridienne, il y avait un désaccord constant entre ses observations et celles de son aide Kinnebroock. Plus tard, Bessel, comparant les observations des autres astronomes avec les siennes propres, vit que la plupart des observateurs signalaient le passage des étoiles un peu plus tard que lui ; ce retard relatif était parfois de plus d'une seconde. Ces remarques attirèrent l'attention des astronomes qui se préoccupèrent de la détermination de cette *erreur* ou *équation personnelle.*

Prazmowski, Hänckel, Hirsch et Plantamour, enfin Wolf, employèrent des appareils destinés à mesurer la valeur absolue de l'erreur personnelle. Voici la méthode imaginée par Wolf; vous verrez combien elle se rapproche des expériences instituées par les biologistes. Wolf simule le passage d'une étoile au moyen de ce qu'il nomme un *astre artificiel*, sorte de mire lumineuse qui se meut suivant un arc de cercle avec une vitesse uniforme. Cette mire, au moment où elle passe en réalité devant le fil de la lunette, ferme un circuit de pile, et par le moyen d'un électro-aimant, pointe elle-même son passage sur le cylindre d'un chronographe. D'autre part, l'observateur, au moment où il perçoit le passage de l'astre artificiel devant le fil de la lunette, frappe sur une touche et pointe un signal sur le même chronographe. L'intervalle des deux signaux évalué, en fraction de secondes, mesure le temps écoulé entre le passage réel de l'astre et l'estime de ce passage par l'observateur.

C'est la mesure absolue de l'erreur personnelle.

Cette erreur reste constante très-sensiblement pour chaque observateur, à moins qu'il n'en ait connaissance et qu'il ne cherche à la corriger ; auquel cas, elle peut se réduire considérablement. Wolf réduisit la sienne de 0",30 à 0",10.

Reste à interpréter l'erreur personnelle au point de vue biologique. Les astronomes (1) ont émis à ce sujet l'hypothèse d'une opération intellectuelle nécessaire pour rapporter l'une à l'autre et comparer entre elles deux sensations d'origines différentes. Ainsi, dans l'observation d'une étoile par la méthode ordinaire, on rapporte au bruit des battements d'un pendule la sensation visuelle du passage de l'astre.

Aujourd'hui les astronomes et les biologistes s'efforcent d'éclairer cette intéressante question au moyen d'expériences. Parmi les astronomes, Wolf est celui qui a le plus soigneusement étudié l'équation personnelle. En biologie, Helmholtz a mesuré le degré d'aptitude de l'ouïe

(1) Bessel, Faye.

et de la vue à mesurer l'intervalle qui sépare deux sensations; de son côté, Donders a fait de nombreuses et très-intéressantes recherches sur la durée des opérations intellectuelles et l'accroissement de cette durée à mesure que ces opérations se compliquent.

Ainsi l'expérimentation rigoureuse et la mensuration exacte tendent à s'introduire jusque dans les phénomènes de la pensée. Connaissant dans quelles limites les notions fournies par nos sens sont entachées d'erreur, notre jugement pourra se redresser lui-même et dégager la vérité absolue des apparences trompeuses qui l'altèrent.

Pour pousser plus loin l'exposé des phénomènes relatifs à la transmission de l'agent nerveux, il faudrait aborder les expériences d'électro-physiologie. J'ajournerai donc à une autre époque le complément de ces études. Du reste, les notions précédemment établies sont suffisantes pour le moment présent.

VINGT-TROISIÈME LEÇON.

Théorie de la contraction volontaire.

Les mouvements prolongés que la volonté commande sont formés de secousses multiples. — Preuves de la complexité de la contraction : auscultation du muscle ; élévation de la tonalité du son musculaire quand la contraction est plus forte ; lenteur de la décontraction quand le muscle est fatigué. — L'existence de l'onde musculaire implique la complexité de la contraction. — Mécanisme de la fusion des secousses. — Rôle de l'élasticité des muscles. — Analogie avec ce qui se passe pour la circulation du sang. — Avantage de l'élasticité des muscles au point de vue du travail produit. — Exemple tiré des effets de l'élasticité artérielle. — Schéma destiné à prouver les avantages de l'élasticité musculaire au point de vue du travail utile. — Particularités propres à certains muscles.

Messieurs,

Les mouvements provoqués dont nous avons étudié la forme et les variations sous différentes influences, les phénomènes plus intimes qui les constituent et qui se passent au sein de chaque fibre musculaire, le transport à travers les nerfs de cet agent qui provoque l'activité des muscles, tous ces éléments vont nous servir pour établir une théorie de la contraction volontaire. Cette théorie, assurément, ne sera pas complète ; les recherches ultérieures la perfectionneront sans doute et la compléteront, car, pour le moment, c'est le côté mécanique de la contraction musculaire qui est le plus facile à saisir.

La contraction volontaire est formée de secousses multiples. — Lorsque Weber découvrit la formation du tétanos électrique au moyen de courants rapidement interrompus, il crut pouvoir généraliser ce fait et considéra les mouvements des êtres vivants comme des *tétanos* que la volonté commande. Mais il y avait peu de preuves en faveur de cette opinion; Weber pensa en trouver une dans le tremblement des paralytiques qu'il considéra comme une fusion incomplète des secousses musculaires.

La découverte de la tonalité du son que rend un muscle contracté était d'un bien plus grand poids en faveur de la théorie de Weber, car elle prouvait que dans la contraction volontaire il existe des vibrations multiples que l'œil ne peut saisir, il est vrai, mais que l'oreille perçoit et dont elle sait apprécier la fréquence.

Helmholtz nous a appris qu'un muscle est susceptible de recevoir plusieurs centaines d'excitations par seconde et de se tétaniser en fournissant un nombre de vibrations sonores aussi grand que celui des excitations elles-mêmes; mais il a reconnu aussi que cette fréquence dépasse beaucoup celle qui constitue la contraction normale. En somme, la plupart des auteurs sont d'accord pour admettre que la contraction volontaire donne à l'auscultation la tonalité correspondante à 32 vibrations environ par seconde.

Mais les expériences que vous avez vues montrent que ce chiffre n'est pas admissible pour toutes les espèces animales; que d'une part, la Tortue, la Marmotte engourdie, et en général les espèces à secousse lente, n'ont pas besoin d'un tel nombre de secousses pour être en tétanos parfait, tandis que chez d'autres, les Oiseaux par exemple, les secousses ne cessent d'être apparentes que si le nombre de ces vibrations dépasse 70 par seconde.

Rien n'est plus propre à nous faire bien saisir la nature des contractions musculaires que les expériences graphiques sur le tétanos. Celles-ci éclairent en effet le mécanisme de la contraction et le rôle des influences qui la modifient, en même temps qu'elles apportent leur contingent de preuves à la théorie des vibrations multiples.

Et d'abord, elles nous font voir ces vibrations lorsque l'œil ne saurait les saisir; elles nous les montrent, microscopiques pour ainsi dire, bien que le myographe les amplifie; elles les révèlent non-seulement dans le tétanos provoqué par des excitants multiples, mais encore dans celui que la strychnine amène chez les animaux qu'elle a empoisonnés.

Enfin les expériences d'Aeby montrant que les fibres musculaires sont parcourues à chaque secousse par une onde qui chemine avec une vitesse d'un mètre par seconde; ces expériences, dis-je, excluent pour ainsi dire la possibilité d'un raccourcissement prolongé du muscle s'il ne se forme pas une série d'ondes successives cheminant les unes à la suite des autres, suivant la longueur de chaque fibre musculaire. Si l'on rejetait cette théorie, il faudrait admettre un mécanisme spécial pour les contractions volontaires, et l'hypothèse nouvelle resterait tout entière à démontrer.

La théorie de la fusion des secousses a donc en sa faveur toutes les expériences qui ont été faites jusqu'ici; cette théorie vous paraîtra j'espère entièrement satisfaisante, quand nous aurons étudié plus complétement le mécanisme de la fusion.

Mécanisme de la fusion des secousses musculaires. — Jusqu'ici, nous n'avons fait que constater, d'une façon expérimentale, que des secousses produites à de courts intervalles, et dont chacune n'a pas le temps de s'accomplir en entier avant que la suivante arrive, se fusionnent partiellement. Nous avons vu aussi que plus ces secousses sont fréquentes, plus la fusion est complète ; enfin qu'avec une fréquence donnée, toute secousse cesse d'être visible.

Un exemple emprunté à une autre fonction de la vie, à la circulation du sang, va nous fournir un cas d'une fusion semblable de mouvements successifs en une résultante uniforme. C'est la transformation des systoles du cœur et des saccades du pouls en une pression uniforme du sang dans les petits vaisseaux et en un cours régulier de ce sang à travers les capillaires. J'ai exposé longuement le mécanisme de cette transformation de mouvement à propos de la circulation sanguine (1). Pour réduire à sa plus simple expression la théorie de cette transformation de mouvement, je vous rappellerai seulement qu'elle est due à l'élasticité des artères qui emmagasinent par la tension de leurs parois une partie de la force impulsive du cœur, et qui la restituent, pendant le repos de cet organe, au sang qui, sans cela, resterait immobile dans les vaisseaux jusqu'à la systole suivante. Plus les

(1) Voy. *Physiol. méd. de la circulation du sang*, p. 127.

artères sont élastiques, plus elles transforment le mouvement d'une manière complète, c'est ainsi que j'interprétais la suppression de tout battement artériel au-dessous d'une poche anévrysmale volumineuse : cette poche constitue un vaste réservoir élastique dans lequel s'éteint la saccade qui anime le sang au moment où il y pénètre (1). Or le muscle, aussi bien que le vaisseau sanguin, est doué d'élasticité; nous allons voir que cette propriété commune doit être considérée comme jouant le même rôle dans les deux fonctions.

L'élasticité emmagasine une partie du mouvement qui se produit instantanément au moment où se forme une onde musculaire, et elle restitue ce mouvement lorsque l'onde est formée et pendant tout le temps de son parcours. Sans cela, la théorie indique que la secousse, si elle pouvait s'effectuer dans une fibre inextensible, aurait une forme tout autre que celle que nous constatons. Dès que l'onde musculaire est formée, le muscle a subi l'influence qui tend à diminuer sa longueur; il devrait donc prendre subitement ses dimensions plus courtes et les garder sans modification jusqu'à ce que l'onde ait cessé d'exister. La translation de l'onde n'influe en rien sur la longueur de la fibre qui la porte; au point de vue mécanique, la force motrice apparaît quand l'onde se forme, se maintient tant que l'onde existe et pendant qu'elle chemine, et disparaît seulement quand l'onde s'éteint, arrivée au bout de sa course.

L'effet de l'élasticité musculaire est donc de diminuer

(1) *Loc. cit.*, p. 436.

la brusquerie du mouvement ainsi que son amplitude, et d'en prolonger la durée, même après la disparition de l'onde qui l'a produit. C'est ainsi que les choses se passent dans la circulation du sang. La force du cœur qui apparaît soudainement dure pendant un certain temps et disparaît brusquement, se transforme en un mouvement tout autre : accéléré d'abord, puis diminué (1), très-analogue, en somme, à celui qui constitue une secousse musculaire.

Continuons la comparaison. Dans un système de vaisseaux élastiques simulant les conditions physiques de l'appareil circulatoire [*schéma de la circulation* (2)], envoyons une série d'afflux de liquide égaux en quantité et se succédant à des intervalles égaux. Nous voyons la tension artérielle s'élever par saccades de plus en plus faibles jusqu'à un point où elle oscille faiblement autour d'un degré uniforme. Il s'est établi alors un régime régulier dans lequel l'écoulement du sang correspond exactement à son afflux. Le graphique de la tension artérielle obtenu dans ces conditions serait identique avec celui que représente la figure 142. Dans cette figure, la pince myographique traduit l'établissement d'un *régime régulier* dans les secousses d'un muscle sous l'influence d'excitations équidistantes. La théorie fait supposer que ce régime régulier est obtenu lorsqu'une onde atteint la limite de sa course et disparaît de la fibre musculaire

(1) Ce n'est que dans le cas de perte de l'élasticité des artères que le pouls conserve les caractères de la systole du cœur, c'est-à-dire une période d'état présentant une certaine durée. (*Phys. méd.*, p. 415.)

(2) *Loc. cit.*, p. 164.

au moment où se produit une onde nouvelle; alors seulement la ligne d'ensemble du graphique doit cesser d'être ascendante. On est conduit aussi à admettre que pendant tout le temps que dure le régime régulier des secousses, il existe dans chaque fibre un nombre constant d'ondes musculaires qui marchent les unes à la suite des autres.

FIG. 142. — Secousses équidistantes enregistrées sur l'homme avec la pince myographique ; la fatigue les fusionne graduellement.

Comment doit-on expliquer la diminution graduelle des ascensions produites dans le tracé par chacune des secousses successives, lorsque les excitations sont toutes d'égale intensité?

Étant admis que l'élasticité des muscles diminue l'amplitude des secousses et en prolonge la durée, il est naturel de supposer que plus le muscle sera extensible, plus il éteindra la secousse qui se produit en lui et plus il la transformera en une action prolongée. Or nous savons qu'un muscle, s'il est tétanisé, est plus extensible que lorsqu'il est au repos (1); l'existence d'ondes formées sur les fibres musculaires augmente donc l'extensibilité de ces fibres, et il devient naturel d'admettre que chaque secousse nouvelle s'éteindra d'autant plus complétement qu'elle trouvera dans la fibre sur laquelle elle se forme un plus grand nombre d'ondes existantes déjà (2). Au moment où le régime régulier est atteint, l'élasticité du muscle doit rester constante, puisqu'il existe un nombre constant d'ondes circulant sur chaque fibre musculaire. Dès lors on voit cesser l'extinction des saccades qui gardent toutes la même amplitude jusqu'à ce qu'il intervienne un autre élément : la fatigue.

La *fatigue*, d'après les expériences de Donders et van Mansweldt (3), augmente l'extensibilité du muscle. C'est peut-être en partie pour cette raison qu'elle augmente la durée de chacune des secousses musculaires ainsi qu'on le voit, figure 69, où cet effet est si prononcé. En tout cas, nous la voyons éteindre de plus en plus les vibrations musculaires lorsque le régime régulier des secousses est établi (4). Ce fait s'accorde parfaitement avec la théorie que je viens d'exposer.

(1) Voy. fig. 96, p. 306.

(2) Il semble que ce phénomène de l'accroissement d'élasticité des muscles soit une conséquence toute physique de la déformation de la gaîne solide des fibres musculaires. Cette gaîne, soulevée par un gonflement latéral, n'a besoin que de reprendre sa forme cylindrique pour augmenter de longueur.

(3) Voy. p. 291.

(4) Dans la figure 142 on voit, vers la fin du tracé, les vibrations entière-

La diminution de l'amplitude des secousses dans un muscle fatigué doit aussi faire admettre que l'onde musculaire faiblit réellement sous l'influence de la fatigue et qu'elle produit dans la fibre un moindre raccourcissement. C'est le seul moyen de comprendre comment des secousses de même fréquence produisent toujours une élévation plus faible du graphique quand le muscle est fatigué.

La figure 143 montre la différence de deux graphiques musculaires produits par des excitations électriques accélérées sur deux muscles ; l'un d'eux est frais,

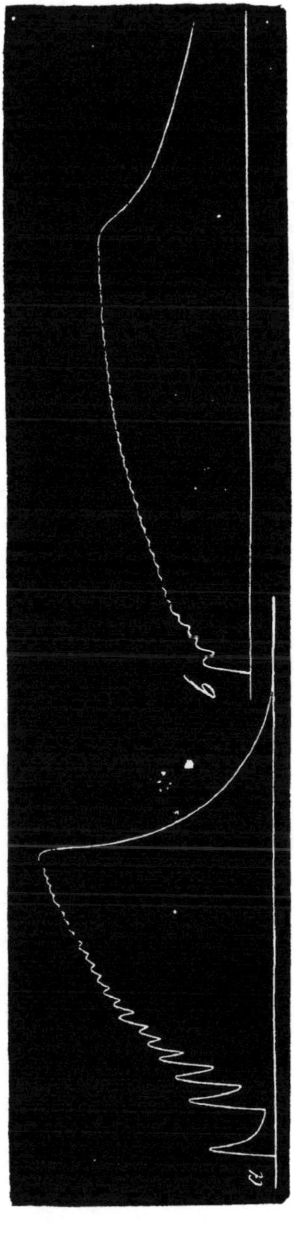

FIG. 143. — Secousses de fréquence accélérée ; élévation du graphique très-inégale : en *a*, muscle frais, élévation considérable ; en *b*, muscle fatigué, élévation moindre. — Lenteur inégale de la période de relâchement du muscle en *a* et *b*.

ment éteintes. J'ai voulu montrer cet effet de la fatigue, mais les dimensions de la page ne me permettant pas de reproduire le graphique tout entier, j'ai raccordé le commencement de ce graphique avec la fin. Le changement d'épaisseur du trait indique la position de ce raccord. En réalité, ce n'est qu'après une minute environ que la fatigue de mes muscles a supprimé toute vibration.

il donne le graphique *a*, l'autre est fatigué, il donne le graphique *b*, et cependant les deux séries d'excitations étaient, vers la fin de chacun des graphiques, sensiblement semblables entre elles (1).

Notez aussi, dans cette figure, la forme différente du *retour du muscle à sa longueur* quand il cesse d'être excité. Le muscle frais revient plus vite à sa longueur normale; plus la fatigue est grande, plus on voit s'allonger la période de relâchement. Tout le monde a remarqué sans doute qu'après une contraction violente et prolongée des muscles, quand par exemple nous avons longtemps serré dans notre main le manche d'un instrument, au moment où notre contraction s'affaiblit par la fatigue, nous éprouvons une difficulté assez grande à relâcher nos muscles. La main a quelque peine à se rouvrir par l'action des extenseurs. Je signale ce fait à l'appui de la théorie, et comme une ressemblance de plus entre les mouvements volontaires et ceux que nous produisons artificiellement par les excitations multiples.

En somme, il semble que, dans une contraction normale, la volonté envoie au muscle par les nerfs une série d'excitations successives dont le nombre, la fréquence et l'intensité plus ou moins grande constituent les contractions faibles ou fortes, brèves ou prolongées, suivant les effets que nous voulons produire. Les nerfs seraient donc normalement le siége d'oscillations rapides de l'agent

(1) J'ai employé les excitations de fréquences croissantes pour laisser voir la forme différente des sommets des premières secousses, et la brusquerie plus grande de celles du muscle *a*. La figure 121 montre mieux encore les changements que la fatigue amène dans le raccourcissement du muscle.

nerveux, semblables à celles qui existent si manifestement dans l'empoisonnement par la strychnine.

Je crois pouvoir affirmer qu'*une contraction volontaire énergique se compose de secousses plus nombreuses qu'une contraction faible*. De sorte que, dans les mouvements naturels, il se produirait le même effet que nous avons constaté dans le tétanos factice.

Reportons-nous à la figure 120 qui montre ce qui arrive sous l'influence d'excitations de fréquence accélérée. Nous y voyons qu'à un certain degré de fréquence, toute vibration disparaît dans le graphique, mais que l'élévation de celui-ci continue encore comme auparavant, attestant que des secousses invisibles continuent à s'ajouter partiellement les unes aux autres. L'accroissement de fréquence des secousses produit donc l'augmentation d'intensité du tétanos artificiel. Or elle semble être aussi la cause où l'une des causes de la plus grande intensité des contractions volontaires. Voici l'expérience qui m'a conduit à cette conclusion.

Changement de tonalité du son musculaire suivant l'intensité de la contraction. — Helmholtz a signalé un excellent moyen d'entendre le son musculaire et de juger, d'après sa tonalité, du nombre de vibrations qui le produit. Ce moyen consiste à se fermer les conduits auditifs avec de la cire et, supprimant ainsi les bruits du dehors, à écouter le son qui se produit dans les muscles masséters et temporaux que l'on contracte.

Dans ces conditions, j'ai toujours constaté que si je

contracte faiblement les mâchoires, un son grave se produit dans mes muscles, et que ce son prend de l'acuité à mesure que je serre les dents avec plus d'énergie. J'ai fait répéter l'expérience par des sujets qui n'étaient pas prévenus de ce qu'ils devaient entendre, et ils ont obtenu le même résultat. En cherchant à évaluer le changement qui survient dans la fréquence des vibrations musculaires lorsqu'on faisait passer la contraction de son minimum à son maximum d'intensité, j'ai trouvé sensiblement l'intervalle d'une *quinte* entre les deux sons produits; ce qui permet de déduire facilement la fréquence maximum des secousses musculaires, si l'on est exactement fixé sur le chiffre de leur fréquence minimum.

Rôle de l'élasticité des muscles au point de vue du travail produit. — On pourrait croire, au premier abord, que l'élasticité des muscles, en régularisant le mouvement que ces organes produisent, en diminue l'effet utile; mais il n'en est rien. Vous allez voir, au contraire, que l'élasticité est très-favorable à la production du travail musculaire, et que sans elle une grande partie de ce travail serait perdue.

Déjà, à propos de la circulation artérielle, je me suis posé ce problème : quel est l'effet de l'élasticité des vaisseaux au point de vue de la résistance que le cœur rencontre devant lui? et je suis arrivé à prouver que l'élasticité artérielle diminue beaucoup cette résistance, autrement dit, nécessite de la part du cœur un effort beaucoup moins grand pour produire un même travail.

C'est en recourant à la démonstration synthétique, et

au moyen du schéma, représenté page 59, figure 6, que j'ai montré la vérité de ce principe qui peut se formuler ainsi d'une manière générale. *Une force de courte durée appliquée à mouvoir une masse a plus d'effet utile lorsqu'elle agit sur cette masse par l'intermédiaire d'un corps élastique.*

Or cette condition d'une force de courte durée appliquée à déplacer une masse existe également dans la contraction musculaire. Chaque onde, en se formant, constitue une force presque instantanée qui, dans un muscle non élastique, devrait diminuer subitement la longueur des fibres, entraîner leur point d'attache mobile et déplacer du même coup les fardeaux qu'il s'agit de soulever. Mais l'inertie de ces masses à mouvoir les empêcherait d'obéir à des forces instantanées, celles-ci viendraient pour ainsi dire se briser contre un obstacle invincible et se traduiraient par un choc qui détruirait le travail utile. La force déployée se transformerait sans doute en chaleur, puisqu'elle ne peut disparaître, mais elle ne serait plus utilisée à produire un travail. L'élasticité du muscle empêche la production de ce choc en transformant la force instantanée qui se produit dans chaque fibre en une force continue capable de développer un travail.

Cette théorie peut vous paraître obscure, elle va s'éclairer, j'espère, par une démonstration synthétique. Voici un appareil que j'appellerai le schéma du rôle de l'élasticité musculaire.

Sur un support solidement établi, figure 144, j'adapte une sorte de fléau de balance; à l'un des bras est suspendue une lourde sphère de métal, à l'autre est attachée par une longue ficelle une petite balle beaucoup plus légère.

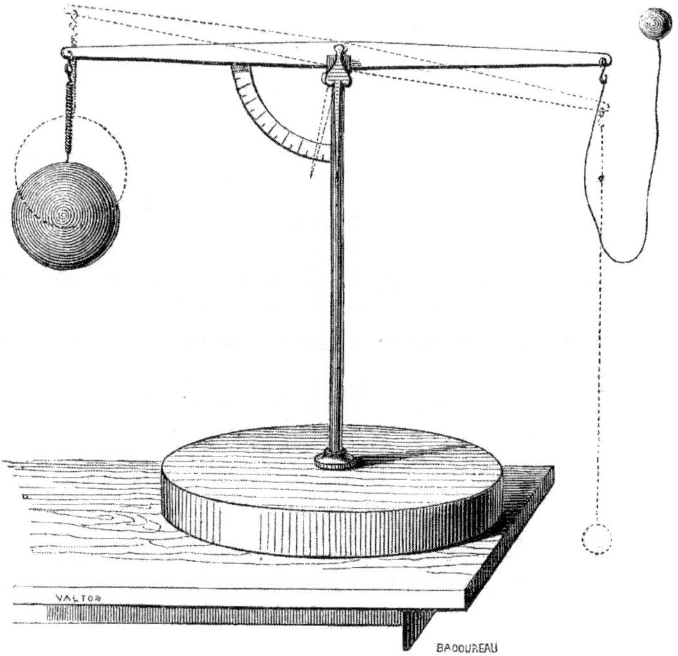

Fig. 144. — Schéma destiné à éclairer le rôle de l'élasticité du muscle dans la contraction.

Au centre de mouvement du fléau de balance est un encliquetage très-mobile qui le retient dans la position horizontale bien que la sphère de métal ne soit pas équilibrée. Cet encliquetage permet, si l'on appuie sur l'autre bras de la balance, de soulever la sphère plus ou moins haut, il la maintient alors dans cette nouvelle position. Une aiguille qui parcourt un quart de cercle note l'intensité de la déviation.

L'appareil étant placé comme dans la figure, avec son fléau horizontal, il s'agit de faire tomber la balle d'assez haut pour que, en tendant la ficelle qui la retient, elle développe une force capable de vaincre l'inertie de la sphère et de la soulever d'une certaine quantité, ce qui constituera un certain travail accompli. Ce travail sera facile à mesurer, car l'encliquetage retiendra le fléau dans sa position nouvelle et l'aiguille comptera sur le cadran les degrés de la déviation obtenue.

La sphère étant suspendue par un fil rigide et la balle attachée elle-même à une ficelle peu extensible longue de 1 mètre, je laisse tomber celle-ci de la hauteur du fléau de la balance; la corde se tend avec bruit, vous entendez comme un choc, mais le fléau reste immobile. Je fais tomber la balle d'une hauteur double, le choc est encore plus bruyant, mais la sphère n'est point soulevée. Substituons maintenant une bandelette de caoutchouc ou un ressort à boudin au fil inextensible qui porte la sphère et répétons l'expérience. Dès que la balle en tombant a tendu sa ficelle, le fléau de la balance s'incline sensiblement; le ressort à boudin cède à l'action du fléau, mais la sphère est encore immobile, elle ne s'élève que lentement sous la traction du ressort élastique qui la supporte, mais enfin elle arrive à une nouvelle position représentée dans la figure par la ligne ponctuée. Un travail a donc été produit, dans le second cas, sous l'influence de cette même force vive qui, tout à l'heure, s'éteignait dans un choc et se transformait, sans résultat utile, en chaleur ou en détérioration des pièces de l'appareil.

Dans le muscle aussi, il se développe une force vive au

moment où l'onde fait sa brusque apparition; dans les artères aussi, quand une ondée sanguine y pénètre avec vitesse; ces forces vives qui se perdraient sans doute en grande partie si elles s'adressaient immédiatement aux masses qu'elles doivent mouvoir, s'emmagasinent dans des tissus élastiques qu'elles distendent et qui les restituent sous forme de forces continues produisant du travail.

Telle me semble être, messieurs, la théorie la plus satisfaisante de la contraction musculaire au point de vue mécanique.

Certains muscles paraissent avoir une fonction différente de ceux que nous avons étudiés; chez eux, le tétanos n'existe pas et la contraction proprement dite ne saurait se produire. Ainsi le cœur et peut-être d'autres muscles de la vie organique ne produiraient que des secousses. Peut-être aurai-je plus tard l'occasion de continuer avec vous ces recherches; les moyens précis dont nous disposons nous permettront, j'espère, de réaliser de nouveaux progrès dans la connaissance des fonctions des êtres vivants.

FIN.

TABLE DES LEÇONS.

PREMIÈRE LEÇON.

ÉVOLUTION HISTORIQUE DES SCIENCES.

DEUXIÈME LEÇON.

RÔLE DE L'ANALYSE DANS LES SCIENCES.

TROISIÈME LEÇON.

LA SYNTHÈSE EXPÉRIMENTALE DANS LES SCIENCES NATURELLES.

QUATRIÈME LEÇON.

DES LOIS EN BIOLOGIE

CINQUIÈME LEÇON

DES DIFFÉRENTS MODES DE REPRÉSENTATION DES PHÉNOMÈNES. LA MÉTHODE GRAPHIQUE.

SIXIÈME LEÇON.

DES APPAREILS ENREGISTREURS.

SEPTIÈME LEÇON.

DES APPAREILS ENREGISTREURS EN BIOLOGIE.

HUITIÈME LEÇON.

DES APPAREILS ENREGISTREURS EN BIOLOGIE (SUITE).

NEUVIÈME LEÇON.

DES APPAREILS ENREGISTREURS EN BIOLOGIE (SUITE).

DIXIÈME LEÇON.

CONTRÔLE DES APPAREILS ENREGISTREURS.

ONZIÈME LEÇON.

ORIGINE DU MOUVEMENT.

DOUZIÈME LEÇON.

MYOGRAPHIE.

TREIZIÈME LEÇON.

MYOGRAPHIE (SUITE).

QUATORZIÈME LEÇON.

DE LA CONTRACTILITÉ MUSCULAIRE.

QUINZIÈME LEÇON.

DE L'ÉLASTICITÉ MUSCULAIRE.

SEIZIÈME LEÇON.

DES EXCITANTS ARTIFICIELS DU MOUVEMENT.

DIX-SEPTIÈME LEÇON.

DE LA SECOUSSE MUSCULAIRE.

DIX-HUITIÈME LEÇON.

VARIATIONS DE LA SECOUSSE MUSCULAIRE.

DIX-NEUVIÈME LEÇON.

DU TÉTANOS ÉLECTRIQUE.

VINGTIÈME LEÇON.

DU TÉTANOS PRODUIT PAR DIVERS AGENTS.

VINGT ET UNIÈME LEÇON.

VITESSE DE L'AGENT NERVEUX MOTEUR.

VINGT-DEUXIÈME LEÇON.

VITESSE DE L'AGENT NERVEUX MOTEUR ET SENSITIF.

VINGT-TROISIÈME LEÇON.

THÉORIE DE LA CONTRACTION VOLONTAIRE.

FIN DE LA TABLE DES LEÇONS.

TABLE ANALYTIQUE.

D

E

F

N

O

P

FIN DE LA TABLE ANALYTIQUE.

TABLE DES FIGURES

CONTENUES DANS CE VOLUME.

FIN DE LA TABLE DES FIGURES.

Paris. — Imprimerie de E. Martinet, rue Mignon, 2.

Printed in Dunstable, United Kingdom

91223536R00277